言語聴覚士のための臨床実習テキスト

小児編

深浦順一・内山千鶴子 編著

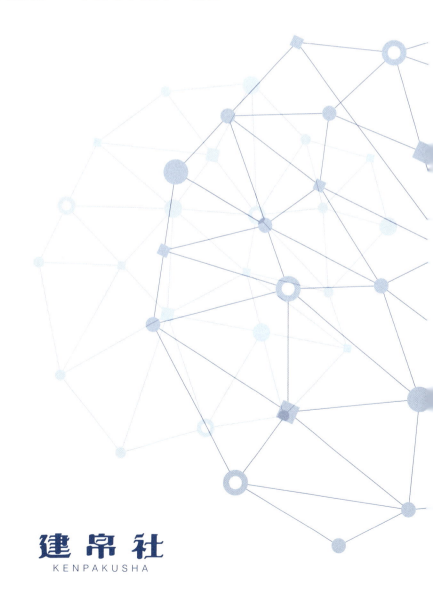

建帛社
KENPAKUSHA

序　文

　言語聴覚士の養成教育において，臨床実習は重要な役割を担っている。特に最終学年で実施される総合臨床実習は，病院・施設等で言語臨床を行う言語聴覚士となる上で特に重要な位置を占めている。臨床実習実施上の一つの基準として，臨床実習指導者，養成校教員向けには一般社団法人日本言語聴覚士協会が2004年に作成し，2010年に改訂した「臨床実習マニュアル」がある。しかし，臨床実習に参加する養成校の学生に焦点を当てた教科書は，これまでに刊行されていないのが現状であった。臨床実習が効果的に実施されるためには，学生が明確な目的・目標意識をもって実習に参加することが必要であり，また臨床実習指導者も養成校における臨床実習の内容や到達目標の確立，そして養成校の方針に賛同し，後進の育成に努めるという倫理的視点と自らの資質向上の視点から指導することが必要である。

　本書は，臨床実習に出る学生を対象に，実習で十分な成果を上げてもらうことを願い企画したものである。実習に臨むにあたり必要となる最低限の知識と，実習の成果報告として採用されている症例報告書の作成について重点的に取り上げた。具体的には，実習の概要，目的や各領域の基礎的知識を解説した後に，領域別に代表的な障害について見本症例を用いたケーススタディを展開し，症例検討，評価と報告書の作成手順などを掲載し，臨床実習に結び付けられるような内容とした。また，成人領域の実習と小児領域の実習とでは異なる側面があるため，姉妹本『言語聴覚士のための臨床実習テキスト（成人編）』とともに二分冊とした。

　本書（小児編）では，対象児が自ら訴えることが少ない症例の症状を，行動観察と心理検査で評価することの重要性とその方法，また，保護者との関係性を適切に保つ必要性について詳細に記述した。これらに配慮することで学生が臨床実習をより円滑に進められるであろう。ケーススタディでは，医療領域での臨床実習場面を中心にしつつ，教育や福祉施設でも十分役立つように，ICF-CYの概念を取り入れた症例も提示した。

　本書は，多くの言語聴覚士の力をお借りして完成した。お忙しい中ご協力いただいたことに御礼を申し上げます。実習に関する基本的知識の各章は，その道の第一人者の先生方にご執筆いただいた。学生の皆さんにとってはしっかりと理解していただきたいところである。またケーススタディは，臨床現場の最前線で活躍する先生方にモデルケースとその報告書の作成例を提供いただいた。本書をご活用いただき，限られた時間の中で行われる実習をより充実した内容で実施できるように貢献できれば幸いである。

　細心の注意を払い編纂したが，不十分な点が残ることと考えている。いったん世に出し読者の皆さんの評価を受け，よりよい実習書にしていきたいと願っている。

2017年4月

編著者　深浦　順一
　　　　内山　千鶴子

目次

第1章 臨床実習の概要 ―― 1

① 臨床実習の目的 …… 2

② 臨床実習の種類と目標 …… 4
1. 臨床実習施設の種類と臨床実習の目標と評価 …… 4
2. 実習形態による臨床実習の種類 …… 6

第2章 情報収集の項目と方法およびその解釈 ―― 9

① 基礎情報 …… 10
1. 主訴 …… 10
2. 現病歴と現症 …… 10
3. 発達歴 …… 11
4. 既往歴 …… 11
5. 保育・教育歴 …… 11
6. 環境 …… 12
7. 他領域からの情報 …… 12

② 現症に関する情報 …… 13
1. 基礎的検査 …… 13
2. 行動観察 …… 13
3. 発達検査 …… 15
4. 他部門，他機関からの情報 …… 18
5. 情報のまとめと解釈 …… 18

③ 小児におけるICFの活用 …… 22
1. ICFの基本的概念 …… 22

2．ICF-CY の活用例 ……………………………………………………………… 23

第3章　言語聴覚療法の評価・診断の知識 ——————————— 25

1　知的障害領域 …………………………………………………………………… 26

1．知的障害とは ………………………………………………………………… 26
2．言語・コミュニケーションの症状 ………………………………………… 26
3．評価 …………………………………………………………………………… 26

2　自閉症スペクトラム障害 ……………………………………………………… 29

1．自閉症スペクトラム障害とは ……………………………………………… 29
2．自閉症スペクトラム障害の症状 …………………………………………… 30
3．評価 …………………………………………………………………………… 32
4．指導 …………………………………………………………………………… 33

3　学習障害領域 …………………………………………………………………… 35

1．発達性読み書き障害 ………………………………………………………… 35
2．算数障害 ……………………………………………………………………… 38

4　特異的言語発達障害領域 ……………………………………………………… 40

1．特異的言語発達障害（SLI）とは …………………………………………… 40
2．SLI の発達プロフィール …………………………………………………… 41
3．評価 …………………………………………………………………………… 41
4．指導 …………………………………………………………………………… 43

5　聴覚障害領域 …………………………………………………………………… 47

1．聴覚障害とは ………………………………………………………………… 47
2．聴覚障害の症状 ……………………………………………………………… 47
3．評価 …………………………………………………………………………… 47
4．指導 …………………………………………………………………………… 49
5．重複障害 ……………………………………………………………………… 50

6　構音障害，吃音領域 …………………………………………………………… 51

A　小児の構音障害 …………………………………………………………… 51

1．小児の構音障害とは ………………………………………………………… 51

2．小児の構音障害の症状 …… 52
　　3．評価 …… 52
　　4．指導 …… 53
　B 吃音 …… 54
　　1．吃音とは …… 54
　　2．吃音の症状 …… 54
　　3．評価 …… 54
　　4．指導 …… 55

7 脳性麻痺，重症心身障害領域 …… 56

　A 脳性麻痺 …… 56
　　1．脳性麻痺とは …… 56
　　2．脳性麻痺の症状 …… 56
　　3．評価 …… 58
　　4．支援・指導 …… 58
　B 重症心身障害 …… 58
　　1．重症心身障害児者 …… 58
　　2．重症心身障害児者への支援 …… 59

8 評価・診断のまとめ方（ケースレポートのまとめ方） …… 61

　　1．評価・診断をまとめることの意義 …… 61
　　2．記載すべき内容と留意点 …… 61
　　3．文章作成上の注意 …… 64
　　4．まとめの例 …… 66

第4章　ケーススタディ ―― 71

1 精神遅滞領域 …… 72

　A 知的障害 …… 72
　B ダウン症 …… 80
　C ウィリアムズ症候群 …… 90

❷ 自閉症スペクトラム障害 ……………………………………………………… 97
- **A** 知的障害を伴う例 ……………………………………………………… 97
- **B** 知的障害を伴わない例 ………………………………………………… 105

❸ 高次脳障害領域 …………………………………………………………… 116
- **A** 特異的言語発達障害 …………………………………………………… 116
- **B** 発達性読み書き障害 …………………………………………………… 124
- **C** 発達性読み書き障害（ADHD を含む症例）………………………… 130

❹ 聴覚障害領域 ……………………………………………………………… 138
- **A** 聴覚障害 ………………………………………………………………… 138
- **B** 重複障害（聴覚障害と言語の遅れ）………………………………… 146

❺ 構音障害，吃音領域 ……………………………………………………… 153
- **A** 器質性構音障害（口蓋裂）…………………………………………… 153
- **B** 運動麻痺による構音障害（脳性麻痺）……………………………… 159
- **C** 機能性構音障害 ………………………………………………………… 169
- **D** 吃音 ……………………………………………………………………… 175

❻ 脳性麻痺領域 ……………………………………………………………… 183
- **A** 脳性麻痺 ………………………………………………………………… 183

付章　重度心身障害児とのかかわり方 ────────────────── 191

第1章

臨床実習の概要

1 臨床実習の目的

　言語聴覚士養成教育における最終段階は臨床実習である。講義や講習で学んだ知識，技能，態度を実践の場で活かす機会である。臨床教育の長所の一つは「プロフェッショナルとしての考え方や行動，態度について教員を"モデル"として学ぶ」[1]ことである。このように学生にとっては，臨床実習指導者の臨床を見て学ぶことが重要である。日本作業療法士協会の臨床実習の目的は，作業療法士としての知識，技術・技能，態度を身につけ，専門職としての認識を高めることとしている。つまり，観察し学ぶだけではなく，専門職としての意識や動機づけを高めることを指摘している[2]。さらに，日本理学療法士協会では臨床実習教育の意義を「医療専門職従事者への動機づけと自発学習への意欲覚醒の好機になる」[3]としており，自ら学ぶ意欲を自発させる力となることを強調している。

　教員は，実習を終えた学生が言語聴覚士の素晴らしさを感激して語ると，安堵する。また，実際に対象者の症状やその変化を観察し，訓練や指導を見学することで，養成校で学んだ知識の再体系化ができる。同じく学生が自らの知識不足，技能不足を嘆いたり，自分の知識と臨床像の違いを認識したときがさらに学習のよい機会となる。

　言語聴覚士の臨床実習は，養成校以外の言語聴覚士が教育を担う。学生は養成校を離れ，初めての環境で不安を募らせることであろう。しかし，多忙な臨床の時間を割いてまで実習指導を引き受ける臨床実習指導者なので，学生がコミュニケーションを円滑にとれば，必ず救いの手を差し伸べてくれるであろう。指導者自らも実習指導のおかげで資格を得たのであり，後進の

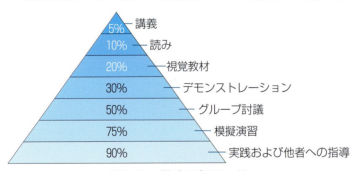

図1-1　学びのピラミッド

育成も専門職としての重要な責務であり，むしろ，自分の成長のために役立つと考えている指導者も存在する。アメリカ国立訓練研究所（National Training Laboratories）の研究によると，学習定着率では実践および他者への指導が90％の高定着率を示した（図1-1）。つまり，臨床実習で学生に臨床実践を指導することは自らにとってよい学習になる。藤田も臨床実習指導により指導者が臨床の質を向上させると述べている[4]。同時に，養成校教員にとっても，指導者の目を通した学生の特徴を改めて認識したり，臨床の場での学生の状況を指導者から教えてもらい，自らの指導不足を実感したり教育内容の見直しをするよい機会ともなる。

　以上のように，学生，指導者，養成校教員にとってよい臨床実習となれば理想であるが，実際には困難な場合もある。内山らの調査[5]によれば，臨床実習指導において困る点は，指導方法の効果が不明の55％が一番多く，内容・項目が不明確が37％，成績評価が23％であった。指導者は教育方法，内容，評価に困っている実態がある。臨床実習は臨床の場であるとはいえ教育の一環なの

で，教育目標と評価が明確であり，その内容に一貫性が必要である。養成校が明確な教育目標を臨床実習指導者に示し，指導者はその目標が到達できるよう患者の選別や指導の方法を決定しなければならない。ところが，実際には目標とする対象者が臨床の場にいない場合や，学生が指導者の予測外の能力を発揮するときがある。座学と違い想定外のことが生じるので，養成校，指導者，学生間で協調した指導体制が望まれる。少なくとも養成校が，指導内容，指導方法，評価を明確にし，指導者に提示していくことが必要であろう。今後は言語聴覚士全体として指導カリキュラムが共有できることが望まれる。

引用文献

1) Spencer J, 山田研太郎訳：医学教育 ABC―学び方，教え方，Cantillon P, et al（eds）（吉田一郎監訳），篠原出版新社，2003.
2) 日本作業療法士協会養成教育部：臨床実習の手引き 第4版，日本作業療法士協会，2010.
3) 大橋ゆかり，横塚恵美子：総論．臨床実習の手引き 第4版，日本理学療法士協会，2001.
4) 藤田郁代：臨床実習の概要．臨床実習マニュアル 改訂版，日本言語聴覚士協会，2010.
5) 内山千鶴子，藤田郁代，藤原百合ほか：言語聴覚士養成教育ガイドライン・モデル・コア・カリキュラムの作成について―養成校および臨床実習施設を対象とした養成教育実態に基づく．言語聴覚研究 12，pp.130-138, 2015.

2 臨床実習の種類と目標

1．臨床実習施設の種類と臨床実習の目標と評価

　臨床実習を実施できる施設は指定規則[1]の規定に従えば，臨床経験が6年以上の言語聴覚士が常勤職員として勤務しており，指定の面積や器具が備わっていなければならない。小児では，病院，診療所，療育施設，学校などの教育施設，保育園などの保育施設などで実習生を受け入れることができる。しかし，言語聴覚士養成所の指導要領[2]，同指導ガイドライン[3]では医療施設での実習が2/3以上必要とされており，病院，診療所以外では12週中4週が最長の実習期間となる。また，2015年の調べ[4]では日本における小児分野で働く言語聴覚士の数は全体の27％で，小児療育センター，通園施設など福祉分野で働く言語聴覚士は全体の7.8％，特別支援教育などの学校分野では1.8％で，後は医療分野の小児科，耳鼻科，リハビリテーション科などである。筆者が所属する養成校でも実習を依頼している64施設のうち小児専門の施設は4施設で，小児も成人も担当できる施設は3施設と限られている。通園施設や学校だけの臨床実習は数少ない。

　臨床実習の目標は各養成校とも大差はない。公開されているシラバスによれば（表1-1），養成校で学んだ知識，技術，態度を，臨床の場で臨床実習指導者として資格がある言語聴覚士の指導のもと実践に役立つように再構築し，言語聴覚士の職務を理解することであろう。実習施設による差はないが，比重のかけ方が多少異なる。例えば，医療施設では評価，診断，治療が大きな割合であるが，福祉施設では相談，助言，他施設との連携が占める割合が医療施設より高いので，良好なコミュニケーション態度や行動観察がより必要となる。教育施設も保護者の指導や他の教員との連携が必要である。実習する施設の特徴を生かし，習得できる知識，技術，態度を最大限学習できるよう，指導者も学生も配慮することが望まれる。

　教育においては，目標が設定されその目標を達成したかどうかは必ず評価される。臨床実習も同様であるが，臨床実習の評価は養成校ごとに異なっている。シラバスと異なり，養成校のホームページへの掲載は少ない。したがって，他学の評価に関する情報を得ることは難しいが，学生は自校の臨床実習指導要領やオリエンテーションで教員から情報を得ることができる。評価内容は，臨床実習時の基本的態度，コミュニケーション能力，検査実施時の技能，観察能力，対象者の問題抽出能力，指導・訓練計画の作成，症例レポート作成能力などである。

　基本的態度のなかには，実習生としてふさわしい服装，実習施設の規則と期限の遵守，臨床実習に対する意欲と積極性，正しいことばづかいが含まれる。さらに，対象児・者へのリスク管理と個人情報保護は重要な内容である。コミュニケーション能力は対象児・者と家族に適切に挨拶をし，話ができることは基本であるが，臨床実習指導者をはじめ，実習施設のスタッフや他校・他科の実習生とも良好な関係を保たなければならない。検査実施時の技能とは，担当した対象児・者の評価に際して適切な検査を選択すること，対象児・者に実施する検査の説明を適切に行えること，検査を適切に実施できること，検査結果を適切にまとめられることである。観察能力とは，学生が検査や指導・訓練を実施しているときだけではなく，見学しているとき，他科での練習中，病棟での様

表1-1　主な養成校シラバスによる臨床実習の目標（大学ホームページより）

	北里大学	国際医療福祉大学	目白大学
学習のねらいおよび一般教育目標	言語聴覚障害に関する基礎的な知識・技術をもとに、臨床の現場で、指導者の指示に従って、言語臨床を実践し、言語聴覚士として必要な態度・知識・技術を身につける。	実習施設において、インテーク面接から評価・診断、治療計画および治療技術といった言語聴覚療法の臨床全過程の理解と実践を通して、総合的かつ専門的な臨床技術を修得する。	3年次までに学習した知識と技術を臨床施設で総合的に展開し、言語聴覚士の役割、言語聴覚療法の意義を理解し、臨床で必要な最小限の知識並びに技能の獲得を目的とする。
到達目標ならびに学習目標	1．言語聴覚士として適切な姿勢と態度で、対象者・その家族・関連職種のスタッフと接することができる。 2．臨床場面に参加し、対象者の抱える種々の問題を認識し、言語聴覚療法の目的と概略を理解できる。 3．言語聴覚士の行う評価・訓練・指導・援助の補助を行うことができる。 4．対象者の評価計画を立案し実施できる。 5．訓練の目標と計画を立案できる。 6．対象者の状態に配慮しながら、計画に従って訓練・指導・援助を実施できる。 7．客観的観察に基づき、的確に記録し、報告できる。 8．セミナーで、実習の報告ができる。	1．コミュニケーション障害を有する患者・クライエントと適切に接することができる。 2．必要な情報を収集し、障害を適切に評価・診断することができる。 3．得られた情報を総合的に分析し、評価をまとめることができる。 4．評価結果に基づいた適切な治療・訓練計画を立案することができる。 5．対象者に的確な治療・訓練を実施し、必要に応じて柔軟に修正できる。 6．臨床記録をとることができる。 7．他職種を理解し、職種間連携を実践できる。 8．症例報告書を適切に作成できる。 9．ケースカンファレンスで適切に発表することができる。	1．適切な記録のとり方や報告の仕方を学ぶ。 2．言語聴覚療法にかかわる検査実施を含む評価、情報収集の実際を学ぶ。 3．問題点を抽出し、言語聴覚療法における治療計画の立案・実践を学ぶ。 4．言語聴覚士としての臨床を行う意欲を高める。 5．言語聴覚療法の対象者やその家族や、他職種との良好なコミュニケーション態度を身につける。

子などをまとめて、対象児・者の全体像をとらえる力である。問題抽出能力とは、検査で評価した内容と臨床観察で得た情報から、対象児・者の生き方や環境などを考慮して問題点を抽出する力である。指導・訓練計画の作成は、すでに得られた情報をもとに、何を指導・訓練の目標とするのか、どのような方法を用いるのかを論理的にまとめることである。これらすべてを、総合して最後に症例レポートとして作成することになる。

　これらが円滑に進行するためには、臨床実習前に学んだすべての知識を整理し、また、技能を磨く必要がある。さらに、物事を順序立てて考えることを練習したり、物事をありのままに観察する力を養成することも必要である。特に、文章を作成し、自分の考えを書きことばで適切に伝える能力は磨いておく必要がある。そのほかに、入学時より、対人関係を良好に保つよう努力することや、コミュニケーション能力を高めるために、教員と積極的に話すようにするとよい。

　臨床実習の成績としては、実習施設での評価を中心に各養成校で判断する場合が多い。また、多くの養成校では臨床実習を2期に分け、2施設で実習を行うように工夫しているので、1か所の実習評価が学生のすべての評価であると考えなくてもよい。

2．実習形態による臨床実習の種類

　養成校により，臨床実習を学習段階別に実施している。内山らの調査[5]では臨床実習を観察実習，評価実習，総合臨床実習と分けて実施している養成校が63％（34校）だった。段階的に行わず，最終段階で総合的に臨床実習として12週間行う養成校もある。

　日本言語聴覚士協会発行の臨床実習マニュアルによると，学生は観察実習で言語聴覚士の臨床現場を見学し，観察学習を通じて施設における言語聴覚士の役割や他職種との連携の実際を知る。評価実習は臨床施設において，臨床実習指導者の指導・監督のもと，対象児・者に必要な評価を選択し実際に実施し，対象児・者の障害や認知特性を抽出し，評価報告の書き方を学ぶ。総合臨床実習は，臨床実習指導者の指導・監督のもとに評価，言語病理学的診断を行い，言語訓練プログラムを立案し，訓練の一部を実施し，訓練記録のまとめ方，訓練経過報告書の作成までを学ぶ。

　段階的学習による実習の期間は養成校によりさまざまである。観察実習で1週間，評価実習で2～3週間，総合臨床実習で8～9週間としている養成校もある。段階的学習を実施していない養成校は最終学年で総合的に臨床実習を行う。なお，実習時間の換算は1単位を40時間以上と決められ，12単位を必要としている。したがって全実習時間は480時間以上となる。

　指導要領，同指導ガイドラインでは最大で臨床実習指導者は同時に2人までしか指導できない。多くの場合，一人の臨床実習指導者が一人の実習生を指導する。この指導方法の長所は指導者が一人の学生を時間をかけて観察でき，指導できる。そのため，学生の特徴をよくとらえ，学習上の指示が出しやすく，実習初期と最後との比較ができ指導効果の判定がしやすい。しかし，教育的指導状況ではどちらも己の価値観を通して人を見，かかわるので価値観や常識が大きく異なるとやりとりが困難となることは否定できない。小山ら[6]の研究では学生は対象者（5.4％）より指導者とのコミュニケーションを，より多くの「困ったこと」として挙げている。指導者側の研究結果がないので比較できないが，学生がストレスを感じていれば指導者も感じるであろう。中野ら[7]は，職業イメージの形成には実習指導のあり方が重要な役割をもつと指摘し，学生の実習施設に対する満足度は「親しみやすさ」と正の相関があることを見出している。『教育とはコミュニケーションの一種である』[8]によると，教育も通常のコミュニケーションの一種ととらえることを提言している。学生は指導者をモデルに学習している。指導者が優れたコミュニケーションを示すことにより，学生のコミュニケーション能力の向上に寄与できる。学生が指導者と良好なコミュニケーションを形成するには，学生は表出系より反応系が得意で自分から意見を述べることより，他者を主体としたコミュニケーションを図っていること[9]という面を理解し，指導者はより積極的にコミュニケーションを図るように心がけることが必要である。

　多くの臨床実習施設ではリーダーとなる指導者のもと，他の言語聴覚士の指導も受けられるようにし，多くの言語聴覚士がかかわるように調整している。この場合，学生は多くの言語聴覚士の評価や指導を見学・実習できる。また，指導者も多くの目で学生を評価できるので評価の妥当性が高く，学生も多くの指導者からの評価であれば納得しやすい。この場合，施設に多くの言語聴覚士が勤務していなければ実施できない。実習形態，実習施設の特徴を生かして学生にとっても，指導者にとっても教育効果が上がる臨床実習であることが求められる。

　新しい教育形態としてクリニカル・クラークシップがある。クリニカル・クラークシップとは見学型の臨床実習とは異なり，学生が医療チームの一員として実際の診療に参加し，より実践的な臨

床能力を身につける臨床参加型の実習である。医学生の臨床実習は，臨床実習開始前の学生の評価を適切に行うために，2005（平成17）年から医療系大学間共用試験が実施され，試験に合格した学生がクリニカル・クラークシップによる実習を開始できる。言語聴覚士養成においては，法的にも教育制度においても医学生と同様の環境が整っていないため，クリニカル・クラークシップによる実習は現段階では難しい状況ではあるが，今後検討される実習形態であろう。

引用文献

1）言語聴覚士学校養成所指定規則：平成10年8月28日文部省・厚生省令第2号
2）言語聴覚士養成所の指導要領について：厚生省健康政策局長，平成10年9月1日
3）言語聴覚士養成所指導ガイドラインについて：厚生労働省医政局長，平成27年3月31日
4）言語聴覚士について：日本言語聴覚士協会ホームページより
5）内山千鶴子，藤田郁代，藤原百合ほか：言語聴覚士養成教育ガイドライン・モデル・コア・カリキュラムの作成について—養成校および臨床実習施設を対象とした養成教育実態調査に基づく．言語聴覚研究 12（3），pp.130-138，2015.
6）小山美恵，山崎和子，長谷川純ほか：言語聴覚士を目指す学生の臨床実習経験—アンケート結果の検討．県立広島大学保健医療福祉学部誌 8，67-77，2008.
7）中野良哉，野々篤志，塩見将志：養成校在学生の言語聴覚士イメージの変化．高知リハビリテーション学院紀要 10，pp.30-35，2008.
8）Whitmann N, Schwenk TL／伴信太郎，佐野潔訳：教育とはコミュニケーションの一種である．臨床の場で効果的に教える—「教育」というコミュニケーション，南山堂，2002.
9）千葉さおり，佐藤彰博，浅井一彦：作業療法士・言語聴覚士を目指す学生と臨床実習指導経験者のコミュニケーション・スキルの違いについて．弘前医療福祉大学紀要 6，pp.65-72，2015.

第2章

情報収集の項目と方法およびその解釈

ことばの遅れを主訴に訪れた対象児に対して，言語聴覚士の職務は，訴えを聴取し，ことばの遅れを評価し，診断し，それに対する指導・訓練内容を計画し，実施することである。評価・診断にあたっては，深浦[1]は情報収集の意義を，問題と関連する諸側面の明確化，原因推定，支援目標の決定と実施，展望の提起としている。そのために，評価，診断，支援計画などの各段階で判断するための情報を収集しなければならない。情報を収集する方法は，質問紙を用意する，面接をするなどいくつかある。どの場合も相談者は困っていることを理解し，慎重に対応する心がけが必要である。

2005年に個人情報保護法が施行され相談者から得られた情報が漏洩することがないよう，個人的にも組織としても十分管理する必要がある。また，学生は言語聴覚士法に規定されている職責として個人情報保護に関する項目があり，違反に対して処罰対象となることを理解しておく。このことは実習前に養成校で学習していることであるが，改めて認識しておく。

以下に，どのような情報をどのように収集するのかについて具体的に述べていく。

1 基礎情報

1．主　訴

小児を対象とした言語聴覚療法では，ことばの遅れを訴えるのはほとんどが保護者である。ことばが遅れているのは対象である子どもであるが，来所時には多くの場合，対象児自身に自覚がなかったり表現できなかったりする。その点が成人を対象とする場合と異なる。対象児の主訴，言い換えれば，「困り感」は保護者の訴えや対象児の行動観察などから推測することになる。

まず，保護者の主訴を質問紙の記入や面接から聴取する。その際，言語聴覚障害を生じる要因（表2-1）に注意しながら面接するとよい。面接では，対象児と保護者と良好な関係が築けるよう対象児と保護者の心情に注意し共感的態度で接する。

表2-1　言語聴覚障害を生じる要因

要因	聴取すべき具体的な内容
生理学的な機能	刺激の感覚入力（聴覚，視覚，触覚など），出力（口腔機能，手足の運動機能など）
社会性・対人関係	保育者との関係，他者（大人，子ども）とのかかわり方，視線，表情など
知的機能	知能検査で計測できる内容
高次脳機能	記憶，遂行機能，注意，失認など
生活環境	主な養育者，家族構成，保育・教育歴など

2．現病歴と現症

1）現病歴

主訴が，①いつから，②どのように始まり，③どのような症状であったのか，④どのような経過

をとったのか，⑤現在までに他施設で指導・訓練を受けたのか，⑥どのような指導・訓練だったのかなどの情報をまとめる。

2）現　　症

現病歴の聴取と同時に，現在の状況を聞き取る。ことばの状況を，理解，表出の両面から単語レベル，文レベルまで聴取すると指導・訓練の参考になる。

その際，「ことばを理解していますか？」という聞き方では，音声言語の理解のみを尋ねているのか，状況判断を含めた理解を尋ねているのか明確ではない。ことばを表出していない子どもの多くは，音声言語の理解が悪く状況判断によりいかにも音声言語の理解で行動しているように保護者はとらえがちである。状況判断できることは視覚的な理解で，この情報も重要であるが，音声言語の理解に関する情報ではない。表出面でも同様で，音声言語のみではなく子どもから発信される動作，指さし，視線などの情報が重要である。

3．発　達　歴

原因と予後を推測するときに必要な情報である。特に重要なことは，出生前からの状況，出産時情報，生下時体重，始語，始歩，粗大運動，微細運動を含む運動発達，始語以降の言語発達，睡眠のリズムや食事，排泄，衣類の着脱などの生活習慣，遊びや人とのかかわり方，特に保護者が気になったことを聴取する。表2-2に取得すべき情報と指標となる典型発達年齢を示した。

4．既　往　歴

現症以外で今までに罹患した疾患を聴取する。中耳炎などの耳疾患，ひきつけ・痙攣，脳炎・髄膜炎など脳機能に影響を与える疾患，頭部外傷など言語発達障害の原因となる疾患を中心に，その他の病歴も記録する。

5．保育・教育歴

現在，保育所や幼稚園に通っているか，就学しているかは集団生活への適応を判断する重要な資

表2-2　取得すべき情報

取得すべき情報		典型的な到達時期と内容[2)]
妊娠時と出産時の異常	妊娠時の状況 服薬，感染症の在胎期間 分娩時状況など	40週 自然分娩
生下時体重		3,000g程度
定頸		3～4か月
喃語		6か月程度
始語	時期	1歳前後
	ことば	まんま，ワンワンなど
2語文の出現		2歳前後（表現語彙が50語以上）
始歩		1歳前後
指さしの理解と出現		1歳前後
遊び方	一人遊び	～1歳前後
	平行遊び	1歳～3歳くらいまで
	共同遊び	4歳くらい～

料になるため，どのような施設に，どのような参加の仕方をしているのか詳細に情報を収集する。対象児が以前に言語聴覚障害に関する指導・訓練を受けたことがあるか，現在も受けているのかは指導・訓練を実施する際に参考になる。また，引き続き他施設でも言語聴覚療法か養育指導を受ける場合は，特に他施設でどのような指導を受けているのかは，今後の指導に重要な情報となるので聴取する必要があろう。

6. 環　　境

　まず，家族の様子を構成も含めて聴取する。祖父母の有無，きょうだいの有無だけではなく，家族や親族が罹患した疾患や障害についても確認する。特に，自閉症スペクトラム障害[3]，注意欠陥多動性障害 ADHD，発達性読み書き障害は家族累積性が高いという報告があり，家族の行動特徴も参考になる。利き手に関しても家族の使用手に類似することがあるので聴取する。

　保護者に関する情報は，指導・訓練に進んだ場合に重要になる。小児の言語聴覚療法では，指導・訓練場面だけでは不十分で，家庭での課題の遂行や環境調整が重要である。協力が得られると指導・訓練がより効果的になる。その際，保護者の考え方，理解力，要求度などが影響する。面接時には質問に対する保護者の回答だけではなく，質問に答える保護者の言外の様子も記録しておくとよい。

　保護者間の関係性も調べておく。なぜならば，言語聴覚士が伝えたことが実行してもらえるかどうかは家庭内でのコミュニケーション状況により大きく異なるからである。例えば，父母が主な保護者で，夫婦関係が良好で言語聴覚士のサポートが通じやすいと，指導・訓練の効果が生じやすい。そうでなければ，効果が生じないばかりか父母のどちらかが苦しむ場合もあるので，注意が必要である。

　生活環境として，マンションか戸建かなどの住居の様子や，公園はあるか，同年齢の子どもが近所にいるかなどの住居のまわりの様子は養育環境を整える上で重要な資料となる。

7. 他領域からの情報

　すでに医療機関の診察があれば，紹介状を提示してもらう。そこに医学的診断名，現病歴，画像所見などが明記していれば参考になる。また，すでに発達検査を施行していれば同じ検査を2度する必要はなく，対象児の負担を軽減できる。医療機関でも診察はあるが紹介状がないときは，保護者からの情報に頼らざるをえない。できれば，保護者の許可をとり医療機関に照会できるとよい。

　さらに，保育所や学校などの情報も指導・訓練の参考になるので保護者からの情報とともに，ここでもできれば保護者の許可を得て関連機関に照会できるとよい。

引用文献

1）深浦順一：言語発達障害の評価・診断，1情報収集．標準言語聴覚障害学 言語発達障害学 第2版（玉井ふみ，深浦順一編），pp.22-26，医学書院，2015．
2）麻生誠二郎：小児の発達・成長．言語聴覚士のための基礎知識―小児科学・発達障害学 第2版，（宮尾益知編），pp.157-161，医学書院，2010．
3）Lichtenstein P, Carlstrom E, Rastam M, et al : The genetics of autism spectrum disorders and related neuropsychiatric disorders in childhood. Am J Psychiatry 167 : 1357-1363, 2010.

2 現症に関する情報

主訴となる問題について面接で得られない情報を，主に行動観察と検査から収集する。

1．基礎的検査

1）聴覚機能の検査

子どもの聴力検査では，大人と同様な聴力検査が実施できない場合，他覚的検査として聴性脳幹反応（ABR）や音刺激に対する反射反応や行動から聴力を判断する聴性行動反応聴力検査（BOA），条件詮索反応聴力検査（COR），遊戯聴力検査がよく使用される。詳細は第3章5および第4章4「聴覚障害領域」を参照してほしい。

2）視覚機能の検査

発達に遅れがある子どもでは気づかれにくいが，視覚機能に障害がある可能性を否定できない。視覚刺激に極端に近づく，物につまずくなどの視覚機能が疑われる行動があったり，集中力がない，落ち着いて視覚刺激に注目しないなども視覚機能の障害が原因の場合もあるので，眼科で専門的な診断を受けるようすすめる。視力低下だけではなく，屈折異常，視野障害，色覚異常[1]など視覚障害はその後の視覚的な認知発達に影響するので，早期に発見し，対応することが望ましい。

3）口腔機能の検査

口腔器官の検査としては，構音検査の下位項目である口腔器官の運動模倣がある。口腔器官の標準化された検査に「随意運動発達検査」[2]がある。対象年齢は2歳～6歳11か月である。口腔器官だけではなく手指，顔面，体幹，上下肢の各領域において意図的に操作する運動機能の発達状態がわかる。課題ごとに典型発達児の90％が通過する基準年齢が示されているので，課題による個人内差の傾向がつかめる。

発声発語時の口腔器官の動きや，摂食嚥下機能に関しては，食べているとき，飲んでいるときの口，舌の運動を視診することでも，わかることがある。その他，好む食べ物，流涎の有無，生活における吹く，吸うなどの保護者からの情報も参考になる。

2．行動観察

対象児の行動の実際を知るためには，行動観察が必要である。行動観察で，面接で得られた保護者の情報を補ったり，対象児と保護者や他者とのかかわり方をとらえたりもできる。行動観察はあらゆる場面で可能である。保護者と面接している際にも同席していれば，その場をどのように過ごすのかでもとらえることはできる。しかし，面接をしながら，観察した行動の内容を記録にとどめることは困難であるため，行動観察としての時間をとることが適切である。観察の場面は，言語聴覚士抜きでの保護者と対象児とのかかわり，言語聴覚士とのかかわり，きょうだいとのかかわりなどがある。さまざまな場面の情報を収集することが望ましいが，時間的な制約があるため，少なくとも言語聴覚士が同席して保護者とのかかわり場面の行動を観察する。言語聴覚士として必要な，言語・コミュニケーションに関する観察の要点を表2-3にまとめた。

表2-3 言語・コミュニケーションに関する行動観察のポイント

レベル			有無(＋－)	具体例
理解（受信）	音声言語	文の理解		「〜持ってきて」で持ってくる
		単語の理解		リンゴと言えばリンゴを見る
		声の調子の理解		ダメと強く言えば行動を止める
		その他		音声言語に対する反応
	非音声言語	指さしの理解		指さしたほうを見る
		動作・ジェスチャーの理解		おいでの手招きで来る
		顔の表情の理解		悲しい顔を見て泣く
		視線の理解		大人の視線と同じものを見る
		マークやロゴの理解		スーパーのロゴを見せると買い物を思い靴を履く
		状況の理解		母親がバッグと車のカギを持つと外出と理解し靴を履く
		場の雰囲気の理解		全員が笑っているのに笑わない
		その他		視覚刺激や状況の理解
表出（発信）	音声言語	文の表出		「〜行きたい」と言う
		単語の表出		「ジュース」と言う
		喃語の表出		「マンマンマンマン」と言う
		発声		アー，オーなど声を出す
		歌・メロディーの表出		歌詞は不明だがメロディーを口ずさむ
		要求語		要求をことばで表現する
		独り言		ことばを表出するがコマーシャルや決まったことばで人に向かってない
		行動を調節する		ダメと自ら言って行動を止める
	非音声言語	動作・ジェスチャーの表出		バイバイ（手を振り）退室を要求
		指さしの表出		欲しいものを指さす
		大人の手や指でさす		欲しいものに大人の手を向ける
		顔の表情の表出		いやな時に怒っている顔をする
		視線の表出		欲しいものを見る
		マークやロゴの表出		行きたいスーパーのロゴを見せる
		その他		要求を音声言語以外で表現する
対人関係		身近な家族と関係		母親に愛着行動を示し良好な関係
		親戚や友人との関係		幼稚園の園児の行動を遠巻きで眺め，積極的なかかわりはない
		初対面の人との関係		初対面の人に対して恥ずかしそうにする
		社会的なルールの理解		順番を理解し，列に並ぶ
遊びの様子		遊具 人		何で誰とどのように遊ぶか
その他				気になる行動

　言語・コミュニケーション行動を，①理解，②表出，③対人関係，④遊びに分けて，初診時以降の指導・訓練の参考になる行動の有無と具体例をシートに記述する。このシートを使用し，各レベルの行動の有無をチェックし具体例を簡単にメモしておくと，後に整理するときに思い出しやすく役立つ。なお，初診時の観察場面ではすべての行動が観察できないので，その場面で観察できた行動を記録することになる。ビデオやICレコーダーで記録しておく方法もある。その場で気づかな

かったことに注意を向けられるので，初診と再評価の時点でビデオ記録をすることが望ましい。

行動観察にあたっては行動の客観的事実をありのままに記録することが重要である。また，コミュニケーションとは信号のやりとりである。発信された信号をどう受け取るか，受け取った後どう発信するかのやりとりを明確に記述する。

3．発達検査 (表2-4)

行動観察だけでは対象児の認知機能の発達レベルが明確にならない。発達レベルを客観的に評価するためには標準化された検査を用いる。検査から得られた結果では同じ暦年齢の典型発達児との比較や，対象児内の発達レベルの個人内差を知ることができる。しかし，この結果が対象児の能力のすべてを表しているわけではない。検査で計測できる内容は一部の能力に限られており，限界があることを理解しておく。

発達検査の目的は現在の対象児の発達レベルを把握すること，対象児の認知特性を理解することである。特に得意な領域と不得意な領域の把握は，後の指導・訓練に必要な情報を提供する。

発達検査には，対象児に直接課題を与え，解決させる直接法と，関係者に対象児の行動を質問し検査用紙に書き込む，あるいは面接で答える間接法がある。間接法は保護者など答える人の主観が影響するが，質問事項を詳細に説明するなどの工夫でそのリスクが軽減できる。

検査にあたっては，対象児と保護者の心理的状況を理解し，落ち着いて課題に集中できる状況を設定する。状況設定では施設の空間的要素だけではなく，検査者の検査実施技能と態度も重要な要素である。検査者が，課題の正誤ではなく，対象児が課題を遂行していることを評価することは大切である。また，検査実施にあたって，対象児または保護者に検査の目的と必要性を説明し，同意を得ることは必須である。検査後は必ず，結果を報告することも忘れてはならない。

1）全体発達を調べる検査

特に，初診時はスクリーニングのためにも，対象児の運動・知的レベル，生活習慣など全体の発達レベルを概観する必要がある。「新版K式発達検査2001」[3]は直接，対象児の課題解決の成績をもとに評価できる。音声言語理解が困難な場合は，直接法による検査ができない場合も多い。そのときに有用な情報を提供する検査には，「KIDS（Kinder Infant Development Scale）乳幼児発達スケール」[4]「津守・稲毛式 乳幼児精神発達診断」[5]「遠城寺式・乳幼児分析的発達検査法」[6]（一部は直接法）がある。いずれも保護者からの聞き取りによる情報提供がもとになる。質問の意味の取り違えがないよう慎重に聞き取ることが重要である。

2）知 的 発 達

知的機能の遅れは障害の診断に必要で，必ず実施すべきである。言語が遅れていても，動作性知能に問題がなければ特異的言語発達障害と考えられる。動作性知能に遅れが認められると知的障害の可能性が高く，特異的言語発達障害と指導・訓練内容は大きく異なる。

知的機能全般を把握するには「田中ビネー知能検査V」[7]を用いる。「WPPSI（Wechsler Preschool and Primary Scale of Intelligence）知能診断検査」[8]は動作性と言語性の知的能力が把握でき，言語診断には役立つ。「WISC（Wechsler Intelligence Scale for Children）-Ⅳ知能検査」[9]は全検査のIQだけではなく，言語理解指標，知覚推理指標，ワーキングメモリー指標，処理速度指標の合計得点が算出できる。対象児個人内の認知特性が把握でき指導・訓練に活かすことができる。「KABC-Ⅱ（Kaufman Assessment Battery for Children 2nd ed）」[10]も子どもの複数の認知能力が

表2-4 主な発達検査の概要

	検査名	適応年齢	検査の内容	結果からわかること
全体発達	新版K式発達検査2001	0歳～14・15歳級	遊びのような感覚で実施できる課題が多い。「姿勢・運動」(P-M)、「認知・適応」(C-A)、「言語・社会」(L-S)の3領域を評価する	3領域の発達年齢、発達指数が換算できる
	KIDS乳幼児発達スケール	0歳1か月～6歳11か月	保護者からの聞き取り、記入をもとに運動、言語などの5領域の発達をとらえることができる。場所・時間の制限を受けずにどこでも短時間で診断できる	領域ごとに○の数を集計し、手引の換算表から発達年齢を求める。領域別に発達プロフィール、発達年齢が評価できる。総合的に発達年齢と発達指数、領域別発達指数が換算できる
	津守・稲毛式乳幼児精神発達診断	0～1歳 1～3歳 3～7歳	質問紙により、主な養育者に乳幼児の発達状況を尋ね、精神発達の過程を、「運動・探索・社会・生活習慣・言語」の5つの領域で診断する。年齢に応じて3種類の質問紙がある	全領域と領域別の発達年齢と発達プロフィールで評価する
	遠城寺式乳幼児分析的発達遅滞検査	0歳～4歳7か月	検査項目は、移動運動、手の運動、基本的習慣、対人関係、発語、言語理解の6領域に年齢を代表する行動が可能かどうかを直接課題を遂行されたり保護者に聞き取り評価する	全体と各領域の発達年齢を発達指数が算出できる
知能検査	田中ビネー知能検査Ⅴ	2歳～成人	一般的な知的レベルが測定できる。問題が年齢尺度で配列され、年齢ごとの課題の合計得点で精神年齢を算出する	精神年齢からIQを算出できる
	WPPSI知能診断検査（検査器具は発売停止）	3歳10か月～7歳1か月	6種類の言語性下位検査と5種類の動作性下位検査で構成されている	言語性IQ、動作性IQと全検査IQを測定できる。下位検査の評価点プロフィールで、「個人内差」が診断できる
	WISC-Ⅳ知能検査	5歳～16歳11か月	全15の下位検査（基本検査：10　補助検査：5）で構成され、10の基本検査から5つの合成得点（全検査IQ、4つの指標得点）が算出できる	合成得点（全検査IQ、指標得点）、下位検査評価点に加えて7つのプロセス得点も算出できる。マニュアルには、さまざまなディスクレパンシー比較のための表が掲載され、詳細な分析ができる
	KABC-Ⅱ	2歳6か月～18歳11か月	子どもの認知能力と学力の基礎となる習得度が測定でき、両者の差異の様相と関連要因の分析が可能である。継次尺度、同時尺度など8の尺度から成る20の下位検査で構成されている	下位検査・各尺度レベルで年齢水準のなかでどのような位置にあるかと、個人内差を評価できる。有意差と出現率がわかる
言語検査	PVT-R絵画語い発達検査	3歳～12歳3か月	「語いの理解力」の発達度を4コマの絵のなかから、検査者の言う単語に最もふさわしい絵を選択させ評価する	語彙の発達年齢と発達指数が換算できる
	LCスケール増補版（言語・コミュニケーション発達スケール）	0歳～6歳	言語コミュニケーション発達を基盤にし語彙、文法、語操作、対人的なやりとり（コミュニケーション）などに関して精査できる	LC年齢（言語コミュニケーション年齢）とLC指数（言語コミュニケーション指数）、下位領域である「言語表出」「言語理解」「コミュニケーション」におけるLC年齢・LC指数を算出できる

	検査名	対象年齢	内容	特徴
	ITPA 言語学習能力診断検査（検査器具は発売停止）	3歳～9歳11か月	人が情報を受け取り、それを解釈して、他の人に伝えるというコミュニケーションの過程から10の要素の機能を測定できる	全体的な発達レベルと「個人内差」を測定するのが特色で、子どもの発達的様相を多面的にとらえる
	国リハ式〈S-S法〉言語発達遅滞検査（改訂第4版）	発達レベル1歳前後～小学校就学前	言語の記号形式－指示内容関係の段階に即した評価ができる。言語記号未習得児の、言語習得以前の検査も可能である	検査結果を典型発達児の発達と対照することが可能である。言語訓練と直結した臨床評価になる
	DAM グッドイナフ人物画知能検査	3歳～10歳	人を描かせ、描かれた部位やバランス50項目で得点化する	得点で精神年齢は換算でき、IQが算出できる
視覚機能に関する検査	大脇式知的障害児用知能検査（幼児兼用）	精神年齢1歳10か月～6歳	赤、白、青、黄のブロックを使用し、被検者が興味をもちやすく、知的に遅れがある対象児にも測定可能である	精神年齢が診断でき、IQを算出できる
	DTVP フロスティッグ視知覚発達検査	4歳～7歳11か月	視知覚上の問題点を発見し、適切な訓練を行うための検査である。視覚と運動の協応、図形と素地、形の恒常性、空間における位置、空間関係の知覚技能を評価する	全体の視覚発達年齢、発達指数と各技能ごとの発達年齢が算出できる

測定できる。認知機能のレベルを測定する認知尺度は継次尺度、同時尺度、計画尺度、学習尺度から成り、学力の基礎となる習得度を測定する習得尺度は語彙尺度、読み尺度、書き尺度、算数尺度から成る。習得尺度は言語発達に基礎である語彙と、すべての学習に不可欠な読み書きの能力が把握でき、読み書き障害、算数障害といった学習障害の診断に役立つ資料を提供できるようになった。そのほかにも「DN-CAS（Das-Naglieri Cognitive Assessment System）認知評価システム」があり、これは「プランニング」「注意」「同時処理」「継次処理」認知機能から対象児の発達の様子をとらえる検査である。学習障害やADHD、自閉症スペクトラム障害などの子どもたちにみられる認知的偏りの傾向をとらえることができる。これらの検査のように、今後は発達年齢の把握だけではなく、分析的な結果が得られる検査が指導・訓練には有用である。

3）言語発達

　言語理解は単語レベルでは「PVT-R（Picture Vocabulary Test-Revised）絵画語い発達検査」[11]がある。指さしできない子どもに実施する場合はカードにして取らせたり、対象児が母親の手を持って絵に触れさせることで答えられることがある。正確な結果は得られないが目安にはなる。「ITPA（Illinois Test of Psycholinguistic Abilities）」[12]の「ことばの理解」「K ABC-Ⅱ」の「理解語彙」も同様な検査である。抽象語の理解は「標準抽象語理解力検査」[13]で調べられる。音声と書字の理解を調べることができ、間違い方が音韻的類似、意味的類似、無関係と分析でき、年齢による間違い方の特徴が判定できる。文レベルの理解を測定するには、「J.COSS日本語理解テスト」がある。文法の理解は「新版構文検査―小児版」で測定できる。

　言語表出は就学前では「TK式言語発達診断検査」[14]の下位検査に「語彙」があり、語彙の呼称力を測定できる。就学後は「K ABC-Ⅱ」の「表現語彙」が語彙の呼称力を評価できる。

　就学前の言語評価には「国リハ式〈S-S法〉言語発達遅滞検査」[15]を用いる。言語の理解と表出を音声だけではなく、ジェスチャーなどの記号の評価も可能である。検査時点で課題が遂行できなければ訓練として用いることのできる検査である。会話とナラティブ能力は「質問-応答関係検査」で把握できる。コミュニケーション能力を含む言語の諸側面を評価する検査として、「LCス

ケール増補版（言語・コミュニケーション発達スケール）」[16]）があり，同テストの就学児童版は「LCSA 学齢版言語・コミュニケーション発達スケール」がある。

最後に，ことばに遅れがあり，構音が不明瞭な子どもは構音障害の場合もあるが，音韻障害による構音障害の可能性がある。可能であれば，構音検査だけでなく音韻認識能力も把握しておく。

読み書きの能力は「KABC-Ⅱ」の読み，書きの検査で判定できる。小学生ではスクリーニングとして「小学生の読み書きスクリーニング検査」[17]）で診断する。読みに関しては「読書力診断検査」[18]）でも判定できる。

4）視覚機能の発達

音声言語が著しく遅れていても，視覚刺激に対する認知力は優れている子どもが存在する。指導・訓練には優れた認知力を活かせる。ことばに遅れがある子どもには視覚的な認知力の測定が重要である。短時間に実施できる検査には，「DAM（Draw a Man test）グッドイナフ人物画知能検査」[19]），「大脇式知的障害児用知能検査」[20]）がある。どちらも比較的言語指示が簡単で，ことばに遅れがある子どもでも実施しやすい。

「フロスティッグ視知覚発達検査」[21]）は視知覚上の問題点を発見し，適切な訓練を行うための検査で，5つの視知覚技能を測定し，各技能が分析的に診断できる。訓練用のテキストも出版されている。その他，成人用ではあるが，「Raven's Colored Progressive Matrices（RCPM）レーヴン色彩マトリックス検査」[22]）は視覚刺激の思考力を測定できる。日本語版には小児用の結果が参考資料として掲載されている。視覚的な記憶力は Rey-Osterrieth の「複雑図形テスト」による発達的な研究が散見できそれらと比較することができる。

5）その他の検査

自閉症スペクトラム障害の行動を評価できる「小児自閉症評定尺度（The Childhood Autism Rating Scale: CARS）」，「日本版 PEP-3（Psychoeducational Profile 3rd edition）自閉症・発達障害児 教育診断検査（三訂版）」があるが，詳細は第3章2「自閉症スペクトラム障害」で述べる。

4．他部門，他機関からの情報

最後に情報収集として他部門や他機関からの情報を得ることが望ましい。医療機関であれば，カルテから転記が可能である。直接，担当医師，理学療法士，作業療法士，看護師などと情報交換する方法もある。チーム医療として実施される症例会議の場を有効に活用し，情報収集する。

小児では療育施設，保育施設に通園，教育施設に通学している場合は，保護者の了解を得て情報を得る。また，他の医療機関，他の言語聴覚療法を受けている場合も同様に保護者の了解を得て，その施設と連絡をとる。

5．情報のまとめと解釈

以上のように取得した情報の個別結果を記録するだけでは，対象児の障害と今後の支援に対する内容が明確にならない。すべての情報をまとめ，分析し，解釈することが初期評価の目的である。主訴を軸にその原因となる障害は何か，また，支援は何かについて示唆を提供しなければならない。主訴と行動観察から想定できる障害を確定するため，発達テストを実施し，その結果明らかとなったことを示し，今後の支援計画として考えられることをまとめる。

初期評価のまとめの例を表2-5に示した。

表2-5　初期評価のまとめ

1 基本情報	記録者　○山○了　　　記録日　○年○月○日	
	名前：○川○太　　性別：⑨・女　　生年月日：○年○月○日生（4歳8か月） 保育歴：○○保育園，通園期間1年2か月　　主な養育者：母親（会社員） 家族構成：父（会社員），母，2歳上の兄	

2 面接による情報	主訴	ことばが遅い。落ち着きがない（母親からの情報）
	現病歴	2歳近くで歩き始めたがすぐに走り出し，目を離すとどこかへ行くので，外出は常に手をつないでいた。1歳半くらいに「マンマ」と言ったがすぐに言わなくなった。保育園入園まで祖母が日中養育していた。3歳児健診でことばが遅いと言われたが経過観察で終わった。保育園に問題なく通園していたが，今年になり他児と遊ばない，ことばも遅い，専門機関を受診するように言われ当院来所。
	現症	意味のあることばはテレビのコマーシャルが多い。何かが欲しいときに言えることばでも言わずに母親の手を引っ張って欲しいものがあるところへ連れていく。衣服の着脱や排泄も自立している。食物に偏食がある。スプーンで食べている。
	発達歴	妊娠中，出産時に異常はない。生下時体重3,200g。定頸4か月。始歩2歳。始語1歳半（すぐに消えた）。1歳半健診問題なし。3歳児健診「ことばが遅れている。対人関係が希薄」と言われた。
	既往歴	10か月で熱性けいれんがあったが投薬は1年で終了。

3 行動観察による情報	母親との面接時は落ち着きなく部屋中を動き回る。アンパンマンが好きと聞いたので，アンパンマンの本，自動販売機のおもちゃ，マジック式の文字盤を提示した。「○○ちょうだい」「○○はどれかな？」に対して返答はない。言語聴覚士や母親の音声言語による指示は理解できない可能性がある。音声言語による表出はなくジュースが欲しいときに母親の手を自動販売機（おもちゃ）に触らせた。言語聴覚士が「ジュースが欲しいの？」と聞くと「ほしいの？」と言った。ジュースのおもちゃを見て「ジュース」と言い，絵本のキャラクターの名前を言う。平仮名文字を見て読める字があった。初めて会った言語聴覚士が近くにいると手を持って欲しいものを取って欲しいことを示した。母親にも言語聴覚士にも視線は合わさなかった。

4 検査による情報	新版K式発達検査　認知・適応　DA：4歳2か月　DQ：89，言語・社会　DA：3歳7か月　DQ：77　PVT-R（指さししないのでカード選択による）語彙年齢：3歳2か月　大脇式知能検査　MA 4歳8か月，検査時の態度は視覚的刺激が提示されると視線を刺激に集中し課題に取り組む。音声刺激に対しても視覚刺激があるときは聞いている。同じことをしているとすぐに飽きて部屋をうろうろするが，違う課題を提示すると自ら着席する　CARS　32（軽・中度自閉症）

5 他部門，他施設からの情報	小児科医師の診断　自閉症スペクトラム障害（重度）。耳鼻科　COR　聴力に問題なし。保育園での様子を聞くことを母親が拒否したため，母親からの情報のみ。母親は保育園では普通にやっていると思っていた。ことばもしゃべるのに，ことばが遅い，他児と遊ばないと保育士に言われ戸惑っている。

6 まとめ	音声言語は限られたもので，コミュニケーションの手段として使用していない。PVT-Rでは単語レベルで理解できることばがある。しかし，文レベルで理解しているのか傾聴態度がないのか不明。音声表出はあるものの，コマーシャルか直前の音声模倣である。言えることばを要求やコミュニケーションの道具として使っていない。人に対して視線は合わず，母親と言語聴覚士の区別もなく，人をもののように扱う。以上の特徴から自閉症スペクトラム障害と推測できる。医師の診断では重度障害であるが，知的には視覚刺激に対して高い能力を示した。また，興味があるものに対する集中があり，傾聴的態度も示した。母親は対象児に対して，本児の特徴や障害への認識が弱く，かかわり方も注意を要する。

7 支援の方針	①母親に本児の特徴を説明し，理解してもらう。②家庭での接し方を説明する。③希望があれば指導・訓練へ。④指導・訓練の方針は視覚刺激に対して良好な反応を示したので，興味がある視覚刺激を通じて人とのやりとりを経験する。そのなかで，音声言語を使用したやりとりを行うように配慮する。

基本情報に誰がいつ記録したかを明記する。項目立ては読み進んでいくに従い対象児の輪郭が明瞭になるよう考慮するといい。例では，面接で得られた情報から，ことばの遅れの原因と保護者の対象児に対する見方が類推される配置になっている。さらに，行動観察により推測の根拠となる実際の情報をまとめ，発達検査で客観的事実としての情報を記載し，最後にすべての情報を分析的に解釈して，障害の診断と今後の支援に関する方針を述べている。初期評価のまとめが完成すると，保護者に本資料をもとに説明する。どのような保護者に対しても事実を示し，その解釈としていくつかの可能性があり，子どもは成長するので，この結果はあくまで現時点でのことで将来的は変わりうることをわかりやすく説明する。面接時と同様の共感的態度で接することが望ましい。特に，保護者の思いと大きく異なる結果の場合，慎重に説明しなければならない。

支援の方針は最初は初期評価から得られた情報がもとになるため，方向性くらいしか示すことができない。保護者が結果の説明に納得し，指導・訓練を希望すればさらに詳しい掘り下げテストを実施し，何ができて何ができないかを知った上で，指導を開始する。

なお，評価のまとめは初期だけではなく，指導・訓練が行われ再評価をした際にも，行動観察，検査による情報収集は同様に実施される。この資料は医師への報告，チーム医療においては症例会議での資料となりうる。

引用文献

1) 岩崎裕治：感覚器障害．言語聴覚士のための基礎知識 小児科学・発達障害学 第2版，（宮尾益知編）医学書院，pp.157-161，2010.
2) 田中美郷：改訂版 随意運動発達検査，発達科学研究教育センター，1999.
3) 生澤雅夫，松下裕，中瀬惇編：新版K式発達検査法2001年版，京都国際社会福祉センター，2002.
4) 三宅和夫監修，大村政男，山内茂，高嶋正士ほか編：KIDS（キッズ）乳幼児発達スケール，発達科学研究教育センター，1989.
5) 津守真，稲毛教子：津守・稲毛式 乳幼児精神発達診断，大日本図書，1965.
6) 遠城寺宗徳：遠城寺式・乳幼児分析的発達検査法 九州大学小児科改訂新装版，慶応義塾大学出版会，2009.
7) 田中教育研究所編：田中ビネー知能検査V，田研出版，2003.
8) Wechsler D.／小田信夫，茂木茂八，安富利光（日本語版）：WPPSI知能診断検査，日本文化科学社，1969.
9) Wechsler D.／上野一彦，藤田和弘，前川久男ほか（日本語版）：WISC-IV 知能検査，日本文化科学社，2011.
10) Kaufman AS, Kaufman NL／藤田和弘，石隈利紀，青山真二ほか訳：KABC-II，丸善出版，2013.
11) 上野一彦，名越斉子，小貫悟：PVT-R 絵画語い発達検査，日本文化科学社，2008.
12) Kirk SA, McCarty JJ, Kirk WD.／旭出学園教育研究所，上野一彦，越智啓ほか（日本語版）：ITPA 言語学習能力診断検査，日本文化科学社，1992.
13) 春原則子，金子真人：標準抽象語理解力検査セット（SCTAW），（宇野彰監修），インテルナ出版，2002.
14) 河井芳文：TK式 言語発達診断検査，（田中教育研究所編），田研出版，2007.
15) 東江浩美，大西祐好，東川健ほか：国リハ式〈S-S法〉言語発達遅滞検査マニュアル 改訂第4版，（小寺富子，倉井成子，佐竹恒夫監修），エスコアール，1998.
16) 大判潔，林安紀子，橋本創一ほか：LCスケール 増補版—言語・コミュニケーション発達スケール，学

苑社,2013.
17) 宇野彰,春原則子,金子真人ほか：小学生の読み書きスクリーニング検査（STRAW），インテルナ出版,2006.
18) 福沢周亮,平山祐一郎：全国標準 Reading-Test 読書力診断検査,図書文化社,2009.
19) Goodenough FL／小林重雄,小野敬仁（日本版著）：グッドイナフ人物画知能検査（DAM），三京房.
20) 大脇義一：大脇式知的障害児用知能検査,三京房,2005.
21) Frostig M／飯鉢 和子,鈴木 陽子,茂木 茂八（日本版）：DTVP フロスティッグ視知覚発達検査,日本文化科学社,1977.
22) Raven JC／杉下守弘,山崎久美子：レーヴン色彩マトリックス検査,日本文化科学社,1993.

3 小児におけるICFの活用

1. ICFの基本的概念

　ICFとは，International Classification of Functioning, Disability and Health（国際生活機能分類）の略で，WHO（世界保健機関）で2001年に制定された，人間の生活機能と障害に関する分類である。ICFは障害に関することや，健康に関することなどを1,424項目に分類し，それらが図2-1のように複雑に絡み合って相互作用していると考えたものである。

　また，小児向けのICFとして，ICF version for Children and Youth〔ICF-CY，小児青年期版（仮称）〕がWHOの関係会議で2006年に承認された。ICF-CYはICFの派生分類という位置づけで，18歳未満を対象としている。ICF-CYの分類構造とカテゴリーはICFと同じであるが，小児の成長や発達の特徴を記録するために必要な内容を補う。ICF-CYは生活機能を強調することで，専門分野の違いや国や地域を超えて，児童のためのサービス，政策，研究を前進させるための共通言語の役割を担う[1]。

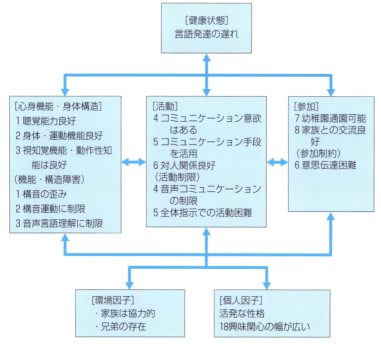

図2-1　ICFの構成要素間の相互作用の図を参考にした言語発達に遅れがある小児の例
（特別支援教育研究所編：ICF及びICF-CYの活用，p.9，ジアース教育新社，2012）

ICF-CY の領域は「生活機能」と「障害」の2つの包括的用語で規定される。「生活機能」は心身機能・身体構造，活動，参加の，「障害」は機能障害（構造障害を含む），活動制限，参加制約の包括用語である。ICF-CY で提供される情報は対象児にかかわるすべての関係者に共通言語として機能する。したがって，臨床的に ICF-CY の分類項目を用いた評価と支援計画は医療，教育，福祉の枠を超越してすべての関係者に同じ情報を提供できる。

2．ICF-CY の活用例

多くの場合，小児の障害児例では気づきが，保護者，健診の担当者，保育所や幼稚園職員などで立場が異なる職種である。また，対象児と保護者は医療，育児，療育，教育，行政サービスと，異なる職種の担当者とかかわることになる。関係者が相互に連携をとり合い，対象児を中心に支援することが理想である。そのためにすべての職域で共通する言語で構成された情報を共有することは，対象児がさまざまな状況に置かれたときに有用である。例えば，幼児期に通園の施設に通園し，卒園後，特別支援学校に入学する対象児の場合，通園施設で ICF-CY に従う支援計画が立てられていれば，学校へ生活場面が移行しても，通園施設での支援計画を関係者が理解し，継続しやすい。また，次の生活の場へ移行した場合も同様で，対象児にかかわるすべての関係者が支援の内容を理解し，次の支援計画の立案を助ける。

しかし，分類項目数が多すぎるため，実用性を低めており，この点を補うためにコアセットが開発されている。また，教育分野では，ICF の特別支援教育への適合性を考慮し，学習指導要領などの内容と ICF の分類項目を比較し，ICF の概念的な枠組みへ学習活動を位置づける試みもある（表2-6）。ICF については，本書の成人編，具体的な小児の症例は『ICF 活用の試み』（特別支援教育研究所，ジアース教育訓新社，2011），『ICF 及び ICF-CY の活用』（特別支援教育研究所編，ジアース教育新社，2012），齋藤吉人「小児における連携」〔『図解　言語聴覚療法技術ガイド』（深浦順一ほか編），文光堂，2014〕を参照されたい。また，すべての分類項目は国立特別支援教育総合研究所のホームページ，「特別支援教育における ICF-CY の活用に関する研究—活用のための方法試案の実証と普及を中心に」の欄に「ICF-CY コード検索システム e-Angel Edition」があり，これで検索することができる。

言語聴覚士は小児領域分野では，医療領域での活動が多い。医療療育で ICF-CY による支援計画で言語聴覚療法を実施することで，教育，福祉サービスなど連携を必要とする領域への理解が進むと期待できる。

表2-6　自立活動の内容とICFの項目の比較（案）

自立活動の内容	ICFの項目
5．コミュニケーション	d115　注意して聞くこと d130　模倣 d135　反復 d140　読むことの学習 d145　書くことの学習 d166　読むこと d170　書くこと d310-d329　コミュニケーションの理解 d330-d349　コミュニケーションの表出 d350-d369　会話並びにコミュニケーション用具および技法の利用 d710-d729　一般的な対人関係 d730-d779　特別な対人関係 b117　知的機能 b122　全般的な心理社会的機能 b126　気質と人格の機能 b130　活力と欲動の機能 b167　言語に関する精神機能 b230　聴覚機能 b310-b399　音声と発話の機能 e125　コミュニケーション用の生産品と用具
(1)　コミュニケーションの基礎的能力に関すること。	b117　知的機能 b122　全般的な心理社会的機能 b126　気質と人格の機能 b130　活力と欲動の機能
(2)　言語の受容と表出に関すること。	d115　注意して聞くこと d310　話し言葉の理解 d315　非言語的メッセージの理解 d320　公式手話によるメッセージの理解 d325　書き言葉によるメッセージの理解 d330　話すこと d335　非言語的メッセージの表出 d340　公式手話によるメッセージの表出 d345　書き言葉によるメッセージの表出 b167　言語に関する精神機能 b230　聴覚機能 b310　音声機能 b320　構音機能 b330　音声言語（発話）の流暢性とリズムの機能 b340　代替性音声機能

（特別支援教育研究所編：ICF活用の試み，ジアース教育新社，2011）

引用文献

1）厚生労働省大臣官房統計情報部編：国際生活機能分類—小児・青少年に特有の心身機能・構造，活動等を包含，厚生統計協会，2012.

第3章

言語聴覚療法の評価・診断の知識

1 知的障害領域

1. 知的障害とは

　知的障害とは，全般的な知的機能が低く，日常生活における適応機能に障害があり，これらが発達期（おおむね18歳未満）に発現する。診断名として，「精神疾患の診断・統計マニュアル第4版（DSM-Ⅳ）」までは「精神遅滞」が用いられてきたが，2013年に改訂されたDSM-5[1)]では「知的能力障害」，「国際疾病分類ICD-11」（2018年改訂予定）では「知的発達障害」が用いられている。①知的機能は，入力した情報を脳の中枢で処理し出力する認知的情報処理過程における論理的思考，問題解決，計画，抽象的思考，判断，指導や経験からの学習，実用的な理解などを含む。臨床的評価と個別施行の知能検査により測定され，知的障害では，同年齢の平均より2標準偏差以下（平均が100，標準偏差が15の検査では，70以下）である。②適応機能は，その場や状況に合わせた行動をとることであり，年齢や社会文化的背景との関係が深い。重症度は，DSM-5では，知能指数（IQ）ではなく，必要とされる支援のレベルによって決められ，3つの領域（概念的領域，社会的領域，実用的領域）における適応機能に基づいて，軽度，中等度，重度，最重度に分類される。

　知的障害の原因は，出生前要因として，染色体異常（ダウン症候群など），先天性代謝異常，先天奇形など，周産期の新生児期低酸素症，低出生体重など，出生後の感染症や脳外傷などさまざまであり，原因不明の場合も多い。

2. 言語・コミュニケーションの症状

　知的機能の水準に関連して，言語理解の遅れ，初語の出現の遅れ，語彙・構文の発達の遅れ，会話が困難など言語発達のレベルや様相は多様である。言語発達の速度はゆるやかであるが，言語獲得過程は典型発達と共通している。

　子どもによって，①知的発達の水準に応じた言語発達がみられる，②非言語性の認知発達に比べて言語発達が遅れる，③知的発達の水準に応じた言語理解がみられるが言語表出の遅れが顕著であるなどの場合がある[2,3)]。たとえば，ダウン症候群では，認知発達や言語理解に比べて言語表出が遅れることが多い。語彙の発達に比べて統語（構文）の発達の遅れや構音障害が顕著である傾向がみられ，聴覚的短期記憶（または音韻性ワーキングメモリー）の障害との関連性が示唆されている。逆に，ウィリアムズ症候群では，聴覚的短期記憶に優れ，言語発達は比較的良好であるのに比べ，視空間認知障害がみられる。しかし，語彙理解は精神年齢相応であるが，構文の理解力が低く，語用面にも問題があるなどの報告がある。

3. 評　　価

1）評価のポイント

①発達全体のなかに言語発達を位置づける。知的発達（認知機能）をはじめとして，言語発達の基盤となる感覚機能，運動機能，社会性の発達，高次脳機能（注意，記憶など）と言語発達との関

連性やバランスを分析する．対象児の発達の弱い面だけでなく良好な面を見出し，指導方針や方法の設定につなげる．

②異なる相手や場面における情報を総合的に評価する．標準化された検査の結果や検査場面での行動だけでなく，遊びや自由会話など自然な相互交渉場面の行動観察，日常生活場面での言語指示への応答や自発話，興味・関心，エピソードなど保護者面接から得た情報を整理・統合する．

2）知的機能の評価

幼児期には，「新版K式発達検査2001」により，姿勢・運動，認知・適応，言語・社会など領域別に発達のプロフィールを知る．精神年齢が5歳以降では「WISC-Ⅳ（Wechsler Intelligence Scale for Children 4th ed）知能検査」などを用いる．まず，同年齢集団の平均と比べて全般的な知能水準（知能指数）に遅れがあるかどうかを評価し，次に，知覚推理，言語理解，ワーキングメモリー，処理速度など知能構造を分析する．一般的な知能水準（精神年齢）を測定する場合は「田中ビネー知能検査Ⅴ」を用いる．

3）適応機能の評価

「日本版Vineland-Ⅱ適応行動尺度」，「新版S-M社会能力検査 第3版」，「ASA旭出式社会適応スキル検査」などを用いて，日常的に子どもにかかわる保護者や教師などに評定してもらう．

4）言語・コミュニケーションの評価

① **言語発達段階**：典型発達を目安に言語発達のレベルを評価し，指導目標の設定につなげる．「国リハ式〈S-S法〉言語発達遅滞検査」や「LCスケール（言語・コミュニケーション発達スケール）」などの言語発達段階を参考にする．

② **言語発達の様相**：言語の形式（音韻，形態，統語），内容（意味），使用（語用），言語モダリティ（聴く，話す，読む，書く）などの視点から分析的に評価する．構音については，「新版構音検査」，語彙については「絵画語い発達検査 Picture Vocabulary Test-Revised（PVT-R）」，「日本語マッカーサー乳幼児言語発達質問紙」，統語面については「新版構文検査（小児版）」，「J.COSS日本語理解テスト」，語用面については「質問-応答関係検査」などを用いる．しかし，知的障害では，理解力や注意，行動面の問題から，検査に応じにくかったり，一部しか施行できないことも多い．「国リハ式〈S-S法〉言語発達遅滞検査」や「LCスケール」など言語発達検査や「KABC-Ⅱ（Kaufman Assessment Battery for Children 2nd ed）」における理解・表出を詳細に分析することによって掘り下げ検査としても活用する．

③ **構音の発達**：言語発達の遅れのある対象児に関する主訴として「発音がはっきりしない」が挙げられることが多い．構音の問題か単語の音形の問題かを見極めることが重要である．単音の構音については，典型発達における構音獲得の順序性と年齢を考慮して評価する．例えば，典型発達で5歳以降に獲得される [s]，[dz]，[ts]，[r] などは未熟構音がしばしばみられるが，発達（精神）年齢を考慮した上で構音訓練が必要かどうかを判断する．また，単音では産生可能であっても，単語や文レベルになると不明瞭になることも多い．音形の誤りとして，分節化されていない抑揚中心の発話（全体的に不明瞭），子音や音節の省略，同化（他の音韻の影響を受ける），音位の転換（音の入れ替え）などがある[4]．単語を構成する音節数や文の長さによって音形に変化がみられるか，発声発語器官の運動機能や聴覚的短期記憶（音韻性ワーキングメモリー）の容量との関連についても分析を行う．

④ **コミュニケーションの発達**：言語的・非言語的コミュニケーションの質について，コミュニケーション行動の頻度，コミュニケーション手段，コミュニケーション機能，自発性（対象児から他者

に働きかけたり，会話を開始するか）・応答性（相手の働きかけに応じたり，質問に応答できるか）・相互性（やりとりが続いたり，発展したりするか），話題を維持したり，1つの遊びをやりとりしながら遊び込むことができるかなどの視点から評価する。知的障害では，一方的に自分の言いたいことを伝えたり，他者からの働きかけに対する応答が中心で受身的になりやすいなど相互的なコミュニケーションの困難さがみられる場合がある。

5）言語発達段階に即した評価の留意点

知的障害では，日常生活で繰り返し経験する具体的な事柄については学習するが，抽象的な内容や複雑な事柄の理解や判断が困難な傾向がみられる。対象児の生活年齢ではなく，精神年齢に応じた言語発達がみられるかを評価する。

① 前言語期（0～1歳）：言語獲得の準備ができているか，コミュニケーション（視線や発声による相互的なコミュニケーション，注意や感情の共有，指さしなどによる要求），概念形成（玩具など事物の機能に即した操作），象徴機能の発達（見立て・ふり遊び），言語理解（呼名，「ちょうだい」「おいで」「バイバイ」「～もってきて」など，どのような場面で，どのようなことばかけに対して，どのように反応するか，その際，ことばだけで理解できるか，状況や身振りなど言語以外の情報を手がかりにしているか），音声表出（喃語）がみられるかなど保護者から具体的に聴取する。

② 語彙獲得期（1～2歳）：初語の出現，身体部位や事物の名称の理解，2語発話の表出がみられるか。絵カードによる検査には応じられなくても，身近な物品や家族の名称，挨拶などを理解・表出したり，語を聴いて絵本の絵を指さすことができることがある。

③ 構文獲得期（幼児前期）：知的障害では，事物の名称は理解できるが，大小や色名など相対的・抽象的な概念を表す語彙の獲得が困難な場合がある。形容詞，動詞，疑問詞，大小，色名，上位概念（果物，動物など）を表す語彙の理解・表出，構文理解の方略（語の意味，語順，助詞を手がかりとする），格助詞などを含む多語文の表出，文の長さ（平均発話長），名前や年齢，性別，現前事象，自己経験に関する質問にことばで応答できるかなどについて評価する。

④ 談話期（幼児後期）：意味的なネットワークの形成，接続助詞を用いた複文，授受構文，受動文の理解・表出，非現前事象，時系列に沿った説明や語り（ナラティブ），因果関係の理解・説明，会話におけるコミュニケーションの開始・応答・やりとり，音韻意識の発達（音韻分解，音韻抽出）などを評価する。

⑤ 学童期：学習言語の獲得，抽象的な語彙，受動文，使役文，埋め込み文など複雑な構文の理解・表出，物語の理解，語用（比喩や皮肉，間接的表現などの理解，会話），読み書き（読字，書字，読解，作文など）について評価する。

引用文献

1) American Psychiatric Association（日本精神神経学会日本語版用語監修，髙橋三郎，大野裕監訳）：DSM-5®精神疾患の診断・統計マニュアル，医学書院，2014.
2) 石田宏代：知的障害．言語発達障害学 第2版（玉井ふみ，深浦順一編），p.133，医学書院，2015.
3) 青木さつき：知的障害．言語聴覚士のための言語発達障害学 第2版（石田宏代，石坂郁代編），pp.181-182，医歯薬出版，2016.
4) 東川健：単語の音形・構音に関する評価．図解 言語聴覚療法技術ガイド（深浦順一他編），pp.122-123，文光堂，2014.

2 自閉症スペクトラム障害

1. 自閉症スペクトラム障害とは

　1943年にKannerが情動的な交流の障害と同一性に対する強い要求と，その他特徴的な行動を示す一群の子どもたちを「早期乳幼児自閉症」として報告した[1]。1944年にAspergerは他者とのかかわりの障害と細部へのこだわりを示す子どもたちを「自閉性精神病質」として発表した。両者の違いは話しことばの有無と知的な能力差であった。後者は知られることが少なかった。1980年代になりWingはAspergerが報告した症例と類似した特徴を示す症例を「アスペルガー症候群」として発表した[2]。次に，自閉症とアスペルガー症候群には共通する特徴があり，分けることの不合理から，共通する特徴として社会性とコミュニケーションの障害，想像性と思考の柔軟性の障害を挙げ，その症状が強いか弱いかで障害特性は連続しているという意味で自閉症スペクトラム障害 autism spectrum disorder（ASD）を提唱した[3]。知的能力，認知能力，言語能力の差も同様にスペクトラムととらえる。この概念がDSM-5[4]にも継承されている。

　DSM-5の診断基準を要約すると，「A．社会的コミュニケーションおよび対人関係相互反応における持続的な欠陥，B．行動，興味，活動が限定された反復的な様式，C．症状は発達早期に存在，D．症状は社会的，職業的，その他，臨床的に意味のある障害を生起，E．この障害は知的障害や全般的発達の遅れでは説明不可」とされている。A，Bに関してはレベル1～3の重症度（表3-1）と支援のレベルが明記されている。また，DSM-Ⅳ-TR以前の診断による広汎性発達障害はDSM-5自閉症スペクトラム障害と診断される。広汎性発達障害と診断されていた症例のなかで，Aの社会性コミュニケーションの著明な障害を示すが，それ以外の診断基準を満たさないものは，新しい診断カテゴリーである社会的（語用論的）コミュニケーション障害と診断される。A～Eの診断基準を満たす症例のなかに知的障害と言語障害がある場合とない場合がある。

　ASDの発生率に関して，Hondaら[5]は4年間に出生した子どもを対象とし，ICD-10の診断基準による広汎性発達障害を調査した。その結果，人口1万人当たり27.2人（男38.4人，女15.5人）だったことを報告している。米国国立衛生研究所 National Institutes of Health（NIH）が行った2014年の調査では，3～17歳のASDの有病率は，2.24％（1,000人に22.4人）だった[6]。

　ASDの出現に脳の働きが関与していることは疑われることはない。千住[7]はASDの自閉症症状と脳の働きを示している。ASD児・者は他者理解やコミュニケーションに特化した機能をもつとされる「社会脳ネットワーク」が典型発達の人と異なる。例えば人の顔を見ているときの「紡錘状回」の働きがASD児・者は典型発達の人より弱い。情動機能や，表情認知，相手の情動や意図を理解する精神機能に中心的な役割を果たしている扁桃体の活動がASD児・者は典型発達の人より弱いと報告されている。しかし，実験課題や計測条件の違いで異なった結果が生じており，いくつかの条件で機能低下を生じる可能性を示唆している。さらに，脳の限局された部位の推定するだけではなく，脳全体の発達やつながり方から研究を進めることも始まっている。一方，双子を中心とした研究や家族を含む研究から遺伝子も出現にかかわる因子として取り上げられている。

表3-1 自閉症スペクトラム障害の重症度水準

重症度水準	社会的コミュニケーション	限局された反復的な行動
レベル3「非常に十分な支援を要する」	言語的および非言語的社会的コミュニケーション技能の重篤な欠陥が，重篤な機能障害，対人的相互反応の開始の非常な制限，および他者からの対人的申し出に対する最小限の反応などを引き起こしている。例えば，意味をなす会話のことばがわずかしかなくて相互反応をほとんど起こさなかったり，相互反応を起こす場合でも，必要があるときのみに異常な近づき方をしたり，非常に直接的な近づき方のみに反応したりするような人	行動の柔軟性のなさ，変化に対処することへの極度の困難さ，またはあらゆる分野において機能することを著しく妨げるような他の限局された反復的な行動，焦点または活動を変えることへの強い苦痛や困難さ
レベル2「十分な支援を要する」	言語的および非言語的社会的コミュニケーション技能の著しい欠陥で，支援がなされている場面でも社会的機能障害が明らかであったり，対人的相互反応を開始することが制限されていたり，他者からの対人的申し出に対する反応が少ないか異常であったりする。例えば，単文しか話さず，相互反応が狭い特定の興味に限られ，著しく奇妙な非言語的コミュニケーションを行うような人	行動の柔軟性のなさ，変化に対処することへの困難さ，または他の限局された反復的な行動，事情を知らない人にも明らかなほど高頻度に認められ，さまざまな状況で機能することを妨げている。焦点または活動を変えることへの苦痛や困難さ
レベル1「支援を要する」	適切な支援がないと，社会的コミュニケーションの欠陥が目立った機能障害を引き起こす。対人的相互反応を起こすことが困難であるし，他者からの対人的申し出に対して非定型のまたはうまくいかない反応をするような事例がいくつもはっきりとある。対人的相互反応への興味が低下しているように見えることもある。例えば，完全な文章で話しコミュニケーションに参加することができるのに，他者との会話のやりとりに失敗したり，友人をつくろうとする試みが奇妙でたいていうまくいかないような人	行動の柔軟性のなさが，1つ以上の状況で機能することに著しい妨げとなっている。いろいろな活動相互で切り替えをすることの困難さ。組織化や計画の立案をすることでの問題（自立を妨げている）

2．自閉症スペクトラム障害の症状

　自閉症スペクトラム障害児・者が示す具体的な症状をDSM-5の診断基準に従って提示する。

1）社会的コミュニケーションおよび対人関係相互反応における持続的な欠陥を示す症状

① **幼少期**：保護者の回想によれば，「泣くことは少なく育てやすかった」「抱くと抱かれる姿勢にならないため棒のように重かった」ことがあるが，これらは他者に対して要求することがなく，身体的接触を好まないと同時に他者とのかかわりを避けることを示している。3歳を過ぎると典型発達では同年齢の子どもとのかかわりを好むが，ASD児は避けるようにみえる行動が目立つ。当事者である東田[8]によると「避けているのではなくどうすればよいかわからないので困っている」行動である。あるいは，かかわりを積極的にもつことはあるが，相手の反応を見て自分の行動を調整することができず，自己中心的な行動になりがちである。Grandin[9]は同じことばかり言うのでいじめられたと回想している。

　言語発達が遅れる場合は，呼んでも反応しない，発声が少ない，喃語，初語が出現しなかったり遅れることがあり，耳の聞こえを疑われるときがある。独り言やことばをまねすることはあっても，言えることばをコミュニケーションの手段として使わない場合が多い。音声言語のみならず，

幼少期に目と目を見て微笑みを交し合ったり，保護者の視線を読み取ったり，保護者と同じものに注目し注意を共有したりすることが少ない。これは共同注意の障害といわれている。特に，視線を合わせないことは成長しても続く。これらは音声言語以外のコミュニケーション手段であり，前言語期の乳幼児には言語発達の重要な要素である。

ASD児は人を避けるように行動するので，コミュニケーションを拒否していると推測されることもあったが，Williams[10]が人とコミュニケーションしたくて試みるが，ことばが追いつかないためうまくいかず，自傷したと告白しているように，コミュニケーションへの意欲はあるが，その手段を獲得していないために失敗する場合もあると推測できる。

知的に遅れがなく言語発達が良好で，多弁なASD児のなかに，日常生活に必要な音声言語に著しい困難性を示さない子どもたちがいる。しかし，話す内容に偏りがあったり，自分の話はするが他者の話は聞かないことで，自己中心的，わがままと受け取られる。特徴的な点は話しことばの音声学的側面で，リズム，ストレス，イントネーションに障害を示す。これらはことばの内容以上に感情を表す重要な因子である。

② **学童期**：知的障害や言語発達に遅れがあると，音声言語だけではなく読み書きの習得が困難となる。この場合には就学において，特別な教育支援の対象となる。遅れつつ音声言語を獲得しても，コミュニケーションの道具として使うことは少ない。

一方，知的レベルが高い場合は保護者に問題意識がある場合も，あるいは障害に気づかれない場合も通常学級に就学すると不適応が生じるときがある。多くの不適応要因は言語理解と発信が字義どおりであったり，場の雰囲気が読めなかったり，「心の理論」といわれる他者の心の状況が読み取れずに対人関係の障害を招くことである。また，場の雰囲気を理解できず，人の気持ちを推し量ることができないのでコミュニケーション障害を生じる。

③ **青年期以降**：青年期以降も自ら他者に働きかけてコミュニケーションをとることは少ない。音声言語の表出に困難を示さない場合も，他者との関係をとるために話すことは少なく，積極的に話すときは自らの好みが中心の内容となり，相手の反応に関係なく話すことが問題となる。

話し方においては，音声学的な特徴であるプロソディーに障害があり，抑揚が乏しく，リズムや音調，強勢が不自然である。これらは，感情を表現したり，読み取ったりする要素になるため，音声学的特徴からASD者の感情を推し量ることは困難である。特に，音声言語以外の場の雰囲気を読み取ったり，ことばの表現に隠された比喩やユーモア，嫌味などが読み取れず社会生活を送りづらくする。一般企業に障害者として就職したASDの人のなかには昼休みの過ごし方に苦労する人がいる。多くの人にとって，冗談を言い合いリラックスする場が，ASD者には混乱する場となる。

2）行動，興味，活動が限定された反復的な様式

① **幼少期**：感覚入力に対する過敏性と鈍感性があり，異常なほどに特定の音に興味を示し小さい音でも耳をそば立てる一方，大きな音に対しても聞こえていないかのように無反応を示すことがある。手を目の前でぶらぶら振る，飛び跳ねる，耳元で手を叩くなど常同的で反復的な運動を繰り返すことがある。筆者は自分の目の前で両手を広げて交差させる手の動きを続けるASDと診断された14歳の少年に理由を聞いたことがある。彼は「わからん。癖なんや」と言った。東田もぴょんぴょん跳ねる理由を悲しいときやうれしいときには身体が固くなるので，それを解きほぐすために跳ぶと述べている[8]。心の動揺を鎮めるための自己調整手段の可能性を示している。

生活のすべてにおいて，同じことを好み，変化に対して抵抗を示す。この傾向は食事，持ち物，

洋服，玩具，映像などに現れる。偏食は特徴的な症状で食物の種類だけではなく，場所，時間，人，温度，硬さ，色などに偏りを示す。自宅以外では食べない，天気予報が終わった後しか食べない，ご飯は炊き立てしか食べない，母親以外の他者が存在すると食べないといった限定を示す。また，通園時の道路経路を決めている子どもは，道路工事でいつもの道が通れないときに怒って車の中で暴れる。いつも同じ洋服や靴を身につけて，違う物に強い抵抗を示す子どもの保護者は以前の経験から，大きさの異なる同じ服や靴を用意すると話したことがある。

興味も偏っており，きらきら光る物，回る物，特定のキャラクター，マークなどがあり，興味の示し方もさまざまで，ことばで表現できない子どもは見る，集める，ことばで表現できる子どもは調べたり，他者に話したりする。偏りは物だけではなく，行動様式や順番に現れる子どももいる。偏りの度合いも症例により異なる。

② **学童期**：感覚入力への過敏性，鈍感性は続くが，症状は見かけ上軽減する。しかし，東田が，耳をふさいで聞こえないようにし，徐々に手を離して音に慣らしていったと述べている[8]ように，自ら対応するすべを獲得するため，幼少期のような目立つ反応を示さないのではないかと推測できる。

この期で多くの子どもが混乱することは環境の変化である。保育園から学校へ，学校では毎年の担任，教室，仲間の変化，つまりクラス替えに適切に対応できず，パニックを起こすことがある。言語理解が悪いために，環境の変化を理解できないことが不適応の大きな要因と考えられるが，知的能力と言語能力が高いにもかかわらず，不適応を生じる子どもがいるので，ASD 児・者がもつ特性であると考えられる。知的能力が高い ASD 児は通常級に在籍していることが多いが，特別支援教育では情緒障害児のための通級教室での指導を受けて，環境変化に適応できる自己調整力を養うことができる。知的発達，言語発達が遅れている ASD 児の多くは自閉症・情緒障害特別支援学級に在籍し，ことばの内容を理解するための指導，人とのかかわりを深めるための指導などをもとに，社会適応力を学習する。

③ **青年期**：限定された行動，興味，活動は継続する。知的能力が高い ASD 者は，この能力を科学的な思考へと高め，社会貢献している。Grandin は 4 歳まで話をすることができなかったと回想しているが，成人後は，動物に興味をもち動物がもつ感覚を取り入れたさまざまな道具を考案し，さらには，ASD の感覚と脳機能に関して研究し講演を続けている[9]。彼女は ASD の特性が障害ではなく，特別な感覚や思考が役立つ生き方を示している。

以上示した症状はすべての ASD 児・者が示すものではない。また，症状出現の度合いもさまざまである。症例により異なることを理解しておくことが重要である。また，これらの症状があっても，自己調整の手立てを見つけ社会適応に問題がなければ障害とはならない。

3．評　　価

言語聴覚士の評価は，社会的コミュニケーションの内容を音声言語面と非音声言語面から行う。また，支援の参考にするため知的能力，認知能力の得意・不得意を調べることが重要である。

自閉症スペクトラム障害の評価に特化した検査は，「小児自閉症評価尺度 The Childhood Autism Rating Scale (CARS)」，「日本版 PEP-3 (Psychoeducational Profile-3rd edition) 自閉症・発達障害児教育診断検査（三訂版）」がある。前者は間接法で保育者や関係者が対象児・者の行動を観察して，評価項目の行動の重症度を評価する（正常範囲内 1 点，軽度の異常 2 点，中度の異常 3

点，重度の異常4点）。評価項目は人との関係，模倣，情緒反応など15項目である。15項目の合計得点で自閉症の有無と重症度を判定する。後者は領域別検査と，養育者レポートで構成されている。領域別検査は，6つの発達能力（認知／前言語・表出言語・理解言語・微細運動・粗大運動・視覚-運動模倣）を10の下位検査で測定する。さらに，4つの特異行動（感情表出・対人的相互性・運動面の特徴・言語面の特徴）の検査でコミュニケーション・運動・特異行動の3つの得点を算出する。「こころの理論」を調べる検査には，CD「こころの理論」や「TOM 心の理論課題検査」がある。

ASDは知的機能の幅があり，療育や教育の参考にするため，知的機能や認知能力の評価は重要である。知的機能の評価には「田中ビネー知能検査V」，「WIPPSI（Wechsler Preschool and Primary Scale of Intelligence）知能診断検査」，「WISC-Ⅳ知能検査」などさまざまな検査があり，対象児・者に合わせた検査を選別する。ウェクスラー系の検査は刺激入力による機能が評価できるため，対象児・者の得意・不得意を知るための有効な情報を提供してくれる。このほかに，認知能力を認知尺度（継次尺度，同時尺度，計画尺度，学習尺度），習得尺度（語彙尺度，読み尺度，書き尺度，算数尺度）に分け評価できる「KABC-Ⅱ（Kaufman Assessment Battery for Children 2nd ed)」，認知処理過程をプランニング，注意，同時処理，継次処理で評価できる「DN-CAS 認知評価システム（Das-Naglieri Cognitive Assessment System）」がある。これらの検査は指導に有効な認知処理を知る手がかりになる。言語機能の評価も必要で，「国リハ式〈S-S法〉言語発達遅滞検査」，「質問-応答関係検査」，「絵画語い発達検査」，「LCスケール」などがあり，検査の目的を明確にし対象児に合う検査を選別し実施する。視覚的な能力，読み書きの能力を評価することも必要である。

4．指　　　導

指導にあたっては最終目標を念頭に置きつつ，現在の対象児の状況を把握し目標を設定する。多くの場合，最終目標は自立した生活を営めるように支援することであろう。また，自閉症スペクトラム障害は症状が軽減する可能性はあるが，一生続く障害であることを保護者や関係者に理解してもらうことが重要である。何をどのように指導するかは対象児の現在の能力と保護者の求めるものとで異なるが，以下にコミュニケーション・言語に焦点を当てた指導を示す。

音声言語の理解と表出が困難だが視覚的な刺激に対する処理や反応が良好である場合は，視覚的刺激によるコミュニケーションが考えられる。音声言語に代わる伝達手段として写真，絵，サイン，シンボル，手話，器械（トーキングエイド，VOCAなど）を用いる方法がある。視覚的な手段を用いたコミュニケーションをAAC（拡大・代替コミュニケーション）と表現されることもある。この方法で重要なことは，視覚的刺激をコミュニケーション手段として使っていることを対象児に理解してもらうことである。もともと，自発的なコミュニケーションが少なく，音声言語の発達が遅れていると，その他の方法で発信していることがある。そのためには，かかわり手が対象児から発信される視覚的発信を見逃さないようにする。さらに，要求を満たすことが発信意欲の保障となる。

応用行動分析に基づく指導として，絵カードを用いたPECS（絵カード交換コミュニケーションシステム）による指導がある。環境を視覚的に構造化し，対象児にわかりやすい方法で提示するTEACCHアプローチを用いた方法がある。対象児の困難な状況や認知特性を配慮して対象児に合

う方法を選別する。

　音声言語の発達に遅れがなく，言外の刺激読み取りが不得意で対人関係が良好に築けない場合は，SST（social skill training）が有効である。個別指導で仮想の状況設定をし，ロールプレイをしたり，小グループで問題を提示して話し合い解決方法を考えさせる方法がある。どの場合も現実に生じる同様な状況から同じ要素を抜き出し，応用することが得意ではないため，多くの状況を経験することが大切である。

　知的機能と言語発達に遅れがない対象児・者には，幼少時より対人関係が適切にとれないことや叱られることが多いので，自信をなくし積極的な行動をとれない人がいる。言語聴覚士は対象児・者の自己効力感（困難な出来事に対し，自分がある程度成し遂げることができるという自分の能力についての考え，Bandura）の向上をめざし支援するべきである。

引用文献

1) Kanner L：Autistic disturbances of affective contact. Nervous Child 2, pp.217-250, 1943.
2) Wing L：Asperger's syndrome：a clinical account. Psychol Med 11（1），pp.115-129. 1981.
3) Wing L：The Austistic Syndrome：A Guide for Parents and Professionals, Constable, 1996／久保紘章，佐々木正美，清水康夫監訳，自閉症スペクトラム―親と専門家のためのガイドブック，東京書籍，1998.
4) American Psychiatric Association（日本精神神経学会日本語版用語監修，髙橋三郎，大野裕監訳）：DSM-5®精神疾患の分類と診断の手引，pp.32-40，医学書院，2014.
5) Honda H, Shimizu Y, Imai M, et al：Cumulative incidence of childhood autism：a total population study of better accuracy and precision. Dev Med Child Neurol 47（1），pp.10-8，2005.
6) Zablotsky B, Black LI, Maenner MJ, et al：Estimated Prevalence of Autism and Other Developmental Disabilities Following Questionnaire Changes in the 2014 National Health Interview Survey. Natl Health Stat Report 13（87）：1-20, 2015.
7) 千住淳：自閉症スペクトラムとは何か―ひとの「関わり」の謎に挑む，ちくま書房，2014.
8) 東田直樹：僕が跳びはねる理由，エスコアール出版部，2007.
9) Grandin T, Panek R（中尾ゆかり訳）：自閉症の脳を読み解く―どのように考え，感じているのか，NHK出版，2014.
10) Williams D：自閉症だったわたしへ，（河野万里子訳）新潮文庫，2005.

3 学習障害領域

　学習障害は，教育界と医学界の双方で定義され，それぞれの定義には重なる部分と異なる部分とがある。文部科学省の定義では，「話す，聞く，読む，書く，計算する，推論する」能力の習得と使用の著しい困難が学習障害であるとされる。一方，DSM-5の定義には，「読字，書字表出，算数の障害」が挙げられている。以下では，学習障害のなかで最も出現の多い読み書きの障害について記載し，一部算数障害にもふれる。

■ 1．発達性読み書き障害

1）発達性読み書き障害とは

　発達性読み書き障害は，教育界と医学界のいずれの定義においても学習障害に含まれる。英語圏では developmental dyslexia あるいは dyslexia と呼ばれる。dyslexia は直訳すると「読み困難」となるが，発達性の dyslexia では読みに困難があれば通常書字にも困難が生じるため，日本で使用されている「読み書き障害」という用語は症状をより正確に表すものと考えられる。生物学的な原因は解明途上にあるが，発達性読み書き障害のある例では側頭葉の容量の左右差がみられないといった大脳の形態的異常や，側頭-頭頂葉領域などの機能的な異常が指摘されている。遺伝子研究も進められている。

　発達性読み書き障害は，言語圏によって発現率に違いのあることが知られている。読み（書きのみの障害を含まない）の障害は，英語圏では10％前後とする報告が多いのに対して，イタリア語では約1％という報告がある。日本語では Uno ら[1]が，ひらがな約0.2％，カタカナ1.4％，漢字6.9％と報告している。書字障害の出現率に関する海外の報告は見当たらないが，日本語話者においては Uno らが，ひらがな1.6％，カタカナ3.8％，漢字6.0％と報告している[1]。この出現率の違いは，1文字が表す音韻の単位の大きさや文字と音との対応関係の規則性，文字の形態的な複雑さなどによると考えられている。

　発達性読み書き障害は，特異的言語発達障害や自閉性障害，注意欠陥多動性障害 attention deficit hyperactivity disorder（ADHD），発達性協調運動障害などを併存することも多いが，単独でも出現する。気づかれにくい障害であり，「勉強のできない子」「努力が足りない子」などとされて自己評価が低くなったり，読み書き以外のことに対しても意欲が下がったりする例も多い。学校への不適応をきたして不登校になる児童・生徒もいる。読み書きの困難さは成人になっても続き，教育，就労，その他さまざまな側面で社会参加に大きな影響をもたらす。言語聴覚士には保護者や教育機関と連携した適切な対応が求められる。

2）発達性読み書き障害の症状

① 言語病理学的診断のために

　発達性読み書き障害に該当するかどうか判断するためには，知的機能と読み書きの習得度の評価が必要である。知的機能は指導の効果にも影響する。知的機能が高い場合，より早く，より多くの効果が期待できる。ただし，知能検査の結果の解釈には注意が必要である。特異的言語発達障害を

併存している場合は，全般的な知的発達に遅れはなくても言語性課題の成績が低くなる．発達性読み書き障害があれば，読み困難のために読む機会が少なくなり，結果として語彙や知識の獲得が不十分なために，言語性課題の成績が同年代の典型発達児に比べて低くなるという可能性を考慮しなければならない．

　読み書きの習得の遅れは，知的機能の発達の遅れ以外にも音声言語の発達の遅れや環境要因，本人の意欲などさまざまな要因で出現する．したがって，読み書きに関連する認知機能を評価することも必須である．これは診断のためだけでなく，読み書き障害のメカニズムを推定し，プログラムを立案する上でも欠かせない．

② **読み書きにおける症状**

　読み書きの習得においては，正確に読んだり書いたりできるかという正確性の側面と，スムーズに読んだり書いたりできるかという流暢性の側面のいずれか，あるいは双方に困難が出現する．発達性読み書き障害における読みの障害は，デコーディング，すなわち，文字や文字列を音韻化するまでの過程にある．基本的に言語理解には障害がないため，音韻化が正しくなされれば，あるいは音声化して提示，すなわち読み上げられれば内容の理解は可能である．書きの障害は，音韻や音韻列から文字形態を想起する過程にある．文字形態の拙劣さや，枠からのはみ出し，鏡映文字は発達性読み書き障害の症状には含まれない．

　読み書きにおける誤反応については，発達性読み書き障害だけに出現する特徴はない．しかし，ひらがなやカタカナで拗音や促音，拗促音の連続といった特殊音節に対応する文字の読み書き困難が小学校高学年まで続く場合は発達性読み書き障害を疑うべきである．漢字では，読み書きともに「わからない」「忘れた」という反応が多くみられる．漢字単語の音読において，無反応以外では語性錯読が多いという報告がある．一方，書字については，何らかの反応がみられたとしても，典型発達児と比較して目標文字と形態的に似ていない実在しない文字形態への誤りが多いという報告がある．

3）評価と指導

① **評　　価**

（1）読み書きの習得度の評価

　出版されている代表的な検査法を表 3-2 [2-5] に示した．なお，文章の速読課題は春原 [6] を参照されたい．このほか，ひらがな，カタカナについては1文字（拗音では2文字）ずつの音読と書き取り，促音の読み書きを評価する必要がある．

（2）認知機能の評価

　どのような認知機能が発達性読み書き障害の要因となるのかについては諸説ある．しかし，すべての例について説明できる仮説は1つもなく，近年は多要因説が提唱されている．主な認知機能について以下に概説する．

　1つは，音韻認識（phonological awareness）障害である．音韻認識とは，音韻や音韻列を正しく認識したり，操作したりする能力である．音韻が正しく認識されないと，文字と音との対応関係がつくりにくく，読み書きの習得が困難になる．これまでに発表されているどの言語圏においても，多くの発達性読み書き障害のある症例においてこの症状が報告されている．評価としては，音韻削除課題（「たまご」の最初の音を抜いて言うと？　など）や，単語や非語の逆唱課題，非語の復唱課題などが使用される．日本において標準化された検査バッテリーはない．

表3-2 読み書きの評価ができる検査法

	評価項目			
	音読		書字	
	正確性	流暢性	正確性	流暢性
小学生の読み書きスクリーニング検査（STRAW）*1	○	△	○	△
特異的発達障害診断・治療のための実践ガイドライン*2			○	
URAWSS 小学生の読み書きの理解*3		○		○
K-ABC Ⅱ *4	○		○	

○：評価可能．
△：反応時間の計時により評価可能な場合がある．
＊1：宇野彰，春原則子，金子真人ほか：小学生の読み書きスクリーニング検査（STRAW），インテルナ出版，2006．
＊2：稲垣真澄編著，特異的発達障害の臨床診断と治療指針作成に関する研究チーム：特異的発達障害診断・治療のための実践ガイドライン―わかりやすい診断手順と支援の実際，診断と治療社，2010．
＊3：河野俊寛，平林ルミ，中邑賢龍：URAWSS 小学生の読み書きの理解，atacLab，2013．
＊4：日本語版 KABC-Ⅱ作成委員会：KABC-Ⅱ，丸善出版，2004．

　視覚的認知力は，特にたくさんの漢字を使用する日本語においては重要な認知機能と考えられる．文字や文字列を視覚的に正確に認識したり，視覚的に記憶したりする過程の障害は文字の習得を困難にする．読みに関しては，通常，形態的に誤った文字が提示されることはないため，おおよその再認ができれば単語としての処理や文脈の活用などによって正しく処理することができる．一方，書く場合は，書こうとする音に対応するどの文字を用いるのかという選択とともに，文字形態の正確な想起が必要となる．したがって，視覚的認知の弱さは特に書字に大きく影響すると考えられる．視覚的認知能力の評価としては，線画の同定課題，図形の模写，再生課題などが用いられる．

　読みの流暢性に大きくかかわる認知機能として，自動化能力が想定されている．自動化能力とは，視覚的に提示された意味から音韻や音韻列を想起し表出する過程のスムーズさである．評価法としては，線画や色，数字などを素早く呼称する「RAN（Rapid Automatized Naming）課題」が用いられる（図3-1）[7]．

　指導プログラムの立案にあたっては，低下している機能だけでなく，良好な機能も知る必要がある．そのため，発達性読み書き障害の臨床においては，上記に加えて，語彙力や言語性長期記憶に関する評価が必要である．

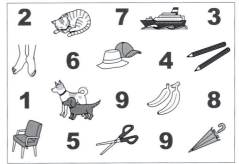

図3-1　RAN 課題例
（金子真人，宇野彰，春原則子：就学前6歳児における rapid automatized naming（RAN）課題と仮名音読成績の関連．音声言語医学　45，pp.30-34，2004）

価が必要である．語彙力については「絵画語い発達検査」，「標準抽象語理解力検査」が活用できる．「WISC-Ⅳ知能検査」の「単語」は表出の能力も必要なため，評価点が低い場合，それが語彙力の低さに起因するのかどうか確認する必要がある．言語性長期記憶については「AVLT（Auditory Verbal Learning Test）」が活用できる．併存症状の評価も必要である（3章2「自閉症スペクトラム障害」，3章4「特異的言語発達障害領域」の項を参照）．

②指　　　導

　ひらがなの読み書きの習得に遅れがあれば，ひらがなから開始し，カタカナへと移行する．仮名

は軽度例では，なぞり書き，写字，キーワードの活用といった一般的な方法のみで獲得できる可能性もあるが，ある程度症状が重ければ発達性読み書き障害に特化した方法[8]を考慮すべきである。仮名は書字ができれば音読が可能なので，書字から始めるとよい。拗音や長音，促音の習得に困難を示す例についてはこれらを取り出して練習する必要がある。また，流暢に読み書きができるように指導することも重要である。漢字については，書字を指導する前にある程度音読できるようになっていることが必要である。書字の指導法については文献を参照されたい。学年によっては英語の読み書きについても指導が必要となる。

2．算数障害

1）算数障害とは

　算数障害については発達性読み書き障害以上にあいまいな点が多い。文部科学省の学習障害の定義には「計算する」ことの障害が含まれている。しかし，実態把握のための基準として文部科学省は，「算数（数学）の基礎的能力の著しい遅れ」を挙げており，必ずしも計算だけが想定されているのではないことが示唆される。また，学習障害の定義に含まれる「推論する」能力については，図形や数量の理解・処理といった算数や数学における基礎的な推論能力が含まれているとしている。一方，医学の領域では，DSM-5[9]には限局性学習障害の診断基準に，数字の概念，数値，または計算を習得することの困難さと，数学的推論の困難さが挙げられている。それぞれの例として，前者に対しては，数字，その大小，および関係の理解に乏しい，1桁の足し算を行うのに同級生がやるように数学的事実を思い浮かべるのではなく指を折って数える，算術計算の途中で迷ってしまい方法を変更するかもしれないと述べられており，後者については，定量的問題を解くために，数学的概念，数学的事実，または数学的方法を適用することが非常に困難である，と記載されている。このように，示されている症状や特徴は多彩であり，今後整理されていくことが望まれる。

2）算数障害の症状

　秋元[10]は，算数障害を2群に分けることを提唱している。すなわち，言語能力に問題のある群と視覚-空間能力に問題のある群である。前者においては，九九や暗算ができない，繰り上がりや繰り下がりのある計算でよく誤る，筆算の割り算の手続きがなかなか覚えられないといった問題がみられるという。発達性読み書き障害の臨床において，音韻障害がある程度強い例で，九九の覚えにくさ，繰り上がりや繰り下がりのある計算，特に暗算の困難さがみられることがある。一方，視覚-空間能力に問題のある群は量的概念や図形の概念の理解に困難を示し，機械的な計算は可能でも演算の意味が理解しにくいといった症状を示すという。このような例において，定規が正確に使えなかったり，アナログ時計を見て時間を読み取ったりすることに困難がみられることがある。ただし，算数のみに障害を示す純粋例がいるのかどうかについては議論のあるところである。

3）評価と指導

　評価としては，計算や算数の問題を実施することと同時に，音韻能力や視空間能力，言語能力といった関連する能力を把握する必要がある。KABC-Ⅱの「算数尺度」の下位項目には「計算」と「数的推論」が含まれている。WISC-Ⅳに含まれる「算数」は，問題が音声で提示され「ワーキングメモリー指標」の下位項目となっている点に留意が必要である。

指導の目標は個別に判断されなければならない。重度例においては，遠い将来まで見越して，日常生活を送る上で何が最低限必要なのかを考える必要がある。具体的な指導方法は，どの段階で困難が出現しているのか，重症度はどの程度か，また，その要因となる認知機能の問題がどこにあるのかによって異なる。苦手な機能を鍛えるのではなく，得意な機能を活用するという考え方も重要である。

引用文献

1) Uno A, Wydell NT, Haruhara N, et al：Relationship between reading/writing skills and cognitive abilities among Japanese primary-school children：Normal readers versus poor readers (dyslexics). Reading and Writing 22, pp.755-789, 2009.
2) 宇野彰，春原則子，金子真人ほか：小学生の読み書きスクリーニング検査（STRAW），インテルナ出版，2006.
3) 稲垣真澄編著，特異的発達障害の臨床診断と治療指針作成に関する研究チーム：特異的発達障害診断・治療のための実践ガイドライン—わかりやすい診断手順と支援の実際，診断と治療社，2010.
4) 河野俊寛，平林ルミ，中邑賢龍：URAWSS小学生の読み書きの理解，atacLab，2013.
5) 日本語版KABC-Ⅱ作成委員会：KABC-Ⅱ，丸善出版，2004.
6) 春原則子，宇野彰，朝日美奈子ほか：典型発達児における音読の流暢性の発達と関与する認知機能についての検討—発達性dyslexia評価のための基礎的研究．音声言語医学 52, pp.263-270, 2011.
7) 金子真人，宇野彰，春原則子：就学前6歳児におけるrapid automatized naming（RAN）課題と仮名音読成績の関連．音声言語医学 45, pp.30-34, 2004.
8) 宇野彰，春原則子，金子真人ほか：発達性読み書き障害児を対象としたバイパス法を用いた仮名訓練—障害構造に即した訓練方法と効果および適応に関する症例シリーズ研究．音声言語医学 56, pp.171-179, 2015.
9) American Psychiatric Association（日本精神神経学会日本語版用語監修 髙橋三郎，大野裕監訳）：DSM-5®精神疾患の診断・統計マニュアル，医学書院，p.65，2014.
10) 秋元有子：算数障害のサブタイプ—記号とその意味の観点から．LD研究 12：153-156, 2003.

4 特異的言語発達障害領域

1. 特異的言語発達障害（SLI）とは

1）SLIの概要

ことばの遅れの原因は複数ある。なかには，原因が明らかでないのに，ことばが遅れ，幼児期後半には言語の発達障害へと至る子どもがいる。この場合，特異的言語発達障害 Specific lauguage impairment（SLI）と呼ばれ，聴覚障害，知的な遅れ，社会性や対人関係の弱さなど，言語の発達を阻害する要因が認められないのに，ことばが特異的に障害される。SLIとは医学的診断名ではなく，従来から発達性小児失語，表出性もしくは受容−表出混合性言語発達遅滞などと呼ばれており，DSM−5ではコミュニケーション障害の下位分類である言語障害（language disorder）に相当する。英語圏での疫学的調査[1]によると，幼稚園5歳児の7.4％がSLIのプロフィールをもち，まれな言語発達障害ではないという。また，言語の問題は長期化し，就学後には読みの問題の併発や学習のつまずきにつながるリスクが高い。原因はいまだ不明であるが，家族内に読み障害や言語障害がいる場合や男児に比較的多いと報告されている。

英語圏ではSLIであることを示す2つの臨床マーカーが挙げられている[2]。1つは，4〜5歳ごろから，話している文に動詞の誤りが目立つようになる。具体的には，三人称単数の−sや過去形を示す−edなど，動詞にまつわる文法形態素が欠落することが多い。ただ，学童期（特に8歳以降）では，このマーカーのみでは判定率が50％に下がるため，時制だけでなく語順，代名詞，従属節の誤りなど他の文法的誤りも含めて評価する必要があるという[3]。

もう一つのマーカーは，ノンワード復唱課題の成績の低さに現れる聴覚的音韻記憶の弱さであり，このマーカーは言語の違いを超えて認められる。この聴覚的音韻記憶の障害が語彙や文法習得の遅れを招いているということは想像に難くないが，近年，SLI児は語彙表象を形づくる第一段階（音情報と意味情報の最初の連合：ファーストマッピング）が不正確なため，語彙指導にはこの弱点を強化する工夫が必要であると示唆されている[4]。

ところで，日本の臨床現場では，SLI児を発見するのはきわめて難しい。原因の一つは，表出面のみに遅れが認められる乳幼児は言語聴覚士の指導対象になりにくく，たとえ経過観察の対象でもことばを話し出すと終了になることが多い。2つめは，英語圏のように文レベルで話す子どもの言語（日本語）の問題が明らかになっていない。一般的に，英語圏では文法形態素の誤りに加え，話す文が短くて簡単な表現が多く，複雑な文の理解が難しいというが，通常クラスにいる日本の子どもでこのようなプロフィールに当てはまる子ども（特に男児）は少なくない。このように日本語SLIの臨床像がいまだ明らかになっていないため，本節では，まず，SLIの言語の問題を，レイトトーカーや読み障害/ディスレキシアとの関連から概説し，評価や指導について述べる。

2）早期ことばの遅れ（レイトトーカー）とSLI

聴覚，認知，情緒−社会性などに問題がないのに，表出語彙が少なく（語彙数が50以下），2語文があまり出ていない2歳児をレイトトーカー（LT）という。LTは2歳児の13〜15％に生じ，男

児に多く（女児の3倍），家族性（親族内に言語の問題がある者がいる）の場合や未熟児や低体重児である場合が少なくない。

SLI児は初語や2語文の発現が遅れることもあり，LTがそのままSLIになる印象があるが，LTのほとんど（75％）は3歳までに追いつき，ことばの遅れが継続し4～6歳にはSLIに至る子どもは15～20％という。LTは従来からの表出性言語発達遅滞と同義であるが，必ずしもSLI（特異的言語発達障害）に至るとは限らないことから，SLIと区別するためにLTという語が使われるようになった。

日本では，LTのように表出面に遅れがあっても，理解がよく，人に対して反応的であると，「様子をみましょう」「集団に入ると話すようになる」といわれ，評価・指導の対象とはならないことが多い。しかし，三歳児健診の際に「ことばの遅れ」が認められる子どものなかには，文レベルで話し出すとSLIもしくはASD/SCDであることが判明する子どもがいることがわかっているため，言語聴覚士による経過観察が大切である[5]。ところで，経過観察する場合，近年，自発発話に含まれる動詞に着目し，動詞の語数やその伸び方に着目すると，単なる遅れか言語発達障害かの区別ができることが示唆されており[6]，日本語への応用の可能性がある。

2歳時点のリスク要因はまだ明らかになっていないが，表出に加えて言語理解も遅く，コミュニケーションでジェスチャーなどの非言語的伝達活動が乏しいLT児のほうが，表出面のみ遅れたLT児より6歳でSLIが発現する頻度が高い。また，3～5歳の追跡研究を参考にすると，遅れが継続する子どもの特徴として，① ことばの理解が低い，② 表出語彙（特に動詞）がきわめて少ない，③ 動作によるコミュニケーションが乏しい，④ 自発的模倣が乏しい，⑤ 象徴的遊びが少なく，玩具や使い方にこだわりなどが認められる，⑥ 親族内にことばや読み書きに障害がある人がいる，⑦ 男の子である，などがあり，当てはまるものが多いほどリスクが高いといわれている。

2．SLIの発達プロフィール

クリニックなどで指導を受けているSLI児を4歳から追跡すると，5歳6か月では53％，8歳6か月では56％が言語の問題を継続し，5歳6か月で追いついたと判断された子どもの35％に15歳で再び言語の問題が生じる「見せかけの回復」を示したという。つまり，SLI幼児の半数以上が言語の問題を継続し，追いつくかどうかの判断が難しい。そこで，Snowlingら[7]は健常児，ことばの発達が心配な子ども，ディスレキシアのリスクが高い子どもを含む3歳6か月児の集団を追跡し，5歳6か月や8歳で追いついた群，言語の問題が途中で生じた遅発群，言語の問題が継続した群を比較した。その結果，書字言語が導入される5歳6か月までに追いつかないと，読み障害reading disorder（RD）やディスレキシアを併発するリスクが高まるため，5歳6か月が臨界期（年齢）であると判断した。ただ，追いついた群と継続群を3歳6か月の時点で判別するのは困難であるという。

3．評　　価

1）SLIの判定にかかわる評価

SLIの判定は，表3-3にあるように包含基準と除外基準の両者を用いる。包含基準はことばの遅れや問題があることであり，除外基準は知的に遅れがない，聴覚障害がない（中耳炎が頻発してない），社会的対人関係に問題がない，発声発語器官の構造や機能に明らかな問題がない，脳障害

表3-3 判定項目, 検査や確認事項, 判定基準

判定基準	項目	検査や確認事項	判定基準
包含基準	言語能力	KABC-Ⅱ（表現語彙, なぞなぞ, 語の習得など), LCスケール（言語表出), PVT-R, ITPA など	標準化された言語検査の2つ以上の下位項目で平均より-1.25SD以上低いもしくは10パーセンタイル以下であること。評価点では, 6以下, 標準得点では80以下に相当する
除外基準	動作性IQ	WPPSI（絵画完成, 積み木模様), KABC-Ⅱ（模様構成, 行列推理など) WISC-Ⅳ（絵の概念, 積み木模様など)	85以上
	聴力	聴力検査	異常なし
	慢性中耳炎	聴覚検査	既往歴なし
	明らかな中枢神経系の異常を示すサイン	情報収集	てんかん, 脳性まひ, あるいは脳損傷などの既往歴がない
	発声, 発語, 嚥下	既定の検査	形態, 機能に異常がない
	社会性, 対人関係	・保護者の印象や言語聴覚士の個別の面談では対人関係に問題がなくても, 集団場面で明らかになることが多いため, 担任から情報を得て確認する ・行動面からASD/SCDの疑いがなくても, イマジネーションの欠落や偏りが言語症状に現れる場合があるので確認する	ASD/SCDの徴候が認められない
	言語環境	聞き取り聴取	虐待やネグレクトなどの家庭・心理環境はない。ただし, 貧困は除外されない

を示す中枢神経系障害がない, 虐待などの家庭・心理環境はない（貧困は除外しない）を含む。

幼稚園通常クラスでの大規模な調査[1]で幼稚園児（5歳）に用いられた判定項目は, ①言語（語彙, 文法, ナラティブ）の複数の側面で成績が低い（平均から1.25 SD以下もしくは10パーセンタイル以下）, ②動作性知能は85以上あり, ③聴覚（中耳炎の頻発を含む）や発声発語器官の形態や機能に異常はなく, ④社会性・対人関係に問題がないなどである。

これらを参考にしてSLIの可能性があると判定するための検査や判定基準を表1に示す。表出面について,「KABC-Ⅱ」(表現語彙, なぞなぞ),「LCスケール」(言語表出),「ITPA言語学習能力診断検査 (Illinois Test of Psycholinguistic Abilities)」(ことばの類推) などから少なくとも2つの下位検査を用いて, 評価点では6以下, 標準得点では80以下の場合, 遅れがあると判定する。動作性IQについては, 子どもの年齢に応じて「WPPSI」(積み木模様と絵の完成),「KABC-Ⅱ」(模様の構成),「WISC-Ⅳ」(絵の概念) などのいずれかを用い, 標準得点が85以上であることを確認する。さらに, 聴力検査や発声発語器官の形態・機能検査を行い, 異常がないことを確認する。ところで, 社会性・対人関係の問題の有無についての判断は, 注意を要する。ASD/SCDのなかには, 言語室のような限られた場面での大人とのコミュニケーションや会話には違和感がない子どもも少なくないため, 集団内での指示理解や他児とのかかわりなどについて園の様子を見学し

たり，園から直接情報を得る必要がある。また，文レベルで話し出すと，ASD/SCD特有の言語反応が認められるようになることがあるため，継続的な経過観察も必要である。さらに今回，標準化検査に基づく判定を紹介したが，これらの検査だけでは幼児期に判定できず，小学校3〜4年生になって教師の指示や授業内容の理解の悪さで見つかるSLI児もいることに留意する。

2）言語の問題を探る評価：掘り下げ評価

上述した標準化検査では正常域であっても，言語に問題が認められる子どもがいることは従来から英語圏でも指摘されている。そして，SLI児の言語評価には，ことばを話すかどうかではなく文レベルでの評価が必要である。しかし，日本語の（音声言語の）問題は日常会話のなかで見つけることが難しいため，コミュニケーション言語より思考や新しい情報を得るための学習言語の習得の段階にならないと言語の問題がみえてこない可能性がある。また，文や話を再生させる・復唱させるなど，評価の際には子どもに負荷をかけた方が言語の問題が表面化しやすい。

田中ら[8, 9]は，学習言語の1つであるナラティブを用いた言語評価法の開発を進めている（分析法の詳細や分析例については田中[9]を参照のこと）。評価に用いるナラティブは，子どもの知識により差が出ないようにこれまで聞いたことがないものが望ましいため，「かえるさん　どこいったの？」（Frog, where are you?　Mayer, 1969の抜粋・変更）を用い，PCを用いて子どもに提示した後，全体を再生させたり，ページを追いながら話を再生させる。子どもの再生発話は，ナラティブとしての質や構造をみるマクロ構造，言語学的特性をみるミクロ構造，言い誤りの多さなどの質的特徴などから分析する。SLI児のナラティブのマクロ構造では，起承転結を示す内容が不完全である，ミクロ構造では文が短く数が少ない，因果関係や時間的関係を示す従属節が少なく，主客が不明瞭で文法的にシンプルな文が多いなどがある。また，質的特徴として言いよどみや誤りが多い，指示対象が不明瞭などが報告されている。このようにナラティブを用いた言語評価により，標準化検査では捉えられない子どもの文レベルの発達や言語の問題について多くの情報を得ることができる。ただし，前者に代わるものではなく，追加的な評価として位置づけるべきである。

さらに，近年，田中ら[10]は，就学時に言語の問題があるか，掘り下げや言語指導が必要かの判断に利用できる言語スクリーニングテスト（Predictive Early Assessment of Reading and Language：PEARL[11]）の日本語版の作成を進めている。これは，子どもに教えた効果から言語を学習する能力の程度をみていくダイナミックアセスメントで，ナラティブを絵やアイコンを用いて教えて，再生への学習効果をみるものである。現在，健常学童に実施しているが，年長児や1年生とそれ以降の学年で教えた効果の現れ方が異なり，年長児や小1の子どもにスクリーニングとして適用可能であると判断している。

4．指　　　導

1）レイトトーカー（LT）の指導

表出面の遅れだけで，知的な遅れや社会性の問題がなく，言語理解や人への反応もよい2歳児LTの場合，一般的には「様子をみましょう」という判断になる。確かに，LT児の75%は追いつくため，この対応が妥当であろう。しかし，どのLT児が追いつくかどうか3歳半でも判断が難しいため，2〜3歳では3〜6か月ごと，3〜5歳では6〜12か月ごとの経過観察が必要である。それに加えて，表3-4にあるような「ことばを育てる」アプローチ，特定の言語目標は設定しないが対象児との活動，例えば，一緒に絵本を読む，遊ぶなどを行うなかでコミュニケーションの機会

を増やし，対象児がことばを聞き，話す機会を増やすことを保護者や保育者にすすめることが推奨されている。具体的には，対象児主導のかかわりで，対象児がしていることや思っているだろうことを大人が代わりにことばにし（パラレルトーク），対象児の発話には意味的，文法的に適切な応答的ことばかけを返すことが基本となり，その際の大人の発話は主語，目的語を含め「○○は△△をとってるね」など文法構造を明らかに示すことが大切である。経過観察だけでなく，このような言語環境調整は言語の問題へのリスクの軽減だけでなく，親のストレス軽減にもつながると考えられている。

2）SLIの言語指導

表3-4の言語指導法は欧米で用いられているものであるが，幼児に実施するものは本来，帰納法である。つまり，大人の発話のなかに暗に示されたパターンや規則を対象児自身が発見し，習得することをねらうものである。このような帰納法は6歳以下のSLI幼児に個別指導で用いると（文法表出に）効果があるといわれる。表3-4の「会話のなかでのリキャスト」「焦点付け言語指導法」がこのタイプに属する。「会話のなかでのリキャスト」とは，大人の応答的なことばかけの一種であり，対象児のことばを繰り返したり，対象児の発話がもつ意味を変えず，意味，文法，音韻などの側面で新しい情報をつけ加えることである。「焦点付け言語指導法」では，対象児に「犬は何をするつもりかな？」「犬のことを教えて」などの発話誘発を行うが，「おいでと言ってごらん」のようにまねはさせない。

「視覚的手がかりを用いた文法指導」は，学習させたい言語目標を明らかにして対象児に教えるメタ言語的アプローチの一つであり，主に年長児・学童に用いられる。SLI児はまったく言語を習得できないわけではなく，文レベルで話しているものの，文法規則を完全にマスターできないため，その規則を視覚化しわかりやすくすると習得しやすいという考えが背景にある。予想どおり，文理解や文法理解が伸びることは示唆されているが，より複雑な文の表出については他の指導法の併用が推奨されている。

「ナラティブを用いた言語指導」は，暗に目標を提示する帰納法と明確に目標を示す演繹法の両方を用いる点や，大人が活動の主導権を握りながらも，対象児の発話に対しては反応的に返す（リキャストする）点からハイブリット指導法といわれている。基本は，ナラティブという文脈のなかで言語の習得を促すものである。ナラティブは会話と異なり，聞き手にわかるように適切なことばを用いて正確な文を組み立て，起承転結の要素を盛り込んでいく必要がある。指導では，指導目標が含まれた話を聞かせて再生させるなかで，起承転結の要素（マクロ構造）や適切なことばや文の組み立て方（ミクロ構造）を習得させていくことが多い。田中ら[12]は，The Narrative Language Measure（NLM）[11]を参考に，絵やアイコンを用いて何が語りに必要かを示しながら幼児や学童に繰り返し再生させ，子どもの発話も絵や書字で視覚化するなどを行う効果について検証している。そのなかで，マクロ構造に指導効果は認めるものの，語彙や文法などのミクロ構造については各児の言語の問題に合わせた教材や活動を追加する必要性を示唆している。

どの指導法を用いるにしても，何を指導目標にするか，個別指導かグループ指導か，指導頻度や1回の指導のなかで目標を何度提示するかなどについて対象児の反応をもとに継続的なモニターを行いながら検討していくことが必要である。また，指導経過のなかで対象児の発話や言語反応，つまり表出面の変化が記録されることが多いが，指導効果の維持を図るためには，対象児の理解への効果についても定期的に検討することが推奨されている。

4 特異的言語発達障害領域

表 3-4 指導法の例

指導法	ことばを育てる General language stimulation	会話の中でのリキャスト Conversational recast intervention	焦点付け言語指導法 Focused language stimulation	メタ言語アプローチ：視覚的手がかりを用いた文法指導	ナラティブを用いた言語指導 Narrative-based Language Intervention
年齢対象	乳幼児	乳幼児～学童	乳幼児～学童	学童～中・高校生	幼児～学童
対象	LT	LT、SLI、バイリンガル、ASD、知的障害など	LT、SLI、バイリンガル、知的障害、共同注視や共同行為が可能であること	SLI、バイリンガルなど（言語に関するメタ認知を必要とする）	SLI、ASD、バイリンガル、知的障害、聴覚障害など
方法	子どもとのコミュニケーションが生じる機会を増やし、子ども主導の共同行為や主導の共同行為やのなかで、子どもの行為や気持ちを言語化し、子どもの言動に意味や文法的情報を加えていく	子どもの発話の意味的な内容に沿って、より高次で複雑な情報（語彙、文法、音韻）をつけたことばを返す。大人のリキャストに対する子どもの反応を要求しない	指導目標を自然で意味がわかる文脈で何度も使ってみせ、指導目標に気づかせ自発的な使用を誘発する。質問を使用したり、言い間違えたりして、子どもにリキャストをまねさせたり、正解を繰り返し言わせたりしない	文の構造や文中のことば・語句の意味役割を形や色で表し、受動態や疑問文などの文構造や動詞形態素の役割などを理解させながら、より高次の文産出も図る	ナラティブを自発的に産出しにくくは再生する子どもに対して、キャストの発話付け言語刺激法などで、焦点付け言語刺激、音韻の指導を行う。また、作文や読み指導につなげることもある
目標	特定の目標は設定しない	言語聴覚士が設定した言葉や文法規則、複雑な文を使うようになる	言語聴覚士が設定した語彙や文法が向上する	複雑な文の理解や表出ができるようになる	ナラティブのマクロ構造（起承転結）やミクロ構造（言語特性）が向上する
指導形態	主に保護者が実施し、子どもの言語環境を整える	個別指導、担任、保護者、保護者にも実施するよう促す	個別指導、保護者、保護者にも実施するよう促す	個別指導またはグループ指導	個別指導またはグループ指導
特記事項	保護者に応答的ことばかけ、言語環境の調整などの指導を行うと効果が上がる。ASDやADHDなどの発達障害にはLTほど効果が望めない	指導頻度が影響するが、特定の文法に集中すると効果が認められる。子どもがすでに目標のことばを使っている程度がある。ただし、3歳以下では効果が望めない	提示されたことから子どもが自分で繰り返し提示されるパターンや規則性を帰納するため、メタ認知が必要になる	主に文理解が伸びることがわかっている。表出については、目標を50%程度達成後、リキャストや焦点付け言語刺激法を導入すると定着効果が上がる	マクロ構造が伸びることがわかっているが、文法や語彙などのミクロ構造を伸ばすためにリキャストや焦点付け言語指導法だけでなく、目標を言語子どもに明確に示すメタアプローチの併用が推奨されている

(Finestack & Fey, 2013を参考に作成)

どの対象児にも効果がある言語指導法はない。言語聴覚士はいろいろな指導法を学び，それぞれの特徴，長所や短所などを知った上で，個々の対象児の特性や指導目標に沿って1つあるいは複数を組み合わせて実践すべきである。その場合，本来は科学的根拠に基づいた効果についての情報が必要であるが，残念ながら研究がいまだ十分でない。そのため日々の臨床のなかで，ベースライン期と指導後の対象児の発話の比較，対象児の特性による効果の違いなどを確認しつつ，どの指導法がどのような対象児に効果があるかまたはないかについて実験的な検証を行っていく姿勢をもつことが求められている。

引用文献

1) Tomblin JB, et al : Prevalence of specific language impairment in kindergarten children. J Speech Lang Hear Res 40, pp.1245-1260, 1997.
2) Leonard LB : Children with Specific Language Impairment, 2nd ed, MIT Press, 2014.
3) Guo L, Schneider P : Differentiating school-aged children with and without language impairment using tense and grammaticality measures from a narrative task. J Speech Lang Hear Res 59, pp.317-328, 2016.
4) Jackson E, Leitao S, Claessen M : The relationship between phonological short-term memory, receptive vocabulary, and fast mapping in children with specific language impairment. Int J Lang Commun Dis, 51. pp.61-73, 2016.
5) 田中裕美子：ことばの遅れと言語発達障害．発達 141，pp.40-45，ミネルヴァ書房，2014.
6) Hadley PA, Rispoli M, Hsu N : Toddler's verb lexicon diversity and grammatical out comes. Lang Speech Hear Serv Sch 47. pp.44-58, 2016.
7) Snowling MJ, Duff FJ, Nash HM, et al : Language profiles and literacy outcomes of children with resolving, emerging, or persisting language impairment. J Child Psychol Psychiatry 2015.
8) 田中裕美子，入山満恵子，遠藤俊介ら：コミュニケーション言語から学習言語への移行期におけるナラティブの発達：言語表出誘発課題の開発Ⅱ-2．第40回日本コミュニケーション障害学会学術講演会，2014.
9) 田中裕美子：ナラティブを用いた言語評価．日本コミュニケーション障害学 33，pp.27-33，2016.
10) Tanaka, Y, Petersen DB : Identifying language impairment with a Japanese Dynamic Assessment. The annual convention of American Speech Language Hearing Association, LA, California, 2017.
11) Petersen DB, Spencer TD : Using narrative intervention to accelerate canonical story grammar and complex language growth in culturally diverse preschoolers. Top Lang Disord 36, pp. 6-19, 2016.
12) 田中裕美子，松浦千春ほか：ナラティブを用いた言語指導．第41回日本コミュニケーション障害学会学術講演会，2015.

参考文献

・Finestack LH, Fey ME : Evidence-based language intervention approaches for young late talkers. Rescorla LA, Dale PS (eds), Late Talkers : Language Development, Interventions, and Outcomes. Brookes Publishing, 2013.

5 聴覚障害領域

1．聴覚障害とは

　聴覚伝導路上に何らかの障害があると，聴覚情報の入力が障害される。言語習得前あるいは習得途上の小児の場合は，母語の習得やコミュニケーションに大きく影響する。その障害部位や原因を知り，障害の程度を正しく評価し，適切に補聴し，言語・コミュニケーションのリハビリテーションを行うことが言語聴覚療法の役割である。

　乳幼児聴覚障害の原因の特定は，聴力の変動や併発する疾患についての予測ができる場合があり，重要である。特に遺伝性難聴については，ここ20年ほどで急速に研究が進んでおり，先天性の乳幼児聴覚障害の原因の半数以上は遺伝によるものといわれている。昨今では，遺伝子診断は，乳幼児聴覚障害の診断や人工内耳の判断に不可欠なものとなってきている。

　遺伝性の難聴は，症候性難聴と非症候性難聴に分けられ，その割合は3：7で，圧倒的に非症候性難聴が多い。症候性難聴では，難聴以外の症状から難聴を推測することができ，400種類以上の疾患が知られている（Pendred症候群，Usher症候群，Waardenburg症候群，Treacher Collins症候群，BOR症候群など）。非症候性難聴で特に頻度が高いものにはGJB 2遺伝子変異があり，非症候性劣性遺伝の難聴の3～5割を占めるといわれている。

　環境要因によるものとしては，胎内感染によるもの（先天性風疹症候群，先天性サイトメガロウイルス感染症など），低出生体重，新生児黄疸，重症仮死，耳毒性薬物などが挙げられる。

2．聴覚障害の症状

　聴覚障害の症状は，聴力の程度や障害の種類などによって異なる。

　聴覚障害の程度は，軽度（30～39 dB），中等度（40～69 dB），高度（70～99 dB），重度（100 dB～）と分けられることが多い。しかし，実際には，聴力型（水平型，高音漸傾型，低音障害型など）も聞こえを理解するためには重要な情報である。

　また，聴力の程度だけでなく，感音難聴，伝音難聴，混合難聴のいずれかで聞こえ方も異なる。伝音難聴は，外耳・中耳の音の振動が伝わる経路（伝音機構）に障害が生じたもので，補聴効果が大きい。感音難聴は，内耳以降の感覚細胞や聴神経の障害によるもので，音が小さく聞こえるだけでなく歪んで聞こえるので補聴するだけでは不十分である。補聴の上，音声への気づきを促す働きかけが重要となる。

3．評　　価

1）新生児聴覚スクリーニング（NHS）

　新生児聴覚スクリーニング newborn hearing screening（NHS）の受検率は，全国で6～7割といわれており，いまだに発見の遅れは散見され，健診の意義は大きい。遅発性の聴覚障害（先天性サイトメガロウイルス感染症，前庭水管拡張症など）や「耳音響放射検査 otoacoustic emissions

(OAE)」をパスしてしまうオーディトリーニューロパチーにも注意が必要である。新生児聴覚検査で要再検（refer）とされた後，速やかに精査・診断が行われ，必要に応じたケアが開始されることが重要である。特に高度難聴以上では，生後6か月までに補聴が開始できる意義は大きい。

2）乳幼児の聴力検査

スクリーニング後の精密検査で「聴性脳幹反応 auditory brainstem response（ABR）」，「聴性定常反応 auditory steady-state response（ASSR）」を行い，さらに「OAE」，「聴性行動反応聴力検査 behavior observation audiometry（BOA）」などの情報を併せて，難聴の有無，おおよその左右の聴力の程度や，聴力型の見当がつけられる。そして実際に補聴器を適合するためには，幼児聴力検査（表3-5）で左右の周波数ごとの聴力を測定する必要がある。その意味で，低年齢時の「条件詮索反応聴力検査 conditioned orientation response audiometry（COR）」，「視覚強化式聴力検査 visual reinforcement audiometry（VRA）」などは，重要な検査である。また，感音性，伝音性，混合性の区別についての情報も可能な限り得ておきたい。画像診断も有効である。

聴力検査は聴覚管理として定期的に行い，聴力の変動に注意する。5歳ごろになると，聴力検査に集中して取り組めるようになり，語音聴力検査も可能となってくる。書字能力には，個人差があり，復唱法であれば可能なケースもある。

表3-5 乳幼児の聴力検査

新生児スクリーニング	自動聴性脳幹反応 automated auditory brainstem response（AABR），OAE
精密検査	ABR，ASSR
乳幼児聴力検査	
新生児〜	BOA（楽器，インファントオージオメーター）
定頸後〜1歳代	COR，VRA（インサートイヤホン使用で左右の測定可）
2歳ごろ〜	peep show test（受話器装用で左右気骨導測定可）
3歳ごろ〜	play audiometry，Barr法（受話器装用で左右気骨導測定可）

2）発達の評価

聴覚障害児の発達の評価は，言語発達の評価と聴覚障害以外の他障害の合併があるかを知るための評価が中心となる。低年齢時では，「新版K式発達検査」などの発達検査を用いるが，トータルな結果としての発達指数よりも，課題ごとの考察が重要である。言語課題がどの程度遅れているのか，また言語がかかわらない課題で年齢に見合った能力があるかどうかに留意する。

0〜2歳ごろでは，アイコンタクトや，共同注視，動作模倣，指さしなどのコミュニケーションについての発達についても評価が必要である。聴覚障害の発見が遅れた場合には，二次的に，相手の顔への注目が不良となっている場合もあるので，慎重に観察する必要がある。

幼児期後期になれば，ウェクスラー式知能検査（WPPSI，WISC-Ⅳ）が可能となり，言語能力と認知能力のギャップが評価できるので，言語発達が認知能力に見合うものであるかが測定できる。

認知の発達そのものに遅れがある場合は，その発達に見合う言語の発達が指導目標の目安となる。また，聴覚以外に特に問題がなく，補聴効果も十分にあり，指導も受けているにもかかわらず，言語の発達が滞る場合がある。その場合，家庭環境にも注意しなければならないが，特異的言語障害などとの重複も疑われる場合もあり，聴力にかかわらず，身振り，手指サインなど動作型の

コミュニケーション手段を考慮すべきである。このように，全体発達としてよりも，言語の発達と認知の発達とのバランスをみることで，指導目標や指導方法を検討していくことが重要である。

4．指　　　導

1）補　　聴

　早期に高度難聴と診断されれば，速やかに補聴器装用指導を行う。事前に保護者への十分な説明と指導が必要である。また，0歳代では，まだ保護者が育児に不慣れで，補聴器の装用に負担を感じるケースもあるので，あまり時間を置かずに定期的に装用時間，装用時の反応などについて確認し，十分な保護者支援ができるような体制が必要である。

　中等度難聴では，他覚的検査と乳幼児聴力検査の結果，総合的に診断がつけば，聴力型に注意して補聴器の適合を行う。中等度難聴では，裸耳でも音への反応がないわけではないので，保護者が十分に納得できる説明が必要である。音がきこえるか聞こえないかではなく，「十分に」きこえること，「十分に」言語が育つことの重要性を保護者に伝える。

　高度難聴では，人工内耳の適応について適切な判断が求められる。日本耳鼻咽喉科学会の小児人工内耳適応基準（2014）では，家族および医療施設内外の専門職種との一貫した協力体制がとれていることを前提条件としており，医学的条件としては，1歳以上裸耳平均聴力レベル90 dB以上で，6か月以上最適な補聴器装用を行った上で装用下の平均聴力レベルが45 dBよりも改善しないことなどを条件としている。

　特に90 dB程度の難聴では，補聴器による補聴効果が良好な場合もあり，判断に迷うことも多い。人工内耳は，残存聴力いかんにかかわらず，高音域までフラットに補聴でき，語音の弁別に有効なことが多い。しかし，適切な言語・コミュニケーション指導や環境整備と連携してこそ効果の得られるものであり，その点を十分に理解した上で決定すべきである。言語聴覚士は，人工内耳と補聴器の違いを熟知し，その選択の判断材料となる情報を十分に提供すべきである。

2）言語・コミュニケーション指導

　① 聴力，② 聴覚障害発見年齢，補聴開始年齢，③ 聴覚障害原因（特定できれば），④ 発達段階，特に動作性の発達と言語性の発達，⑤ コミュニケーション態度，⑥ 性格，興味，⑦ 家庭環境などの評価に基づいて指導計画を立てる。

　特に家庭環境は重要で，家庭でのコミュニケーションパートナーの役割は大きい。まずは，両親に難聴の理解に向けて十分な説明が必要である。家庭に幼いきょうだいがいたり，保護者が共働きである場合もあり，家庭での言語環境整備に難渋することも少なくない。家庭環境について十分に聞き取り，最大限言語環境を整える。

　指導方法として，聴覚法，聴覚口話法，手話法，TC（トータルコミュニケーション）法，バイリンガル法などが挙げられる。乳幼児期は，母語の習得や対人関係の基礎の形成にとって重要な時期である。各発達段階の発達課題を十分に踏まえて，それに見合う言語やコミュニケーションの発達を保障できる最も適切な指導方法を個々の状況に応じて検討すべきである。保護者の意向が尊重されるが，その際，保護者に十分に情報提供し，保護者の十分な理解を得ることが前提条件となる。言語の発達が滞ったり，情緒社会性における問題が生じた場合は，指導方法を再検討し，軌道修正することも重要である。

5. 重複障害

　聴覚障害に他障害が重複する場合は，重複する障害の種類，程度，その組み合わせによって対応は多様である。重複する障害としては，知的障害，発達障害，運動障害，視覚障害などが挙げられる。いずれも，1＋1が2以上の影響をもたらすので，対象児の状態を正しく評価し，それを保護者に正しく伝え，最適なコミュニケーションモードを模索して指導する必要がある。重複する問題が軽度であっても，それぞれ正しく評価することが重要である。

1）知的障害との重複

　知的障害が重複する場合は，基本的には発達や聴力に合った対応を行う。発達そのもののペースが緩慢なので，発達段階に即したスモールステップの目標設定を行う。聴覚活用も性急に求めず，音声とともに十分に視覚的コミュニケーションモードを活用する。身振りや手話が有効なことも多い。また，例えばダウン症候群の場合は，滲出性中耳炎を発症していることも多いので，聴力の確定は慎重を要する。

2）発達障害との重複

　聴覚障害に発達障害が合併する場合は，少なくない。自閉症スペクトラム障害や注意欠陥多動性障害などが重複する場合は，一般的には，聴覚情報の入力を急がず，まずは対象児の気持ちに寄り添い，気持ちを代弁するような付き合いが重要となる。興味・関心を尊重し，身振り，手話，絵，写真，文字など使用できるものは，積極的に使用し，確実に通じ合えることを大切にする。集団場面では，ネガティブな評価を受けやすいので，対象児をよく理解する信頼できるコミュニケーションパートナーの存在や対象児の特性についての周囲の理解を促すことが重要である。

3）運動障害との重複

　脳性麻痺などでは，知的障害を伴うことは多く，言語理解の程度を把握することが基本であるが，表出面の障害への配慮は重要である。運動面に制約があるので，模倣が可能な身振りを引き出したり，意思表示のための絵や記号などのポインティングを可能にする工夫をする。対象児の表出を読み取り，言語化し，より表出しやすい手段に導くことが主要な課題の一つである。

4）視覚障害との重複

　盲，弱視，ろう，難聴のさまざまな組み合わせでさまざまな症状がある。双方の障害が重度であるような盲ろう（deafblind）の場合は，独自の困難さと専門的対応が必要である。触覚を活用するコミュニケーション手段には，手書き文字，触手話，指点字などが挙げられる。

　Usher症候群のように，視覚障害が遅発性（思春期ごろ発症）である場合もあるので注意が必要である。高度難聴であれば，幼児期に人工内耳を選択し十分に音声言語を育てるという選択肢もある。

参考文献
・宇佐美真一　編著：きこえと遺伝子，金原出版，2015.
・加我君孝　編著：新生児・幼少児の難聴，診断と治療社，2014.

6 構音障害，吃音領域

A 小児の構音障害

1．小児の構音障害とは

　小児の構音障害は，発生機序により器質性構音障害，機能性構音障害，運動障害性構音障害に分類される。いずれも言語習得途上で生じるため，発達段階に見合った構音であるかどうかという観点が大切になってくる。また，全体発達・言語発達・音韻発達などが構音習得に関与するため，評価の際にはそれらの視点も含めて検討する。

1）器質性構音障害

　構音器官の形態や構造の問題に起因する。口蓋裂，先天性鼻咽腔閉鎖不全症などがこれにあたる。鼻咽腔閉鎖不全 velopharyngeal insufficiency（VPI）を伴うかどうかが一つの大きなポイントとなる。ほかにも，口蓋が狭い，瘻孔が残存している，瘢痕化している，歯列弓の変形や歯牙欠損，過剰歯，不正咬合などの問題が生じ，構音に影響を与えている場合がある。口蓋裂に伴う VPI と構音障害の関連を図3-2に示す。

2）機能性構音障害

　構音器官の形態や機能に明らかな異常がなく，また原因が特定できない構音障害。典型的な構音獲得の時期や順序を抑えた上で，年齢に比し不相応な誤りが一貫してみられる場合，自然獲得が難しいと思われる場合，周囲からからかわれるなどの二次的問題が生じている場合などが，訓練適応となる。

3）運動障害性構音障害

　発話に関連した運動を制御する神経・筋系の問題に起因する。小児の場合，脳性麻痺，筋ジスト

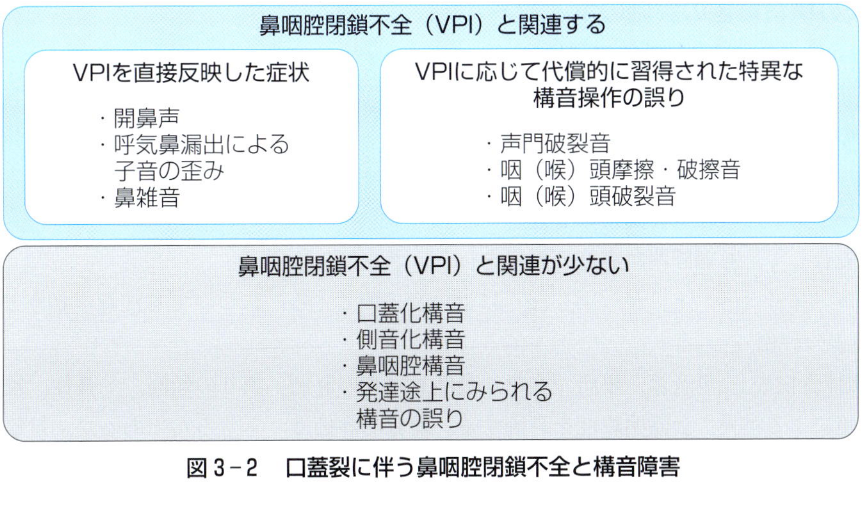

```
鼻咽腔閉鎖不全（VPI）と関連する

VPIを直接反映した症状          VPIに応じて代償的に習得された特異な
                              構音操作の誤り
 ・開鼻声
 ・呼気鼻漏出による             ・声門破裂音
   子音の歪み                   ・咽（喉）頭摩擦・破擦音
 ・鼻雑音                       ・咽（喉）頭破裂音

鼻咽腔閉鎖不全（VPI）と関連が少ない

                ・口蓋化構音
                ・側音化構音
                ・鼻咽腔構音
                ・発達途上にみられる
                  構音の誤り
```

図3-2　口蓋裂に伴う鼻咽腔閉鎖不全と構音障害

ロフィー，ミオパチーなどがこれに含まれる．構音以外の呼吸，発声，プロソディーなどの側面の問題を考慮する必要がある．原因疾患，障害部位により多様な症状を示す．

2．小児の構音障害の症状

1）音の誤り方
省略（音が落ちて聴取できない），置換（目標音が他の音に替わって聴取される），歪み（日本語音として同定されるが，音としてひずんでいる）の3種類がある．構音点の誤りや，構音方法の誤りがみられる．

2）発達途上の構音の誤り
構音獲得過程にみられる誤り．子音部の省略や，発達早期に獲得された音による未獲得な音の置き換えなどがみられる．

3）特殊な構音操作による構音障害（異常構音）
① 側音化構音：呼気が舌の正中からでなく側方から流出する歪音．イ列音に多く，鼻息鏡で観察できる．
② 声門破裂音：舌や口唇を動かさず，声門を強く閉鎖して破裂音をつくる．VPIの場合にみられることが多い．
③ 口蓋化構音：舌先音・歯茎音が後方移動してつくられる歪み音．舌先の動きがみられず，舌背の中央部が挙上する．
④ 鼻咽腔構音：イ列音・ウ列音，[s][ts][dz]に多くみられ，呼気がすべて鼻腔に流出する歪み音．鼻孔をふさぐと音が出せない．

3．評　　　価

1）音の産生に関する基礎知識
音声の成り立ちについて理解していないと，構音障害の評価，訓練はできない．発声発語の仕組み，構音位置，構音様式，構音・音韻の発達的順序などについて理解した上で，音声を聴取して音声記号の表記ができるように練習しておく必要がある．誤り方の特徴を抽出し，訓練音の順序を考慮して訓練計画を立案する．

2）小児の構音障害の評価のポイント
① 共鳴の評価（鼻咽腔閉鎖機能の評価）
- 開鼻声（「a」[i]，短文，会話），呼気鼻漏出による子音の歪み（[pa][ka][sa]，短文，会話）の聴覚判定．
- 上記，発声時の鼻息鏡による呼気鼻漏出の有無．
- ブローイング時の呼気鼻漏出の有無．

上記を総合して，鼻咽腔閉鎖機能の判定を行う．さらに，
- 閉鼻声（鼻音[m][n]が，[b][d]に近い音に聞こえる）についても注意を払うとよい．

② 構音障害の評価
- 「新版構音検査」：単音節，単語，文章，会話レベルの評価．誤りの傾向，一貫性，被刺激性，音環境による差異，会話明瞭度を評価する．聴覚的評価は，もちろんであるが，対象児をよく観察し，構音動態を評価する．誤り方の特徴を，分析して記述する．

- 構音類似運動検査：誤り音の構音操作に類似する構音器官の構えや動作を随意に行うことができるかを判定する。

③ 声の評価

声質として，嗄声（粗糙性，気息性，努力性，無力性）の有無や，声量の変化（声量の低下，変動，爆発的な声量の有無），発声持続時間の低下や声の高さの上昇，声の高さの範囲の減少を評価する。

④ その他の評価
- 疾患を有する場合は，医学的診断名や，重症度，手術などの現病歴。
- 聴力検査：軽度難聴が，気づかれずに構音障害の原因となっている場合もある。
- 全体発達，知的発達，言語発達，運動発達：年齢に合わせて各種検査の情報と，基準値を理解しておく必要がある。子どもの発達段階についての基礎知識も整理しておく必要がある。

3）評価のまとめと訓練適応

一定時間着席して課題実施が可能であり，言語発達音韻発達が進んでいる年齢（おおむね4歳以上）であること，誤り音の種類と誤り方が年齢相応でないこと，誤りの一貫性と被刺激性の有無により自然獲得を期待できないこと，会話明瞭度が低下し支障をきたしていること，からかいなどの二次的問題が生じていることなどを総合的に判断して，訓練適応を決定する。

4. 指　　導

1）目　　標

VPIに問題のない器質性構音障害，機能性構音障害は，正常構音の獲得をめざす。VPIに問題のある場合，手術や補綴装置の対象となる場合もある。運動障害性構音障害は，正構音の獲得が困難な場合もあり，会話明瞭度の向上をめざすとともに，拡大・代替コミュニケーション augmentative and alternative communication（AAC）の活用も考慮する。

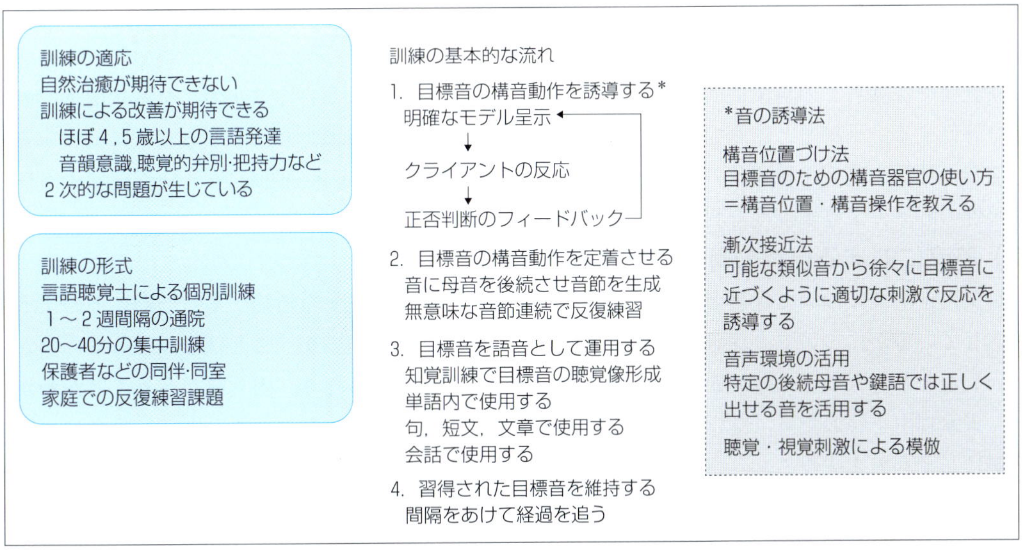

訓練の適応
自然治癒が期待できない
訓練による改善が期待できる
　ほぼ4, 5歳以上の言語発達
　音韻意識，聴覚的弁別・把持力など
2次的な問題が生じている

訓練の形式
言語聴覚士による個別訓練
1～2週間隔の通院
20～40分の集中訓練
保護者などの同伴・同室
家庭での反復練習課題

訓練の基本的な流れ
1. 目標音の構音動作を誘導する＊
　　明確なモデル呈示
　　↓
　　クライアントの反応
　　↓
　　正否判定のフィードバック
2. 目標音の構音動作を定着させる
　　音に母音を後続させ音節を生成
　　無意味な音節連続で反復練習
3. 目標音を語音として運用する
　　知覚訓練で目標音の聴覚像形成
　　単語内で使用する
　　句，短文，文章で使用する
　　会話で使用する
4. 習得された目標音を維持する
　　間隔をあけて経過を追う

＊音の誘導法

構音位置づけ法
目標音のための構音器官の使い方
＝構音位置・構音操作を教える

漸次接近法
可能な類似音から徐々に目標音に近づくように適切な刺激で反応を誘導する

音声環境の活用
特定の後続母音や鍵語では正しく出せる音を活用する

聴覚・視覚刺激による模倣

図3-3　系統的な構音訓練の原則

（鈴木恵子：口腔咽頭の臨床 第3版（日本口腔咽頭科学会監修），p.141，医学書院，2015）

2）訓練方法

概略を図3-3[1]に示す。系統的構音訓練を実施する。構音位置づけ法や，漸次接近法などがある。訓練時間は，20～40分程度で保護者も同席してもらう。家庭での反復学習は必須である。1～2週間隔の来室が望ましい。

B 吃音

1．吃音とは

幼児期に5％程度の発症率で発吃し，その70～80％は，就学までに自然治癒するといわれている。症状が継続した場合，心理的に負担が大きくなり症状が悪化する可能性があるので，早期から適切な対応を行い，進展を予防することが大切である。

2．吃音の症状

「吃音の中核症状」は，音・モーラ・音節，語の一部の繰り返しと，引き伸ばし，阻止（ブロック）であり，吃音でない子どもにもよくみられる「その他の非流暢性」として，挿入，語句の繰り返し，言い直し・中止，間，短いとぎれなどがある。

幼児期の吃音は，軽い繰り返しや引き伸ばしから始まる場合が多い。変動性が大きく，症状がまったくみられない時期もある。徐々に，力を入れるブロックの症状が増え，発話の際に，不必要に身体部位を動かす随伴症状がみられるようになる。4，5歳になると，周囲からの指摘が始まり，吃音に対してマイナスの感情を抱くようになる。心理的反応が大きくなると，「どもったらどうしよう」という予期不安が生じ，ことばを置き換えるなどの工夫を行うようになる。最も進展すると，人前で話すことを回避するようになり，就学や就労の問題につながる場合もある。

3．評　　価

1）吃音症状の評価

検査者や保護者との自由会話や，単語呼称，文の説明，音読などいくつかの異なる状況下での発話を評価する。訓練室と家庭で差がある場合は，家庭での様子を録画し持参するように依頼する。

症状の種類，吃音中核症状の頻度（100文節発話中の吃音中核症状の生起数），随伴症状の有無，緊張性の有無により重症度を判断する。

2）吃音に対する自覚の有無やとらえ方の評価

対象児が吃音について保護者にどのように訴えているか，周囲から指摘があった際にどのように対応しているかについて，保護者から情報を得る。発話意欲は高いか，ことばにつまって「わからない」などと言うことはないかも観察する。吃症状が重度であったり，困り感があることがわかれば，来室理由を尋ねたり，「『ぽぽぽ…』となることはよくある？」と尋ねるとよい。吃音について話題にしても大丈夫なこと，言語聴覚士は相談できる相手であり，話し方のことを教えてくれる人であることを認識してもらう。ただし，とらえ方や，それを表現できるかは，年齢や性格特性による差も大きい。質問紙もあるので参考にするとよい。

3）周辺環境の評価

　保護者のコミュニケーションのとり方は指導のポイントとなるので，情報収集だけでなく実際に家庭と同じように遊んでもらい，保護者のコミュニケーションの特徴をつかむ必要がある。流暢性を促進するのに有効なかかわりの基本は，①対象児主体に受容的にかかわること，②発話速度はゆったりと，十分に間をとりながら話しかけること，③難しい質問をしたり説明を求めないこと，④兄弟姉妹がいる場合などは競争で話すことのないように，時間を確保すること。これらができているかどうかを確認するとよい。

　幼稚園・保育園，学校などでの友人や教員の対応も，情報収集する必要がある。

4）その他の評価，合併する問題の評価

　言語発達，全体発達の評価は，指導の際に必要である。必要に応じて，構音障害，自閉傾向の有無，協調運動障害の有無，多動傾向の有無などの評価を行う場合もある。

4．指　　　導

　年齢，症状，吃音に対する自覚と心理的な反応の程度により対応は異なる。どの対象児に対しても，環境調整は必要である。保護者に対しては，吃音に対する正しい知識を提供し，流暢性を促進しやすい条件，非流暢性を生じやすい条件を理解して適切な環境を整えるように促す。周囲のからかいなどの問題が生じないように園や学校への協力依頼も行う必要がある。

　年齢が小さい場合は，流暢性を生じやすい楽な発話のモデル（①ゆっくり，②対象児の発話から1テンポおいて，③やや引き伸ばし気味に話す）を示すことで自然な流暢性の獲得が期待できる。幼児期後期以降になると，楽な発話モデルによる教示を行いながら系統的に難易度を上げ，流暢な発話を誘導する小児版流暢性形成訓練や，保護者が家庭で，毎日15分間，対象児の発話に対して規則に則ったフィードバックを行うリッカムプログラムのような直接的訓練が有効となる。リッカムプログラムを実施するにはワークショップを受講する必要があるが，楽な発話モデルは，学生であってもできるようになっていてほしい。

　また，対象児が吃音を自覚し，マイナスに感じている場合は，心理面のアプローチも同時に行う必要がある。正しい認識をもたせること，からかいへの対策を一緒に考えること，吃音のある同世代の子どもと出会うことなどは有効である。

引用文献
1）鈴木恵子：口腔咽頭の臨床 第3版（日本口腔咽頭科学会監修），p.141，医学書院，2015.

参考文献
・構音臨床研究会：新版 構音検査，手引書，千葉テストセンター，2014.
・口蓋裂言語検査（言語臨床用）：日本コミュニケーション障害学会，2007.
・熊倉勇美，今井智子：標準言語聴覚障害学 発声発語障害 第2版（藤田郁代監修），医学書院，2015.
・小澤恵美，原由紀，鈴木夏枝ほか：吃音検査法，学苑社，2013.

7 脳性麻痺，重症心身障害領域

A 脳性麻痺

1．脳性麻痺とは

　脳性麻痺とは，主として周産期に生じた脳の病変を原因とする，姿勢と運動の異常を示す状態像をいう．わが国では表3-6に示す定義が代表的である[1]．この定義は脳性麻痺の運動障害の側面に焦点を当てているが，脳性麻痺はさまざまな原因で起こる状態像なので，実際には多くの合併症が伴う（表3-7，8）．したがって，その臨床像はごく軽度でADLにほとんど制限のない状態から，重度で全介助であったり，生命維持が困難なレベルまで多様な症状が含まれる．

　脳性麻痺のサブタイプは筋緊張の異常（亢進，低下，動揺）とその四肢・体幹における分布（四肢麻痺，片麻痺，両麻痺など）で表現される．筋緊張の動揺するアテトーゼ型や失調型では症状は全身に認められる．また，通常なら中枢神経系の成熟に伴い抑制されていく非対称性緊張性頸反射 asymmetrical tonic neck reflex（ATNR）などの姿勢反射が残存し，それが姿勢反応の獲得を遅らせ，姿勢と運動の発達を妨げる．

2．脳性麻痺の症状

1）運　　動

　麻痺は四肢・体幹の多様な動きを妨げ，運動は型にはまった常同的・強制的なものに制限されやすい．筋緊張の不均衡が関節に異常な力を与え続け，関節拘縮・脱臼・変形を引き起こし，進行性ではないものの重度化しやすい．

2）感覚・知覚・認知

　聴覚は，早産児や超低出生体重児で聴覚障害を合併するリスクが高いといわれている．視覚では，屈折異常や弱視など視力の障害，斜視などの眼位の障害，視神経萎縮，随意的な眼球運動の障害などがある．また，能動的な感覚運動体験が乏しいため，触刺激などの感覚刺激に対する慣れが生じにくく，わずかの刺激に過剰な反応（感覚過敏）を起こしやすい．

表3-6　脳性麻痺（cerebral palsy）

定義
「受胎から新生児（生後4週以内）までの間に生じた，脳の非進行性病変にもとづく永続的な，しかし変化しうる運動および姿勢の異常である．その症状は満2歳までに発現する．進行性疾患*や一過性運動障害**，また将来正常化するであろうと思われる運動発達遅滞***は除外する．」 厚生省脳性麻痺研究班，1968年

　＊：筋ジストロフィー症や脊髄性筋萎縮症などの進行性運動疾患．
＊＊：先天性股関節脱臼など治療によって治癒するもの．
＊＊＊：ダウン症児のように精神発達の遅れとともに運動発達も遅れるが独歩に至るもの．

表3-7 脳性麻痺の危険因子

時期	危険因子
出生前	早産（36週未満），低出生体重（2,500g未満），子宮内感染，多胎，胎盤機能不全など
周産期	新生児仮死，帝王切開，高・低血糖，脳室周囲白質軟化症（PVL），脳室内出血，脳出血など
出生後	感染，痙攣，高ビリルビン血症など

（和田勇治：ハイリスク児に対する評価，脳性麻痺リハビリテーションガイドライン 第2版（日本リハビリテーション医学会監修），p.21, 2014より作成）

表3-8 脳性麻痺の主な合併症

消化器，栄養	摂食・嚥下障害，胃食道逆流，イレウス，発育不良，便秘，う歯
呼吸器	呼吸障害，誤嚥性肺炎
皮膚	褥瘡
骨格	拘縮，股関節脱臼，脊柱側彎，頸椎性脊髄症，骨粗しょう症
神経	てんかん，精神発達遅滞，自閉症スペクトラム，学習障害，注意欠陥多動性障害，構音障害，運動企画・構成能力の障害などの高次脳機能障害
感覚器	聴力障害（特に核黄疸に伴う），未熟児網膜症，皮質盲，斜視

（脳性麻痺リハビリテーションガイドライン：脳性麻痺の合併症と治療，pp.193-233, 金原出版, 2014を参考に作成）

3）知的発達

知的能力は，標準範囲～重度で測定が困難なレベルまでさまざまである．痙直型では運動障害が重度の四肢麻痺で知的障害も重度であることが多く，両麻痺では軽度または標準であることが多い．片麻痺では標準～重度までさまざまである．アテトーゼ型では知的能力はあまり影響を受けないとされるが，運動障害が重度の場合，知的能力の評価は難しい．脳室周囲白質軟化症 periventricular leukomalacia（PVL）による痙直型両麻痺では言語性知能と動作性知能の乖離（言語性IQ＞動作性IQ）のある高次脳機能障害を認めることがある．

4）言語発達

言語発達には感覚・知覚・認知の歪みや知的発達の遅れ，発声発語器官の運動障害，社会性の発達の遅れや歪みなどが複雑な修飾要素として影響し，言語発達に問題のない人から重度で言語理解もまったくない人まで幅広い．

5）発　　話

発話がある人では運動障害の特徴が発声・共鳴・構音・プロソディー・流暢性の異常として現れやすい．低緊張による円背や過緊張による体幹の伸展傾向は胸郭の可動性を低下させ十分な呼気が得られにくく，声は途切れがちである．また発声の随意性は低下し，特に過緊張があると絞り出すような努力性の声になりやすい．過緊張により過開口し舌も後方に引かれると，構音は困難となる．

6）行　　動

行動については，脳の病変による影響と環境要因の影響がある．まわりの刺激にすぐに反応し注意の集中が難しい，状況が変化してもそれまでのやり方を反復しようとするなどの行動特性を認めることがある．

7）摂食・嚥下

四肢麻痺を中心に，摂食・嚥下障害がある．口腔の哺乳反射が離乳期にも残存したり，口・鼻呼吸の分離が進まないと，随意的な口唇での取り込み，下顎・舌・口唇の協調運動としての咀嚼にも影響を与える．また，緊張性の咬反射や舌突出などが摂食を困難にする．自立した摂食が困難で介

助されて摂食する人の場合，介助のタイミングのずれや不適切なかかわり方がむせ込みや摂食拒否の原因となることがある。

3．評　　価

1）問　　診
生育歴や医学的既往歴，療育歴など必要な情報を収集する。

2）聴　　覚
脳性麻痺では周産期のトラブルで救命治療が優先され，評価が十分になされないまま聴覚障害が見過ごされている可能性がある。したがって，評価においては，障害がないことを確認するという除外診断も含めて，聴覚の評価は必須である。

3）発　　達
「遠城寺式乳幼児分析的発達検査法」や「新版 K 式発達検査」，「KIDS 乳幼児発達スケール」などで発達全体を評価する。直接評価を行う場合は，上肢の運動障害や視覚認知，課題の難易度などを考慮して，安定した姿勢の確保，図版の配置，選択の際の応答方法（指さしか視線か問いかけにはい-いいえで答える方法か），検査課題の順番，制限時間などに配慮する。言語発達に関する検査には，「絵画語い発達検査（PVT-R）」や「国リハ式〈S-S 法〉言語発達遅滞検査」，「LC スケール」などがある。知的な能力を評価するためには「WISCIV」などの知能検査を行う。知的発達が標準～軽度の学齢児では音韻意識の発達や文字などの記号操作能力，会話能力についても評価する。

4）発声・構音
全身の異常な筋緊張や異常姿勢が呼吸や発声発語に影響する。一方，頭頸部のコントロールや胸郭の可動性を高めるような姿勢は呼吸や発声発語のしやすさをもたらす。実習指導者の許可を得て，担当理学療法士や作業療法士に姿勢や運動に対する配慮へのアドバイスを積極的に求める。発話のある対象児では構音検査を実施し，会話明瞭度の評価を行う。

5）摂食・嚥下機能
摂食時の呼吸状態，摂食姿勢，哺乳反射などの口腔反射の有無，摂食機能やコミュニケーションの発達段階，食形態，過敏の有無などについて評価する。

4．支援・指導

1）脳性麻痺児への支援
脳性麻痺児への支援では，発達期の子どもを支援するという発達支援が基本である。すなわち，支援するのは脳性麻痺のある「子ども」である。したがって，姿勢や運動障害の側面について配慮した上で，快的感情，達成感，満足感が得られ，自発性・能動性を高めるようなかかわりが大切である。成人期の脳性麻痺者に対してもこの原則は変わらない。

B 重症心身障害

1．重症心身障害児者

重症心身障害とは医学用語ではなく，発達期に生じた重度の肢体不自由と重度の知的障害が合併

した状態を表す社会福祉的用語である。わが国では第二次世界大戦後「重症心身障害児施設」と呼ばれる，医療機能を有する児童福祉施設が独自の発展を遂げ，その過程で重症心身障害という用語が社会的に認知されるに至った。また，「重症心身障害児施設」には児童福祉法で規定する児童（18歳未満）の年齢を超えて入所している成人も多く，このような状態のある人びとを表現するために重症心身障害児者という用語が使用されてきた。現在の「重症心身障害児施設」は障害者総合支援法（2013年施行）において，通園施設として医療型児童発達支援センターが，入所施設として医療型障害児入所施設が位置づけられている。

　従来，重症心身障害の状態を段階づけるものとして大島[2]のⅡ軸分類が用いられていた。この分類で重症心身障害とは，運動機能（Ⅰ軸）としては臥位レベル～座位レベルまで，知的機能（Ⅱ軸）では最重度～重度まで（IQ35以下，多くは算出不可能）であった。しかし，近年，頻回の吸引や人工呼吸などの濃厚な医療ケアを必要とする重症心身障害児者が増加し，同じ分類群であっても必要とされる医療・介護ニーズが大きく異なる状況が生まれている。横地[3]はこうした状況を新たに段階づけるものとして大島の分類を改良した横地分類（図3-4）を提案している。この分類では最重度の重症心身障害を超重症児者・準超重症児者と位置づけている。

2．重症心身障害児者への支援

　重症心身障害児者（以下，重症児者）の多くが音声言語の理解や使用が困難である。また，重度の運動障害や視・聴覚などの感覚障害のために，視線や表情，身振りサインなどの伝達手段も使用困難なことが多い。したがって，音声言語にこだわらない，コミュニケーション（かかわり方，応じ方）という幅広い視点に立って，一人ひとりの特性に応じたコミュニケーションの方法を検討する必要がある。重症児者とのコミュニケーションは意図的伝達段階[4]（図3-5）に至ればほぼ円滑に成立する。重要なのは，その前段階の聞き手効果段階で重症児者にかかわる側がいかに積極的に推測しかかわるかである。大取[5]は2例の重症児とのかかわりから，「かかわりへの児の反応，身体全体の動き（四肢の動きや表情，状況によっては呼吸状態や心拍数も），快・不快時の発声な

<知的発達>

E6	E5	E4	E3	E2	E1	簡単な計算可
D6	D5	D4	D3	D2	D1	簡単な文字・数字理解可
C6	C5	C4	C3	C2	C1	簡単な色・数の理解可
B6	B5	B4	B3	B2	B1	簡単な言語理解可
A6	A5	A4	A3	A2	A1	言語理解不可

<移動機能>：戸外歩行可／室内歩行可／室内移動可／座位保持可／寝返り可／寝返り不可

<特記事項>
C：有意な眼瞼運動なし
B：盲
D：難聴
U：両上肢機能全廃
TLS：完全閉じ込め状態

図3-4　横地分類

（横地健治：新版重症心身障害療育マニュアル（岡田喜篤監修），p.14, 医歯薬出版, 2015）

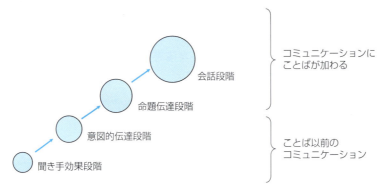

図3-5 コミュニケーション機能獲得段階
（斉藤吉人：子どもの成長と発達．ベーシック言語聴覚療法 目指せ！ プロフェッショナル（山田弘幸編），p.88，医歯薬出版，2010）

ど，見えること，感じること，伝わってくることが必ずあるはずである．こうした小さな反応に言語聴覚士が気づき，意味づけしてかかわることができるよう，感度を研ぎ澄ますことが求められる」と報告している．

一方，知的障害のない重度肢体不自由児者の存在も見落としてはならない（横地分類のD1＋TLSなど）．佐々木[6]は脊髄性筋萎縮症Ⅰ型（Werdnig Hoffmann病）の重度肢体不自由児に対し，SNSを用いた遠隔支援を継続した結果，AACによるコミュニケーションが成立した経験を報告している．

さらに，重症児者の場合，言語聴覚士は摂食・嚥下障害にアプローチする機会が多いが，この場合も，feeding（「食事を与える」という意味）の観点からはコミュニケーションの要素が含まれていることを考慮する必要がある．

引用文献

1）和田勇治，日本リハビリテーション医学会監修：ハイリスク児に対する評価．脳性麻痺リハビリテーションガイドライン 第2版．p.21，金原出版，2014．
2）大島一良：重症心身障害の基本的問題．公衆衛生 35，pp.648-655，1971．
3）横地健治：重症心身障害児（者）の療育と理解．新版 重症心身障害療育マニュアル（岡田喜篤監修），p.14，医歯薬出版，2015．
4）斉藤吉人：子どもの成長と発達．ベーシック言語聴覚療法―目指せ！ プロフェッショナル（山田弘幸編），p.88，医歯薬出版，2010．
5）大取望美：家庭療育．言語聴覚療法マニュアル 第3版（平野哲雄，長谷川賢一，立石恒雄ほか編），pp.108-109，協同医書，2014．
6）佐々木千穂，境信哉，星有理香ほか：脊髄性筋萎縮症Ⅰ型児に対するコミュニケーション支援の1経験．Journal of Health Sciences 11，pp.81-90，2014．

参考文献

・高松鶴吉，自立へ向かう療育．ぶどう社，1994．
・北原佶：脳性麻痺．小児のリハビリテーション―病態とライフステージへの対応（大橋正洋，木村彰男，蜂須賀研二編）〈リハビリテーションMOOK NO.8〉，pp.1-11，金原出版，2004．

8 評価・診断のまとめ方（ケースレポートのまとめ方）

1. 評価・診断をまとめることの意義

　評価・診断や訓練経過のまとめは，臨床を進める際に必ず行うことである。指導・訓練計画は，対象者の障害を評価した上で障害特性をまとめ，その特性に基づき，主訴，社会的条件などを考慮し立案する。したがって，評価・診断のまとめは対象児に言語聴覚士が何ができるかの基本情報となるだけではなく，言語聴覚療法の初期の指針となる。さらに，立案した訓練計画を実施し，再評価し訓練効果を測定した際にも訓練後の評価，再評価としてまとめる。「評価・診断のまとめ」あるいは「（再）評価のまとめ」は，臨床施設の症例検討会で使われたり，カルテに保管され施設内で共有されるので，正確に，客観的に，他職種にも理解できるようわかりやすく書かなければならない。また，退院，終了時には必要により，転院先や転入施設に経過報告として伝達される場合がある。

　このように，評価・診断のまとめは言語聴覚士の職務のなかでも重要な役割をもつため，学生にとっては困難な課題ではあるが必ず取り組まなければならない。実習で対象児を検査し，発達的な評価点を得ただけでは評価したことにはならない。検査結果，行動観察所見，その他，聴取した情報を総合して対象児の障害，言語と認知の特性を判断し，そこから導かれる指導・訓練計画を考え，予後まで予測できるよう練習することが望ましい。

2. 記載すべき内容と留意点

　記載すべき内容は施設により若干の違いある。また，形式上の違いもある。しかし，表3-9のような項目はほとんどの施設で記載されている。

　作成で特に留意すべき点は個人情報の保護である。

1）基本情報

　小児領域の言語聴覚療法では医療機関，福祉，教育機関では記載される内容が異なる。福祉，教育機関では医学的情報は保護者からの聴取，あれば紹介状，保護者の了解を得て医療機関への問い合わせにより取得できる。しかし，医療機関を受診せずに福祉，教育施設に来所する場合がある。この場合，医学的情報はほとんど記載できない。したがって主訴に関連する情報として，現病歴などを記載する。医療機関での診断や治療内容に関する情報が言語聴覚療法に有用な情報となるので，福祉，教育機関に所属する言語聴覚士は，医療機関の受診が必要と考えられる対象児の保護者に対して，必要性を説明する場合もある。

　次に，生活面での情報である。家族構成，そのなかでの母子関係，保育園や教育機関など集団生活の経験やその場での問題点，主となる保護者と保護者の特徴や養育環境，対象児の排泄や食事など日常生活動作の自立度，対象児の興味や関心，中心となる遊び，わかれば住居を含む生活環境をまとめる。関係機関からの情報も重要であり，医療機関での紹介状を持参する場合もある。ない場合は保護者の了解を得て，保護者にも確認できるように文書で情報提供してもらう。あるいは，保

表3-9　まとめに記載する項目

作成日　氏名　年齢　性別　利き手 主訴		
基本情報	医学的情報	医学的診断名，合併症，画像所見，神経学的所見
	主訴に関連する情報	現病歴，既往歴，治療歴（保育，教育歴），発達歴（生育歴）
	生活面の情報	家族構成，母子関係，集団生活，主たる養育者，ADL，興味・関心
	関係機関からの情報	治療，保育，教育など他関連機関からの情報
評価	行動観察	場面，誰と，使用した遊具や玩具
	検査結果	検査名　　　結果
	まとめ	諸情報，行動観察，検査結果から判断される言語病理学的診断名，認知，言語の特徴
指導・訓練計画		評価のまとめから考えられる指導・訓練の計画
訓練	目標	指導・訓練計画から導かれる指導・訓練目標，長期目標，短期目標（ICFの活用）
	期間	短期　3か月　長期　1年（位）
	内容	指導内容，教材，対象児の状態により異なる
再評価	検査名	再評価として検査，その結果，指導した内容が改善された点，されなかった点
	結果	それに伴い改善された点，考察
	まとめ	検査の結果，検査結果と訓練の効果評定
全体のまとめと考察		対象児の初期状態からみて，指導・訓練によって主訴が軽減，改善されたか

護者からの情報を記載することもあるが，誰からの情報であるかを明記する。

2）評　　価

まとめの重要な部分である評価に関しては，すでに詳しく説明した行動観察，検査とその結果，両方のまとめとなる。まとめ方の観点も第2章で述べたので，参照されたい。

3）指導・訓練計画

指導・訓練計画とは評価のまとめで対象児の問題点を明確にし，問題点を改善するために何をどのようにするのか，さらに，主訴である保護者の訴えにどのように対応するかを考えて，指導・訓練の方針を立て計画を練ることである。

例えば，ことばを話さないことが主訴の対象児に，行動観察，検査を実施した結果，知的な遅れが原因で話せないとわかった。そこで，言語聴覚士は音声言語の表出練習は時期尚早と考え，音声言語の理解を促進すべく，型はめや分類など視覚的な課題を用いて，音声言語を刺激に付加していく方針を立てたとする。この場合，訓練計画に「視覚的教材を用いて分類」とだけ記載しても，関係者にも保護者にも計画の意図が理解されにくい。行動観察と検査結果から問題を抽出し，それに対する対応を主訴との関係で整理しまとめることが大切である。そこで，ことばを話さないことが主訴であるが，視覚課題を中心に指導を進める理由を以下のようにまとめる。

「行動観察中，指さしで伝えたり，笑顔でほほ笑んだりするが，音声言語による表出はなく，言語聴覚士の指示に従おうとはするが単語レベルでも間違っており，ことばの理解が不十分である。「WPPSI知能診断検査」の結果，全IQが65で言語性IQ 60，動作性IQ 69である。「改訂版絵画語

い発達検査（PVT-R）」の結果，"犬"しか正解しなかった。この結果から，本児は知的発達が遅いために言語発達遅滞を生じていると考えられ，音声言語による表出のなさはことばを知らないためと推測できる。ことばを理解し，記憶するために，本児が得意である視覚的教材を用いて，視覚刺激に音声刺激を伴わせることで理解言語につなげる方針である。」

4）指導・訓練

　計画の次は，指導・訓練の具体的な目的を実際にどのように進めるかである。本書の目標は長期で考えて1年程度の計画を完成できるために3か月程度の短期目標を設定している。小児の言語聴覚療法は医療職だけではなく，教育，福祉などの他領域の関係者が多くかかわっている。他職種が共通して理解できる言語としてICFの概念を活用することが有効である。斉藤はICF分析シートに基づく，特別支援教育の長期目標と短期目標の例を示している[1]。また，特別支援教育においては個別の支援計画作成が推薦されている。文部科学省のホームページ「特別支援教育について」[2]では，「個別の支援計画」とは，乳幼児期から学校卒業後までの長期的な視点に立って，医療，福祉，教育などの関係機関が連携して，障害のある対象児・者のニーズに対応した支援を効果的に実施するための計画である。内容は，ニーズ，支援の目標や内容，各担当者の役割分担，支援の内容や効果の評価方法などが考えられるとしている。ICFの概念を導入した「個別の支援計画」は，医療機関で作成される対象児・者のまとめに当たるもので，対象児・者を支援する際にかかわるすべての関係者にとって共通のツールとなる可能性があるが，義務化はされておらず，推奨の範囲である。

　言語聴覚療法の目標は，言語聴覚療法室でのみ有効なものではなく，対象児の生活の質を向上するものでなければならない。期間は通常短期で3か月程度ではあるが，指導内容や対象児の状況により異なる。次に，目標を達成するために，具体的にどのような指導をするのか，教材は何かを示す。本例では第1〜4期の1年間をまとめているが，臨床実習はほとんどが6週間であるため，学生は短期目標を立てそれに見合った指導・訓練を行うことになり，その範囲の内容を記載する。多くの実習生のまとめはここまでであろう。

5）再 評 価

　実際の言語聴覚療法では指導・訓練に効果があったかを検証する必要はある。そのため，再評価を実施する。必要な検査を実施し，その結果から訓練の目標となった能力に改善があったかどうかを検証する。

　前の例でいえば，理解力の改善をめざして，色を分類させて色名を聞かせた。指導前には色名を理解しなかったが，指導後には赤，青，黄色，緑の色名を理解した。この結果，今回の指導は効果があった。「他の行動として，靴，パンツなど生活に必要な物品の理解も可能となった」なら，指導に般化があったと推測できる。対象児の生活の質の向上につながる効果である。

6）まとめと考察

　最後に初期評価から対象児の障害特性，指導・訓練による効果，今後の指導計画をまとめる。
　まとめ方や内容は実習施設で異なる。まとめる前に必ず実習指導者に確認する。実習施設の書式がある場合もあり，養成校の書式で書くように指示されれば，養成校の授業で使用した書式を用いる。

7）留意点

　学生のケースレポートは実習施設だけの発表であるが，個人情報の保護は学会発表や論文公表と

同様に取り扱う。外科関連学会協議会で2014年に採択された指針（改正2015年）によると，配慮すべき内容は，氏名，住所は当然のことイニシャルも記載しない，日付けは個人が特定できないと判断される場合は月日まで記載してよい，画像情報に含まれる番号は削除する，などである。学生はパソコンを使用して作成する機会がほとんどであるが，作成する場所も問題である。実習地以外で作成する必要があるときには指導者に許可を得，施設の規則に従って作成する。また，情報の保存も同様である。個人情報の流出がないよう細心の注意を払うよう留意する。

3．文章作成上の注意

　レポートや症例のまとめは学術文書，公文書に準ずるものである。主観性を排して客観的に書くことが原則である。考察では客観的事実から自分の意見を述べる。意見とともに，できれば意見の根拠となる，あるいは反論となる文献を挿入すると論拠が明確で説得力がある文章になる。

1）結論を先に書く

　科学的文章では，言いたいこと，結論をまず先に書き，次にその理由や根拠を述べる。したがって，各段落の最初の文のみを読むとおおよその内容を知ることができる。学生は思いつくままに文章を書いていくので，結論が何かわかりにくい。これを防ぐにはいくつかの方法がある。

　一つは，何を書きたいのか内容を思いつくままにいくつでもメモしていく。次に，メモを俯瞰して，カテゴリー化していく。意味が似ている内容を集める。内容ごとに順番を構成する。最後に言いたいこと，結論を考える。書くときにはこの作業が逆になる。

　もう一つの方法は，とにかく思いつくままに書いていき，読み返し，意味が似ている内容を切り取り近くに集める。これを繰り返し，言いたいこと，結論を導き文章の最初に書く。文章を書き慣

表3-10　文章作成上の注意

注意事項	例
常体	〜だ。〜である。
一つの文章は短く	短い文章を接続語でつなぐ。70字以内で[3] 1主語に1述語
主語と述語を明確に	科学的な文章では一人称は筆者，著者
話しことばではなく書きことば	いつも→常に
和語ではなく漢語で	〜ができる→可能である
不確定表現は避ける	〜かもしれない→と推測される
書き出しと文末を統一	なぜなら，〜だからである。 〜以上から〜といえる。
修飾語は修飾する語の直近で	
など，等を多用しない	
省略語は初出時に正式名称を （ただし，一般的表現はそのままで）	ASD（autistic spectrum disorder） WHO
通し番号は統一する	1，1-1，1-1-1　　1，（1），①
同じ内容を表す言葉は同一で	患者さん，利用者，対象者
かっこの使い方	一般的に「　」の中に『　』
専門用語以外は外国語を多用しない	成績がアップした→成績が向上した
書き出しは1マス空ける	書き始め，改行後は1文字分空ける
文意で段落を分ける	意味のまとまりで改行する。1段落は200〜400字くらい[3]
結論を最初に書く	言いたいことを最初に書き，後で理由，根拠を書く

れていない学生は，頭の中で上記の作業を行うことは困難である．時間がかかっても最初は順を追って作業を進めることが一番の近道である．

2）科学的な文章を書く際の具体的な注意事項（表3-10）

① 常体にする：文末は「です．ます」ではなく，「〜だ．〜である（常体）．」で書かなければならない．

② 文は短く：1文はなるべく短く，簡潔に書くと，書き手も読み手も理解しやすい．

③ 主語と述語を明確に：1文には主語と述語を明確に記す．1文内には1主語に対して1述語で終わると，誰が何をしたかがはっきりする．

④ 筆者，著者を使う：科学的な文章では主語に"私"は使用せず，"筆者"や"著者"にする．

⑤ 書きことばを使う：話しことばではなく，書きことばを使用することも原則である．「ちょっとだけ成績がよくなった」より，「得点が3点から5点と，少し増加した」のように，客観的事実を挙げ，何がどうしたのかを具体的に書くと内容がより鮮明になる．

⑥ 漢語を使う：和語（ちょっと，よくなった）より漢語（少し，増加した）を使用するとよい．

⑦ 不確定な表現を避ける：かもしれない→と推察される，〜だと思う→だと考えた．

⑧ 書き出しと文末を対応させる：なぜなら，もし，などで書き出す場合は，必ず，「〜だからである」のように書き始めのことばに対応した文末で終わらせる．

⑨ 修飾語：1文は短いことが原則であるため，修飾語は必要以上に多用しない．直近のことばを修飾すると意味関係が理解しやすい．例：「対象児は自分で好きな真っ赤な，マジックテープがついていたので靴を上手に履けなかった」→「対象児はマジックテープがついていたので，（真っ赤な）自分の靴を一人で履けなかった」．

⑩ 省略語：省略語は最初に正式名称で表す．ASD（autistic spectrum disorder）やASD（自閉症スペクトラム障害）とする．ただし，略語は一般的で万人が理解できることばはそのまま使用してもよい．

⑪ 番号の表し方：通し番号と同じ内容を示すことばは同一文内で統一する．番号の表し方は一般的には第1章，第1節，また1，1-1，1-1-1などがある．

⑫ 同じ内容を表すことばは統一：対象，患者，利用者など同じ人を表すことばがたくさんあるが，多用すると読み手が混乱するので，統一することが重要である．学生のレポートでは，多くの日数をかけて書き進めるうちに表現が異なってくることが多い．同じ内容のことばの統一を意識するか，後にも述べるが推敲で防ぐことができる．

⑬ かっこの使い方：かっこの使い方に気をつける．一般的には「　」の中は『　』となる．

⑭ 外国語を避ける：通常話しことばで使用していても，専門用語以外は外国語を避け日本語で書く．

⑮ 段落：筆記上の基本であるが，文の書き始めは1文字空ける．意味のまとまりで改行する．高橋は200〜400字が読みやすい長さとしている[3]．

3）書き上げたら推敲する

一度書き上げた後は必ず読み直し，推敲することが必要である．学生のレポートは多くの場合，締め切りギリギリで書き上げ読み直していない．誤字，脱字，主語と述語の関係など，基本的な文章の間違いすら修正されていない文章を指導者に提出することほど失礼なことはない．書き上げた後，読み直し，少し時間を置いてもう一度見直すことを心がけてほしい．また，読み直す時間を考

えて書き始める計画性が必要である。

4．まとめの例

第4章でケーススタディとして障害別のまとめの例を挙げた。その書き方を例にして注意点を解説する。

1．症例基本情報　　　　　　　　　作成日　平成○年○月○日（金）

- 対象児：氏名○松○太，年齢　3歳7か月　男児
- 利き手：左
- 主訴：ことばが遅い。

＜医学的情報＞

- 医学的診断名：言語発達遅滞　　（カルテの転記記載のこともある）
- 合併症：なし
- 現病歴：始語1歳6か月で「ママ」と言ったが，その後著しい伸びがなかった。1歳半健診では問題視されなかった。3歳を過ぎてもことばが増加しないため，今回，当科を受診した。
- 既往歴：9か月で皮膚洞の手術
- 治療歴：他機関への相談はない。
- 発達歴：胎生期，出産時異常なし，満期産，生下時体重，3,200g。始歩1歳2か月，始語1歳6か月。遊びや行動は問題なく，兄弟や他児とも遊ぶことができる。
- 画像所見：MRIでは，異常所見は認めなかった。
- 神経学的所見：上下肢，口腔・顔面に麻痺はない。筋緊張正常，深部腱反射異常なし，眼底所見正常，皮膚母斑なし，眼球運動，瞳孔所見正常（A病院小児科医カルテより保護者の了解を得て転記）

＜生活面の情報＞

- 家族構成：父（自営），母（専業主婦），兄，妹。兄，妹の言語発達に遅れはない。
- 母子関係：良好。言語聴覚士に理解できない発話も母は聞き取ることができる。
- 集団生活：幼稚園通園
- 主な養育者：母親。父も育児に協力的である。
- ADL：身辺処理は自立している。
- 興味関心：アンパンマンやピカチュウなど映像上のキャラクターが好き。兄の影響でウルトラマンや戦隊物語のヒーローにも関心がある。絵本も好きで就寝前は必ず父母から読み聞かせてもらう。

＜関係機関からの情報＞

- 通園している幼稚園の教諭より：性格は穏やかで他児ともよく遊ぶ。全体への指示で行動するときは，他児より1テンポ遅れ，他児を見て行動することがある。目と手の協応を必要とする課題に問題ない。

基本情報では，小児領域では医療機関でない施設もあるので，医学的情報が乏しい場合がある。現症と発達歴は保護者から聴取し，言語聴覚士が判断できる範囲で聴覚，神経心理学的情報を記載する。言語に関しての発達歴は現病歴にまとめて記述する。医療機関でない施設では，＜関係機関からの情報＞の欄に，診察した医療機関での情報をまとめて記載する。

2．評価（行動観察，必要に応じて検査）

・言語病理学的診断名：特異的言語発達障害の疑い

1）全体像

初診時には音声による自発語はなかった。呼称検査に対してはささやき声で呼称7語中4語正答した。質問に対して動作や指さしで答えようとし，コミュニケーション意欲はある。おもちゃに興味を示し，自分から手に取って遊ぶ。遊び方，手指の巧緻性に問題ない。母親，言語聴覚士と良好な関係を築くことができ，声を出して欲求する。しかし，音声による有意味語はない。

2）評価項目（検査名と検査施行日を明記する）

① 聴力：遊戯聴力検査での反応は正確で聴力に問題はない。
② 発語・発語器官：構音模倣，口腔器官の運動模倣は拒否した。しかし，ストローで水を吸う，吐く，ラッパを吹くことはできた。また，摂食嚥下に問題はなく，流涎もなかった。
③ 構音：構音検査は拒否。
④ 知能：大脇式知能検査のMAは3歳6か月だった。田中ビネー知能検査ⅤではIQは78だった。
⑤ 言語発達：絵画語い発達検査の言語年齢は3歳2か月。
⑥ コミュニケーション：動作と指さしで行う。対人関係は良好。

3）評価のまとめ

本児の言語症状は理解言語も遅滞しているが，表出言語が著しく少ないことが意思伝達を困難にしていた。知的能力に著しい問題はないと考えられ，その他の言語発達を阻害する環境要因はなかった。以上より言語障害（DSM-5）と考えた。

3．指導方針（問題点の整理に基づく）

初期には，自発話の増加を目的に，本児が興味をもつキャラクターの模型や絵本を用い，パズル，ごっこ遊び，模型の構成を通じて語彙数の増加を図る。言語検査が可能となったときに，掘り下げ検査を実施し言語評価を行う。その結果により，指導方針ならびに指導計画を作成する。

評価には，まず，言語病理学的診断名を記載する。医療機関で診断されていれば診断名を記載してもよい。次に全体像として行動観察所見を記載する。特に言語とコミュニケーション行動を明確に記載する。さらに，実施した検査名と結果を認知特性別にわかりやすくまとめる。全体発達のレベル，知的発達のレベル，聴覚情報に対する発達レベル，視覚情報に対する発達レベル，対人関係などのレベルに分けて記入すると対象児の特徴が理解しやすい。検査結果のプロフィールを記載し

てもよい。発達検査や知能検査などの検査以外の対象児の行動評価，特に，言語聴覚士と保護者に対するコミュニケーション態度の違いも評価するとよい。この例の対象児のように，動作や指さしなどの音声言語以外のコミュニケーション手段も確認する。絵本やキャラクターが好きなどの対象児の興味関心を調べておくことは指導や教材選択の役に立つ。

　指導に関して，実習が開始される前から指導している場合の情報は，指導者に質問したり，指導者の許可を得てカルテ，指導記録を見て記載する。実習時の情報のみか，それ以前も必要かは指導者に尋ねる。

4．訓練計画

> 発達途上の幼児では，発達の要素もあり，指導初期の方針が変更される場合がある

1）目標
- 短期目標
  - 第1期（3か月）理解言語を増加させる。
  - 第2期（3か月）自発話を増加させる。
  - 第3期（3か月）叙述語を増加させる。
  - 第4期（3か月）ナラティブを増加させる。

> 実習生が実習している期間のみを書くこともある。全体を書くときは実習生が実習した内容を明確に書く

- 長期目標（1年）：日常生活で必要な内容の要求が音声言語で表出できる。

2）訓練内容
- 訓練内容および具体的実施内容
  - 第1期，第2期：本児が興味のある教材を用いて，語彙の理解と自発話を促進する。
  - 第3期：絵カード，写真などを用いて叙述語を聞かせ，復唱させる。ミニチュアの動物，人形，日常用品などを用いてごっこ遊びのなかで，叙述語を聞かせ，復唱させる。
  - 第4期：対象児が好きな絵本を用いてナラティブによる目標語の理解と表出を行う。
- 訓練頻度：2週間に1回。60分。

　家庭学習は絵本の読み聞かせをお願いした。母親には，絵本の内容で対象児と問答し，不適切あるいは不十分な対象児の発言に対しリキャストすることを指示した。

- 訓練期間：1年

> 1年と長期の場合はカルテや記録から実習生が経過と変化を書き出す

5．1年を通じての訓練経過

　　　3か月後から徐々に自発語が増えたが，自発話の増加に伴い，音の置換，省略歪みなどの構音の問題が顕著になった。4歳7か月で知能検査と構音検査が可能となった。1年を経過すると2語文による発話が増加したが，単語での発話が中心であった。

> 過去における言語聴覚療法による対象児の変化が今後の指導に影響を与えることが予想される場合は簡単に経過も記載するとよい

6．再評価（4歳7か月）

田中ビネー知能検査Ⅴ：IQ105。
WPPSI：全IQ 98，言語性IQ 80，動作性IQ 118で動作性が優位。

田研式言語発達検査：語彙検査では，5歳のレベル。
ITPA：視覚系が聴覚より有意で聴覚系ではことばの理解以外すべての課題が暦年齢より低い。
構音検査：音の誤まり方は子音の脱落，置換の順で多い。

再評価では，できれば同じ検査で評価すると変化がわかりやすい。

7．指導方針と実施計画

表出語彙は5歳レベルと順調に発達していたが，単語での発話が中心であったため，文での発話を促進するための指導が必要であり，指導方針とした。目標として，本児は絵本が好きだったので，ナラティブによる構文理解，表出を進め，文レベルの発話を表出することとした。
① 名詞と動詞の結合，形容詞と名詞の結合など
② 格助詞「が」の理解と使用など
目標文となる語の結合や構文を絵本のなかで示し，理解させ，復唱させる。異なる単語を用いて同様な結合や構文を練習する。

8．まとめと考察

本児は表出言語の遅れが顕著な特異的言語発達障害と考えられる。初期には言語表出の検査

> まとめと考察は，言語病理学的診断の根拠，訓練の適応の有無，訓練内容，予後予測について文献などを引用して記述する

を拒否したため，詳細な評価はできなかったが，自発話が増えた4歳7か月時に検査が可能となり，知能検査における動作性知能と言語性知能との著しい差，動作性知能に遅れはなく，ITPAの2つ以上の言語課題で1.25 SD以下であることから特異的言語発達障害と評価した。

3か月を過ぎるころより，単語による表出言語の増加は認められたが，文レベルの表出が少なかったため，絵カードや写真，ごっこ遊びなどを通して，叙述語を理解させた。その結果，2語文が出現した。また，要求だけではなく，叙述に言語表現を用いることが出てきた。

しかし，まだ文レベルの発話は少なく，次の目標としてナラティブを用いた文レベルのことばの理解と表出が望まれるため，次の目標とした。今後は語彙の拡大とともに，文レベルのことばを拡大するためには名詞と名詞の結合や形容詞と名詞の結合，さまざまな文型の理解と表出をめざす指導が必要である。

＜引用文献＞
1) 田中裕美子，入山満恵子，浦由希子ほか：コミュニケーション言語から学習言語への移行期における表出語彙の発達—言語表出誘発課題の開発Ⅱ-1．コミュニケーション障害学 31, p.193, 2014.
2) 入山満恵子，木伏結，遠藤俊介ほか：コミュニケーション言語から学習言語への移行期におけるナラティブの発達—言語表出誘発課題の開発Ⅱ-2．コミュニケーション障害学 31, p.194, 2014.

検査，指導など実習生が対象児に何を行ったかを明確に記載することが望ましい．指導時に注意することは，指導する時期が初診からどの程度経過しているかである．小児の場合，発達の要素が関係するので，指導・訓練で改善したあるいは獲得した内容と，自然発達による可能性を除外できない内容の区別を明確にすべきである．そのために，① 指導前後の評価を明確にする，② 発達検査の結果も添付する．③ 各時点での教材，期間など指導手続きを明確にする，④ 指導内容以外の変化を記述する，などに配慮するとよい．

　この例における対象児は，1年以上指導が継続している．実習生が途中でかかわっても，前後の変化を知っておくべきであり，カルテなどから経過を調べるとよい．ナラティブによる指導は田中ら，入山らに示されている．

引用文献

1) 斉藤吉人：他職種・同職種の連携と協働．小児における連携．図解言語聴覚療法技術ガイド（深浦順一ほか編），pp.74-77，文光堂，2014．
2) 特別支援教育について：文部科学省ホームページ．
3) 髙橋修：レポート・論文を書く基本．看護学生のためのレポート・論文の書き方（髙谷修編），金芳堂，pp.1-17，2010．

参考文献

1) 田中裕美子，入山満恵子，浦由希子ほか：コミュニケーション言語から学習言語への移行期における表出語彙の発達―言語表出誘発課題の開発Ⅱ-1．コミュニケーション障害学 31，p.193，2014．
2) 入山満恵子，木伏結，遠藤俊介ほか：コミュニケーション言語から学習言語への移行期におけるナラティブの発達―言語表出誘発課題の開発Ⅱ-2．コミュニケーション障害学 31，p.194，2014．

第4章

ケーススタディ

1 精神遅滞領域

A 知的障害

1．症例基本情報
- 対象児：5歳7か月　男児（年長）
- 利き手：右
- 主訴：ことばがうまく話せるようになってほしい

＜医学的情報＞
- 医学的診断名：脳梁欠損症による発達遅滞，知的障害
- 現病歴・治療歴：全体的な発達の遅れを主訴として，A病院で，作業療法（2回／月），言語聴覚療法（1回／月）を2歳半から受けた❶。児童発達支援事業には3歳から母子通所し，身辺自立を中心とした指導を受けた。5歳7か月時に当施設に通所を開始。その際，A病院での言語聴覚療法をやめ，作業療法（2回／月）のみ継続している。
- 既往歴：熱性けいれん，高熱時はダイアップを使用している。
- 発達歴：定頸2か月，座位7か月，ハイハイ9か月，独歩1歳7か月，始語1歳6か月。

＜生活面の情報＞
- 家族構成：父，母，兄，妹の5人家族である。兄，妹に大きな病気や障害は認められない。
- 母子関係：良好。母親は，わずかな表情の変化や行動で本児の意思を読み取ることができる。
- 集団生活：保育所通所。
- 主な養育者：主に母親だが，祖父母らもかかわっている。
- ADL：移動は自立しているが，着替えやトイレなど全般的に介助が必要である。
- 興味・関心：DVDやぬいぐるみを見ること❷。

＜関係機関からの情報＞
- 保育士：保育園では，加配保育士の援助が適時必要である。他児とのかかわりはあまりみられず，一人遊びが中心である。特定の女児を中心にかかわってくれる友達はいるが，本児から誘う姿はみられない。

対象児のプライバシー保護の観点から，症例情報における年月日表記などは伏せるようにする（第3章-8参照）。

❶過去の療育は，今後の指導に影響を与えることが考えられるため重要である。訓練にかかわる資料があれば持ってきてもらう。

❷遊びの内容は発達を表しているため，保護者から聞き取る。それを動機づけにして，言語訓練に生かす場合もある。

2．評価
1）全体像
　普段は穏やかな性格であり，一人遊びが多い。初めての場所では緊張が強く，泣くことが多い。母子による参加であれば，入室は可能であるが，机上課題に応じることはたいへん困難であり10分以上の継続した着席はみられない。遊んで待つことも難しく，退室しようとドアを蹴る行動がみられた。物を操作する遊びはみられない。家ではDVDを見るか，床に寝転がって性器いじりをしている。

2）評価項目
① 視覚・聴覚：問題なし。
② 発声発語器官の形態と機能：口腔器官の運動模倣は難しい。摂食嚥下に問題はなく，流涎はない。
③ 構音：単語の音形は異音節結合が可能で，幼児音は認められない。
④ 発達：新版K式発達検査2001（5：7時）❸
　　発達指数（DQ）33，発達年齢（DA）1歳10か月
　　〔姿勢・運動37（2：0），認知・適応33（1：10），
　　言語・社会32（1：9）〕
　　検査開始直後に泣き始める。教示に応じることもあるが，気分の切り替えは難しい。認知面では，はめ板や5種の形の弁別は可能であったが，トラックの模倣や四角構成は不可能であった。人への注目，動作模倣が難しいようだった。言語面では，絵の名称の「これは何ですか？」の教示にオウム返しが何度もみられたが，数語は発語が可能であった。絵指示では絵を見て呼称するが，指をさして答えることは難しかった。
⑤ 言語発達：国リハ式〈S-S法〉言語発達遅滞検査（5：7時）
　　Ⅱ群（コミュニケーション態度非良好），C群a（全体的遅れ）
　　・記号形式−指示内容関係の段階：段階3−2（音声記号）
　　・受信：事物名称成人語5/8，動作語0/5，身体部位2/6，色名・大小は不可能。
　　・発信：事物名称成人語10/16，身体部位，動作語，大小は不可能。発信語彙数は「だっこ」「やめて」などの機能的な言葉や日常事物を中心に100語を超えている❹。
　　・認知（動作性知能の一部）・記憶：10種図形7/10，積木の構成は不可能。円錯画は可能。
⑥ コミュニケーション：模倣（身ぶり・音声）：単語模倣は可能だが，身ぶり模倣は認められない。コミュニケーション機能は要求，拒否。コミュニケーション意欲は乏しく，直接行動が主であるが，慣れた場所や家族には音声言語による要求がみられることもある。
⑦ 感覚：JSI-R（日本感覚インベントリー）❺において，前庭感覚（動きを感じる感覚），固有受容覚（筋肉・関節の感覚），視覚で，感覚

❸実習生は検査場面に同席し，検査結果を算出し，評価をまとめた。

❹音声言語の表出が乏しい児の表出手段は，姿勢・視線・行動・身ぶりなど多岐にわたる。その点を理解し，必要であれば録画して，見直す機会を設けるとよい。

❺JSI-R（Japanese Sensory Inventory Assessment），日本感覚インベントリー：発達障害児（者）の感覚情報処理の問題（感覚統合障害）を評価するために開発した行動質問紙である。

の受け取り方に偏りの傾向が推測された。偏食も認められ，総合点においても偏りの傾向が推測され，特定の感覚において鈍感さや過敏さが認められた。

3）評価のまとめ

音声言語の理解は数語の名詞が可能で，1歳7か月レベル。表出は，発信語彙数は100語を超えており，2歳1か月レベル。コミュニケーション機能は要求が主であり，コミュニケーション意欲は低く，直接行動がよくみられた。また，「やめろ」などの拒否的なことばがよくみられ，要求が通らなければ泣いていた。認知面は1歳半から2歳レベルだった。

以上のことから，全般的な発達遅滞により言語発達においても大きな遅れが生じていると考えられた。

3．全体像の整理

	肯定的側面	否定的側面
心身機能	＃1　粗大運動は可能 ＃2　音声言語の表出は可能	＃7　全体発達の遅れ ＃8　特定の感覚に偏りがある
活動	＃3　移動は自立 ＃4　限定的な要求は可能	＃9　ADLは全般的に介助が必要 ＃10　対人関係不良
参加	＃5　保育所に通所 ＃6　母子関係は良好	＃11　加配保育士の援助が適宜必要 ＃12　意思伝達困難（＃8～13）
	促進因子	阻害因子
環境因子	＃13　兄妹の存在	
個人因子	＃14　穏やかな性格	

> ICFの分類に関しては，国際生活機能分類，中央法規出版，2002年に準拠。

> 肯定的側面と否定的側面に分けて全体像を整理する。なお，「＃」の記号は「番号記号」という。

4．指導方針

他者からの働きかけに応じられ，良好なコミュニケーションがとれることを目的として，写真や実物などを活用して見通しをもって自発的で安定した行動がとれるよう促す。その上で，音声言語による理解，表出を段階的に指導する。

5．訓練計画

1）目標
- 短期目標（3～6か月）
  ① 音声言語を理解し，応答する力を身につける（理解面）。
  ② 要求行動を成立させ，ことばによる要求ができる。また，表出語彙の拡大を図る（表出面）。

③訓練場面または家庭において他者からの働きかけに応じられ良好なコミュニケーションが成立するようにする。（コミュニケーション面）
- 長期目標（1年）
  指示や単語による音声言語が理解でき，日常生活で必要な内容の要求が音声言語で表出できる。他者からの働きかけに応じられ，良好なコミュニケーションがとれる。

2）訓練内容
- 訓練内容および具体的実施内容
  ①訓練室を環境設定し，実物や写真の提示で，見通しをもたせることで着席を促す（理解面）

  自発的な着席を促し，意欲的に訓練を受けられることを目的に訓練室内の環境を設定した。入口近くに机と，母子のいす，スケジュールを掲示するホワイトボード（WB）を置いた（図1，写真1）。訓練内容は写真で示し，課題が1つ終わるごとに好きな遊び（④に詳細を明記）を行ったが，見通しが立ち，着席時間が長くなった時点で，遊びの時間は訓練終了時の1回のみとした。スケジュールの理解，遂行に応じて課題数を増やした。写真の理解が可能になると，シンボル（マカトン法）と文字による併記にした[6]。

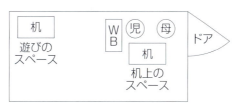

図1　訓練室

[6]実習生は，対面で，文字やシンボルがスムーズに書けるよう練習をした。

日常生活においても，初めてのことや慣れない場所ではパニックを起こすことがあることから，実物や写真によるスケジュールの提示を助言した。

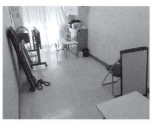 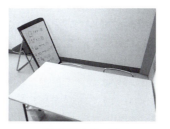

遊びのスペース　　　　学習のスペース

写真1　訓練室

②身振りやサインを使用して，人への注目と指示理解を促し，可能であれば，模倣を促す[7]。その際，物を操作したり，見比べたりする機会を設け，身辺自立につなげる（理解・表出面）
  指示理解や音声言語理解，表出を促す前段階として身ぶりやサ

[7]実習生は，身振りやサインの練習をした。

インを使用した。訓練に同席している母親にも習得してもらった。手を使う活動への参加を拒否することが多く，性器いじりもみられたため，自発的に手で操作することを目的として，本児の認知に合ったはめ板やペグさしなどを行い，その際，こちらに注目したり，まねを促したりして構成させる機会を設けた。

③ 写真の手渡しによる要求行動を成立させ，音声言語による表出語彙と機能の拡大を促す（理解・表出面）

課題が終わるごとに好きな遊びを指導者に要求する場面を設定し，写真の手渡しと音声言語による要求行動を促した（写真2）❽。訓練では，はめ板を用いて選択行動の安定を図った後，音声言語による選択の成立を図った。その後，絵カードによる理解，表出課題を行った。日常生活においても，要求場面を設定し，写真の手渡しと音声言語による表出を促した。

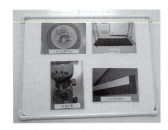

写真2　要求ボード

④ 課題や遊びを通じて，他者とのやりとりを拡大し，共感的で良好なコミュニケーションの成立を促す（コミュニケーション面）

着席を継続させることや要求行動の成立を目的として1課題ごとに遊ぶ機会を設けた。その際，本児が好きな上，大人への注目ややりとりを促しやすいブランコやトランポリン，玉入れなどを行った❾。

- 訓練頻度：月2回（指導40分，面接10分）必要に応じて電子メールで相談を受けた。家庭での取り組みは，毎回の指導時に確認，助言を行った。
- 訓練期間：約1年間

6．1年を通じての訓練経過

① 訓練室の環境設定や，実物や写真を活用して見通しをもたせる働きかけへの反応（理解面）

当初は5分程度で離席し，泣いて課題を拒否していたが，1課題ごと❿に遊ぶことで気分を切り替えて着席できるようになった。スケジュールの写真が理解できるようになると，泣くことが少なくなった。その後，40分の指導中に一度も離席することなく課題を遂行できた。このころからスケジュールに応じた課題の遂行が可能となり，着席し続けることが定着した。スケジュールをシンボル，文字の併記にしても課題内容が理解できるようになった。家庭でもスケジュールを提示することで，拒否的な態度が少なくなったとの報告を受けた。

❽実習生は，指導内容を検討した上で，コミュニケーションカードや教材の作成を行った。

❾コミュニケーション面に問題を抱える児は一人遊びでなく，やりとりしてできる遊びがよい。本文中のブランコやトランポリン，玉入れなどのほかにままごともよい。

❿実習生は1回の訓練に対し，1〜2個の課題を実施した。

② 身ぶりやサインによる指示理解の促進や，訓練課題から身辺自立を促す働きかけへの反応（理解・表出面）

　　他者の動きへの注目がよく，特に「座る」「立つ」の指示理解は，声かけよりもサインで可能な場面が多々みられた。ペグさしや積み木を構成する場面では，こちらの行動に注目し，手元をよく見て分類することが可能になった。このころから，プラステンやミニチュアなどの物や色の分類が正確になり，手の操作を伴う教材に応じることが増えた。また，訓練場面だけでなく，家庭でもおもちゃの片づけが可能になった。

③ 要求行動の成立，音声言語による表出語彙と機能の拡大を促す働きかけへの反応（理解・表出面）

　　当初は，写真を手渡す行動から獲得させる必要があった。しかし，しだいに，自ら近寄って指導者を呼ぶことができるようになり，写真も複数枚から的確に選んで渡し，音声言語による表出を伴うようになった。最終的には音声言語による2語文の要求が可能になった。選択行動が定着したことにより，4～6枚の指示された絵カードを取って渡すことができるようになった上，指示された語彙を言いながら自己修正する姿がみられた。家庭では，「アイスちょうだい」と2語文による表出や「おちゃづけたべる」と動作語を使用した要求語彙がみられるようになった。泣いて拒否することは少なくなり，ことばで「やだ」と伝える場面が増えた。訓練時にも欲しい物がないときには「○○な～い」と報告する場面がみられた。保育園では，友達に「ボールボール」と言いながらボールを渡し，自分から遊びに誘う姿がみられた。このようにコミュニケーション機能の拡大がみられ，ことばで行動を統制する様子もみられた。

④ 課題や遊びを通じて，共感的で良好なコミュニケーションの成立を促す働きかけへの反応（コミュニケーション面）

　　写真を渡しながら「玉入れください」と声をかけるように促した。写真の正しい呼称ができるまで時間を要したが，それ以降は写真を見ながら，音声言語で要求できるようになった。この時期は，家庭で音声言語による表出が認められた時期とほぼ同じであった。これらの遊びを楽しみにして，課題が終わりに近づくと笑顔がみられるようになった。

7．再評価

① 発達：新版K式発達検査2001（6：5時）
　発達指数（DQ）34，発達年齢（DA）2歳2か月
　〔姿勢・運動32（2：0），認知・適応39（2：6），
　言語・社会30（1：11）〕
　　苦手な積木の課題にも取り組むことができる一方，音声言語で応

答ができず，泣くことがある。しかし，検査終了まで離席はない。認知面では，トラックの模倣が可能であったが，四角構成は不可能であった。

言語面では，絵の名称では音声言語による表出が可能であった。絵指示は通過したものの身体各部については応じることに抵抗がみられ，不通過となった。応答性は，改善したものの課題が残っている。

② 言語発達：国リハ式〈S-S法〉言語発達遅滞検査（6：5時）
Ⅱ群（コミュニケーション態度非良好），C群a（全体的遅れ）
- 記号形式-指示内容関係の段階：段階3-2（音声記号）
- 受信：事物名称成人語8/8（4枚ずつで実施），動作語4/5，身体部位5/6，色名2/4，大小不可能。2歳前後レベル。
- 発信：事物名称成人語13/16，身体部位6/6，動作語2/5，大小不可能，色2/4。2歳レベル。
- 認知（動作性知能の一部）・記憶：10種図形7/10，積木の構成，描線縦・横，円で可能。2歳半レベル。

③ コミュニケーション

音声，単語模倣だけでなく，積木や描画などの構成している様子に注目し，模倣する姿がみられるようになった。日常生活において，音声言語による指示理解が増えたことで，行動が統制されている。コミュニケーション機能については，要求のみでなく，報告，勧誘などにも広がっている。

8．指導方針と実施計画

言語能力に応じた方法や環境設定で見通しをもたせたことにより，他者への注目が高まり，働きかけに応じることができるようになった。また，音声言語による適切な表出手段を獲得したことで，まわりとの肯定的なやりとりが増え，拒否的な行動が減少した。表出は，単語中心から2語文の表出へと広がりがみられた。

今後も，事物名称や動作語を中心とした理解・表出語彙の拡大に加え，大小や色の概念理解の獲得をめざしたい。

① 音声言語を理解し，音声言語で応答する力を身につける。
② 理解・表出語彙の拡大を図るとともに，大小や色などの概念的な学習を行う。
③ 日常生活場面において他者からの働きかけに応じられ良好なコミュニケーションが成立するようにする。

9．まとめと考察

重度知的障害であり，全体的な発達の遅れが認められた本児に対し，言語理解，表出，コミュニケーションを中心に総合的に指導し

> た．指導内容に手を操作する課題を取り入れることで認知面の伸びや行動面の改善をめざした．約1年間の指導によって，他者からの働きかけに応じられる場面が増加した．また，身ぶりやサイン，音声言語による指示理解が可能となり，コミュニケーションの成立場面が増加した．しかし，さらに事物名称や動作語を中心とした理解・表出語彙の拡大をめざし，大小や色の概念理解が目標である．今後もさまざまな場面において良好なコミュニケーションが成立することを目的に，家族指導を含めた訓練の継続が必要である．

● 言語聴覚療法の評価・診断のポイント

- 検査場面以外の行動評価，特に，言語聴覚士と養育者に対するコミュニケーションの違いも評価するとよい．また，本児のように音声言語があるものの，コミュニケーション意欲が低い場合は「わがまま」などと性格の問題にされる場合があるが，理解面やコミュニケーション面に問題があることを明確にし，その点を支援する訓練を家族と協働してスモールステップですすめる必要がある．
「国リハ式〈S-S法〉言語発達遅滞検査」の受信面の評価は，カードの手渡しで応じることが基本であるため，コミュニケーション面の評価も同時に行いやすい．
- 家庭や保育園での遊び，通所している施設（保育所，療育機関，医療機関など）の様子を聞き取ると，指導や教材選択に役に立つ．
- 指導前後はできれば同じ検査で評価したほうが，変化がわかりやすい．

● 言語聴覚士介入のポイント

- 訓練への拒否的な態度や性器いじりのような行動上の問題があると，問題行動のみが焦点化されがちだが，言語面の評価を行い，そこから導き出される支援を行うことで行動が改善される場合がある．知的障害の程度やさまざまな要因により，言語訓練が難しい場合もあるが，客観的かつ科学的な分析を行うために，訓練前後の評価や訓練期間，訓練手続きに加え，生活場面における行動の変容を記録しておきたい．

参考文献
- 佐竹恒夫，小寺富子，倉井成子編：言語聴覚士のための言語発達遅滞訓練ガイダンス，医学書院，2004．
- 大石敬子，田中裕美子編著：言語聴覚士のための事例で学ぶことばの発達障害，医歯薬出版，2014．
- 佐竹恒夫，東川健：発達障がいと子育てを考える本 ②はじめてみよう ことばの療育，ミネルヴァ書房，2010．
- 松田祥子編：日本版マカトン・サイン核語彙，旭出学園教育研究所，1989．

B　ダウン症

1．症例基本情報
- 対象児：4歳11か月　男児
- 利き手：左（家族に左利きはいない）
- 主訴：ことばの発達が遅れている

＜医学的情報＞
- 医学的診断名：ダウン症
- 合併症：遠視，乱視，偏平足
- 既往歴：先天性代謝異常の検査にてクレチン症の疑いで大学病院を受診したが，特に異常はなかった。しかし，顔貌より染色体検査にて21トリソミーと診断された。1歳10か月時に同大学病院泌尿器科にて停留精巣の手術を受けた。
- 発達歴：胎生期，出産時異常なし。在胎週数37週，生下時体重2,570g。運動発達では定頸4か月，寝返り5か月，座位1歳くらい，独歩2歳で10歩程度。言語発達では喃語はあったが初語は遅れ，1歳6か月ごろから時折「マンマ」と言うようになったものの，それ以降ことばが増えなかった。
- 家族歴：特記事項なし。

＜生活面の情報＞
- 家族構成：父（自営業），母（専業主婦），兄（4歳上），姉（2歳上）の5人家族。兄，姉の言語発達に遅れはない。
- 教育歴：診断後，発達の遅れに対して大学病院にて治療教育を受けていたが，2歳1か月になり言語訓練を希望して当院リハビリテーションセンターを受診した。2歳3か月から現在まで言語訓練と作業療法を継続している。
- 母子関係：母子の信頼関係は良好で，不安になると母の膝の上に座りに行く様子がみられた。母は教育熱心である。
- 集団生活：3歳になって姉のいる保育園に通い始めた。現在保育園年中保育園では加配保育士がついて，できないところの支援や集団への誘導などをしてくれていた。
- 好きな遊び：通院当初からアンパンマンが大好きで，家にあるアンパンマンのぬいぐるみを離さずに持ってきていた。また，当初から母に絵本を読んでもらいたがり，車の絵本や「いないいないばぁ」などの赤ちゃん絵本を読んでもらっていた。
- 性格：不安になると母の膝にのる場合もあったが，母と一緒にいると新しい人や物，遊びに興味をもち，喜びの表情で他者とのアイコンタクトがみられ，手をたたいて喜ぶなどの行動表現が豊かであった。4歳以降になるとしたくないことに対して横を向いたり，わざ

対象児のプライバシー保護の観点から，症例情報における年月日表記などは伏せるようにする（第3章-8参照）。

と違うことをするなどの行動が増加し，「いや」と言う表現をするようになった。
- 手帳：1歳6か月時に児童相談所で田中ビネー知能検査を受けIQ53（軽度知的障害）にて療育手帳「B」を取得した。

＜施設内からの情報＞
- 作業療法士：開始時の2歳3か月にKIDS乳幼児発達スケールを実施し，運動1歳4か月，操作1歳5か月，言語（理解）1歳4か月，言語（表出）11か月，概念は未発達，社会性（対子ども）1歳2か月，社会性（対大人）1歳4か月，しつけ2歳0か月，食事1歳1か月であった。

　作業療法士との遊びを通して上肢・体幹機能の獲得とダイナミックな運動の向上，成功体験を通して遊びを拡大することを目的として訓練を継続した。ADLやさまざまな遊びを行うことで，目的が達成され，身体の使い方がスムーズにしかも活発になった。4歳くらいからふざけることが増え注意散漫で自分の好きなことをしようとするなどの行動も出てきた。目的を達成したので，就学時点で終了する予定になっている。

- リハビリテーション医師：2歳1か月の初診時の面接および遠城寺式乳幼児分析的発達診断検査を実施した。移動1歳3か月，手の運動1歳3か月，基本的習慣1歳5か月，対人関係1歳8か月，発話11か月，言語理解1歳5か月であり，運動発達の遅れと認知・言語発達の遅れがあり，言語療法と作業療法にて経過をみていく。

KIDS (Kinder Infant Development Scale)

2．評価
- 言語病理学的診断名：知的障害（中等度）

1）全体像
　社会性は良好で，他者の行動に興味をもち，大人の与えた課題に取り組むことが可能である。初期の対人関係を基盤にしたコミュニケーションの基盤ができており，言語訓練場面では何をするかの予測もできているので机上課題が可能となっている。これまでの支援により単語レベルでの表出（呼称）は可能となったが，発話は不明瞭で，幼児語やワードパーシャルでの表現である。好きなものとそうでないものがはっきりとしてきて，嫌いなものは拒否するなど自らの意思を行動で明確に表現する。絵本も自分の見たい本やそのページしか見ず，読んであげようとしてもページをめくってしまうなどの行動が出始めている。初期には身振り表現が多かったが，現在では言語での表現が増えてきている。しかし，言語は理解，産出ともに十分ではなく，コミュニケーションの多くは指さしや身振り（花や魚，鋏などの名詞も）を使用する。

2）評価項目

① 聴力：10か月時に施行した ABR で問題はなかった。

② 発達

（1）新版 K 式発達検査2001の発達年齢と発達指数の経過❶

　＊ CA：生活年齢，DA：発達年齢，DQ 発達指数

初回時	CA 2：02	姿勢−運動	DA 396日	DQ 50
		認知−適応	DA 392日	DQ 51
		言語−社会	DA 406日	DQ 51
		全領域	DA 495日	DQ 50
再評価時	CA 2：11	姿勢−運動	DA 526日	DQ 50
		認知−適応	DA 535日	DQ 51
		言語−社会	DA 644日	DQ 61
		全領域	DA 557日	DQ 53
第3回評価	CA 3：05	姿勢−運動	DA 24か月	DQ 59
		認知−適応	DA 660日	DQ 53
		言語−社会	DA 688日	DQ 55
		全領域	DA 677日	DQ 54
第4回評価	CA 4：04	姿勢−運動	DA 24か月	DQ 47
		認知−適応	DA 25か月	DQ 49
		言語−社会	DA 688日	DQ 44
		全領域	DA 24か月	DQ 47
第5回評価（今回）	CA 4：11	姿勢−運動	DA 28か月	DQ 47
		認知−適応	DA 25か月	DQ 42
		言語−社会	DA 713日	DQ 40
		全領域	DA 25か月	DQ 42

ABR：auditory brain-stem response 聴性脳幹反応

❶学生が第5回の新版 K 式発達検査を実施した。

（2）新版 K 式発達検査2001の通過項目

　3領域の1：0〜3：0（第3葉）の通過（＋），不通過（−）の項目を領域ごとに示した。表1に姿勢−運動，表2に認知−適応，表3に言語−社会を示した。

表1　姿勢−運動

生活年齢	歩く・23歩	片手支持登る	片手支持降りる	手すりで登降	両足降り	飛び降り	交互に足を出す	ケンケン
2：02	＋	＋	＋	−	＋	＋	−	−
2：11	＋	＋	＋	−	＋	＋	−	−
3：05	＋	＋	＋	＋	＋	−	−	−
4：03	＋	＋	＋	＋	＋	＋	＋	＋
4：11	＋	−	−	−	−	−	−	−
5：06	＋	＋	＋	＋	−	−	−	−

表2　認知-適応

生活年齢	積木の塔2	丸棒例後	瓶から出す	なぐり書き例前	包み込む	積木の塔3	はめ板全例無	円板回転	予期的注視	2個のコップ	積木の塔例後	はめ板角板例後	形の弁別I 1/5	円錯画模倣	入れ子3個	3個のコップ	積木の塔6	角板例前	積木の塔8	横線模倣	記憶板	トラック模倣	形の弁別II	縦線模倣	折り紙I	入れ子5個	四角構成I	折り紙II	十字模写	円模写
2:02	−	+	−	+	−	−	−	−	−	+	−	−	−																	
2:11	+	+	+	+	+	+	−	−	+	+	−	−	+	−	−	−	−													
3:05	+	+	+	+	+	+	+	+	+	+	+	+	+	−	+	−	−	−	−	−	−									
4:03	+	+	+	+	+	+	+	+	+	+	+	+	+	+	+	+	−	+	−	−	−	−	−	−	−	−	−	−	−	+
4:11	+	+	+	+	+	+	+	+	+	+	+	+	+	+	+	+	+	+	+	−	−	−	−	−	−	−	−	−	−	−
5:06	+	+	+	+	+	+	+	+	+	+	+	+	+	+	+	+	+	+	+	+	−	−	−	−	−	−	−	−	−	−

表3　言語-社会

生活年齢	指さし行動	語彙3語	絵指示	身体各部	絵の名称I 3/6	2数復唱	絵の名称I 5/6	表情理解I	大小比較	絵の名称II 3/6	用途絵指示	3数復唱
2:02	+	−	−	−								
2:11	+	+	+	+	−	−					−	
3:05	+	+	+	+	−	−	+	−			−	
4:03	+	+	+	+	−	−	−	−			+	
4:11	+	+	+	+	−	−	−	−			+	
5:06	+	+	+	+	−	−	+	−			−	

3）評価のまとめ

　運動面，認知面，言語面ともに遅れが認められた。発達検査では初期には運動，認知，社会性ともに同程度（発達指数50前後）の遅れが認められたが，経過とともに典型発達児の発達に追いつかなくなり，ゆるやかな発達となり，今回（4歳11か月）の検査では発達指数40前後と全体的に発達がゆっくりと進んでいる。さらに運動面や認知面に比較し言語面の発達が少しずつではあるが遅れてきて，発達がよりゆっくりである。本症例は対人関係や物への興味関心は良好で，さまざまな場面において積極的なかかわりをもつことができている。母も教育熱心で児の発達に適切な方法でかかわっている。発達年齢でみると年齢とともにできることが増加し，ことばの理解は名詞も動詞も可能となり，産出面では喃語あるいは身振りだけから幼児語やワードパーシャルの数が少しずつ増えてきている。認知面でも記憶や視覚認知面での形の弁別や描画が可能になってきている。

3．全体像の整理

	肯定的側面	否定的側面
心身機能	#1　聴覚障害はない #2　行動模倣や身振り表現をする	#9　運動面の遅れ #10　認知面（構成や記憶等）の遅れ #11　言語面（理解・産出面とも）の遅れ #12　有意味発話の制限
活　動	#3　コミュニケーション意欲が高い #4　対人関係良好 #5　絵本を読んでもらいたがる	#13　音声コミュニケーションの制限 #14　自己中心的な活動（いやなことはしない）
参　加	#6　家族（父母，兄姉）との交流良好 #7　祖父母との交流の機会もある #8　保育園で保育士や同年齢児からの働きかけが多い	#15　同年齢児と同じ遊びはできない #16　自己中心的な参加
	促進因子	阻害因子
環境因子	#17　母親が教育熱心 #18　兄妹が遊んでくれる #19　保育士の理解ができている	
個人因子	#20　活発な性格 #21　身振り表現で応答する	#22　自己中心的

> ICFの分類に関しては，国際生活機能分類，中央法規出版，2002年に準拠。

4．指導方針

　初期には認知面を中心に道具（玩具）の意味の理解（適切な使用），理解語彙の増加，発声量の増加を目的として遊戯療法を実施した。玩具に興味をもち，大人のすることをしたがり，玩具を操作できるようになったことで，マッチングすると音が出る型はめを使い，動物や乗り物などの名詞の理解と動物の鳴き声などの音声模倣を促した。次に絵本での動物などの絵の指さしを幼児語から成人語に変えていった。書くことにも興味をもたせ，なぐり描きから円錯画，横線から簡単ななぞり，絵と絵の線結び，ぬり絵も行った。母に家で表出された単語の記録をしてもらった。約6か月ごとに新版K式発達検査2001にて評価し，その結果から訓練目標と訓練内容を吟味し，変更していった。

5．訓練計画
1）目標
- 長期目標（就学まで）
  ① 表出面では2語連鎖（助詞はない，音韻不明瞭でも構わない）での表現ができるようになる。

② 文字言語を利用して構音の明瞭度を上げる。
③ 1～10までの系列を並べることができる。
④ 空間認知および構成面の向上（例：描画において丸の中の丸と丸の外の丸を認知し，描き分けることができる）。

- 短期目標
  - 第1期（9か月）
    ① 道具の意味を理解し，適切な道具の使用ができる。
    ② 他者の行動や音声に興味をもち，行動模倣や音声模倣ができる。
  - 第2期（6か月）
    ① 幼児語での単語の理解を促し，絵の指さしができる。
    ② 行動模倣と音声模倣ができる。
    ③ 物や絵の概念を理解する。
    ④ 空間認知と構成面，色概念の発達。
  - 第3期（11か月）
    ① 成人語で理解できる語彙の増加。
    ② 動作語（幼児語の理解の増加）。
    ③ 表出語彙の増加（幼児語でもワードパーシャルでもよい）。
    ④ 空間認知と構成面，色概念の発達。
    ⑤ 自由に鉛筆を使う。
  - 第4期（7か月）
    ① 理解語彙の増加。
    ② 成人語の動詞の理解の増加。
    ③ 表出語彙の増加（成人語での表出）。
    ④ 空間認知と構成面，色概念の発達。
    ⑤ 自由に鉛筆を使う。
  - 第5期（9か月：就学判定委員会の前まで）
    ① 2語連鎖の理解。
    ② 表出語彙の増加（成人語での表出）。
    ③ 文字の表現規則の学習の導入。
    ④ 空間認知と構成面，色概念の発達。
    ⑤ 自由に鉛筆を使う。

2）**訓練内容**
- 訓練内容および具体的実施内容
  - 第1期
    ① 遊戯療法❷にてクーゲルバーンや玉入れなどの玩具を用いて，使い方を例示し，大人のしていることや行動に注目させ玩具の使用法を模倣させる。
    ② 同時に，行動に伴う大人の発話に興味をもつように働きかけ，行動模倣や音声模倣を促す。

❷遊戯療法（play therapy）：こどもを対象に遊びを主なコミュニケーション手段および表現手段として行われる心理療法。治療者は子どもをあるがままに受け入れ，子どもとの温い親密な関係を発展させ子どもが自分の気持ちを完全に表現できるよう許容的な雰囲気につくり出すように配慮する。

- 第2期
    ① 絵本や1枚に3つ（→徐々に4つ，6つ，10つ）の絵が描いてある用紙を見せて，動物の鳴き声や身振りをつけて絵を指さ させる。
    ② 遊戯療法にて行動模倣と音声模倣を促す。
    ③ 音が出るマッチングの型はめ→2枚で1つになる型はめや絵合わせを行い，物や絵の概念を理解する。
    ④ りんごやバナナ，魚などに色を塗ることで空間認知と構成面，色概念の発達を促す。できないときは例示や手をとって実施し，完成したことを共に喜ぶ。
- 第3期
    ① 絵本や絵カードを成人語（できないときは幼児語）で言って示指させる。
    ② 絵本で動作語（幼児語＋動作＝「ぶたさん，えーんえーんしてるよ」など）を聞かせながら指さして一緒に見る。
    ③ 絵本や絵カードを用いて「これ何」と聞いて，幼児語でもワードパーシャルでも応答を促し，できないときは例示する。
    ④ 公文式のパズル（2ピース〜4ピース）や描画，ぬり絵を継続。
    ⑤ 横線や山なりの線のなぞり。
- 第4期
    ① 絵本や絵カードを用いて成人語で言って示指させる。絵本は簡単なストーリーのある絵本（例：ぴこちゃん絵本など）を使用する。
    ② 絵本で成人語の動詞（「泣いてるのは？」）で聞いて示指させる。
    ③ 絵本や絵カード，質問応答（例「この人誰」など）にて成人語での表出を促す。
    ④ パズル（2〜6ピースを全部混ぜて実施する。9ピースも試行する。），描画，ぬり絵を継続。
    ⑤ 絵と絵の線結び。
- 第5期（今回）❸
    ① 絵本で2語連鎖（例「ぶたさん泣いてるよ」）の理解。
    ② 絵本や絵カードで成人語での表出を促す。
    ③ 文字の表現規則の学習の導入として絵本を読むときに1文字ずつ手を当てて読む。お絵かき先生の仮名文字のなぞりをして「あ」が書けたと文字を意識させる。
    ④ パズル（10ピースのミッフィーのパズル），描画，ぬり絵を継続。
    ⑤ 絵と絵の線結びや2文字単語を読んであげて絵と仮名文字を線で結ぶ課題（2音節であることを意識させる）。
- 訓練頻度：月1回，1回60分の個別訓練を実施。母親が同室し，毎回言語訓練したことを家庭でも実施するよう指導した。第5期では

❸第5期は，学生と結果を分析し話し合いながら生活年齢と長期目標，短期目標と合わせて支援プログラムを作成した。

家庭でできるプリント学習課題を宿題として渡す予定。
- 訓練期間：2歳3か月〜4歳11か月の2年8か月間。作業療法は就学をもって終了予定であるが，言語聴覚療法のみ就学後も継続予定。

6．2年8か月間を通じての訓練経過❹

初診時には大人が提案した玩具には興味をもち，もらおうと手を伸ばして「あー」と言って玩具を取り遊ぶが，その玩具を口に入れてしまうことが多かった。玩具の用途に合うような使用の仕方ができずに，なめたり放ったりした。クーゲルバーンや型はめなどでは例示により模倣ができ，できると喜んで手を叩いたり，母を見て嬉しそうに笑った。一つの遊びは短く，次々と玩具を変えた。来室したときにはお礼をして挨拶をし，帰りにはこちらが「ばいばい」と言うと手を振るが，音声での表出（模倣）はなかった。

遊戯療法にて共同注意や物の操作などの認知面や言語理解面，音声模倣の促通を通して，机上課題が可能となった。型はめやパズルなどの認知課題や絵本での物の名称や動作語の理解を幼児語から成人語までの系統的な言語訓練を行い，音声模倣から幼児語（「えんえん」＝泣く）での表現，さらには成人語での産出課題を行った。その結果，成人語での理解ができるようになり，表術面では幼児語やワードパーシャルでの表現が可能になった。産出面では構音（音韻処理の問題を含む）の不明瞭さと語連鎖が未学習である。理解・産出語彙ともに少ない。また，4歳になってからは自我が強くなり，嫌なことは拒否したり，ふざけたりするようになった。この年月を通して「ばいばい」という挨拶は初期には身振りだけであったが，身振りに「ばー」と言う発声が出るようになり，現在では「ばいばい」と言うと「ばいばい」と言って帰るようになった。しかし，音声での表現は少なく，依然として指さしや身振りで示すことのほうが多い。

7．まとめと考察❺

本症例は，染色体異常による胎児期の分裂のときからの生物学的特徴として知的障害のあるダウン症の1例である。そのため，比較的早期から医学的な経過観察のもと，運動発達と認知，言語発達など総合的なアプローチが可能であった。どのような症例でも早期発見・早期介入は子どもの発達において重要である。さらに，これまでの研究によりダウン症は他の知的障害に比較して，認知，社会性に比べ明らかに言語能力の発達が遅れるといわれている。特に文法発達や統語の側面の発達の遅れがあるといわれ，さらに聴覚情報処理が視覚的情報処理や運動的な身振りに比較し，低下があることが示されている。

わが国では幼少期にできる検査が限られており，標準化された検査では，田中ビネー知能検査でのIQ，新版K式発達検査2001での姿勢

❹訓練経過における症例の発達（何がどのように発達したか）を検討することは，今後の方針を考える上で重要。

❺対象児の臨床像がこれまでの研究成果とどのように類似し，どのように異なるのかを知ることは重要で，必ず文献的考察をすること。文献的考察をすることで予後の見通しができ，今後の方針の設定に役立つ。

−運動，認知-適応，言語-社会の3領域の検査結果での比較しかできていない。そのため各領域間あるいは入力の情報処理の違いによる能力の差異は明確になってはいないが，最初は領域全体の発達指数が50前後であった。

　本症例は，発達はみられ，できることも増加しているが，第5回目の評価では発達指数が40程度になってきている。この約3年間の経過において典型発達児の発達指標に比較して全体的にゆるやかな発達経過であり，さらに運動面や認知面に比較して言語面の発達がゆるやかになってきている。

　典型発達児では2歳以降2語連鎖とともに語彙の増加や統語面の発達もみられ，急速に発話の長さが伸び，言語の情報処理の質量ともに発達していく。しかし，ダウン症の場合，幼少期からの音韻，語彙，統語といった言語の形式的側面や意味内容の獲得に困難を示し，胎児期からの生物学的特徴から達成に制限があり，時間を要する。

　本症例ではさまざまな社会的興味関心をもち，積極的な社会参加があり，環境から積極的に取り入れることが可能であったが，ことばの理解のみならず，道具の意味の理解もなかった。また喃語からことばの産出への移行にも年月がかかり，当初から発声量も少なかった。積極的な言語学習を行い，典型発達児と同様理解語彙が増えた後にやっと幼児語での表現やワードパーシャルがみられ，さらに成人語への移行にも長い年月を要した。統語の獲得の前の語彙獲得のレベルにおいても典型発達に比較し発達が緩徐であった。また，ダウン症には一般的に聴覚的情報処理の弱さがあるといわれていることから，聴覚的な入力処理である音韻意識の発達においても障害があり，そのため成人語の分節化された音形式における音韻処理が困難で，構音の問題になってきているものと考えられた。今後，苦手な聴覚情報処理を得意な視覚情報処理で代償するための学習，すなわち文字を利用した学習にもっていくことが重要であると考えている。

　就学前に文字学習を訓練内容の中心にしていくことは，構音の明瞭度や統語の学習には必要である。第5期言語訓練では1音1文字の表現規則から対応規則の学習にもっていけるように文字の形式，意味学習をすすめていくような訓練内容を考えた。本症例は身振りでのコミュニケーションからことばを使ったコミュニケーションが可能になってきた。今後は獲得した文字を利用して発話の長さや統語面，明瞭な構音でのコミュニケーションの発達を目標として言語訓練を継続していきたい。

●言語聴覚療法の評価・診断のポイント

- ダウン症は体細胞の第21番染色体の一部の余分な複製によって知的障害が引き起こされる発達

障害である。運動面，認知面，言語面のすべての発達領域にわたって典型発達児の発達と比較し，全体的にゆっくりしたペースで進み，その精神年齢に相当する能力を獲得していくといわれている。3つの領域のなかでも言語が運動や認知の発達に比べて遅れ，年齢が高くなるに従い健常児と比較して差が開いていくことなど，典型発達児の発達とは異なる特徴をもっているといった研究もある。

- これらのことを考え，私たち言語聴覚士は症例の全体的な発達指数に惑わされず，領域別の評価とともに検査結果だけではなく，家庭や保育園での生活のなかでの能力と運用を聴取したり，毎回の訓練のなかで詳細な観察も評価として取り入れていかなければならない。言語訓練場面では限られた表現しか出現しないため，家庭で出現した語彙の記録をとることなども重要な評価である。知的障害という診断名だけで，全体的に遅滞していると断定してはいけない。原因や家庭環境によって症例の個としての発達の特徴は異なっているものであり，実際に個人差があるのも事実である。

● 言語聴覚士介入のポイント

- ダウン症は，その顔貌の特徴から早期に診断がつき，早期介入が可能である。しかしながら，早期に発見されても言語の系統的な訓練は困難で，前言語期のコミュニケーションや認知面に焦点を当てた介入が重要となる。物や人への興味，物をどう扱うか，人はどのように行動しているか，どのような表情をしているかなど大人の行動を参照し，言語発達の基盤となる共同注意や模倣行動を育てることに焦点を当て，楽しい遊戯療法を行った。さらに本症例では母親が教育熱心で，膝に乗せて絵本を読んであげていたことも言語訓練に活かせる材料であった。絵本の絵を見ることが，2次元としての物の存在とラベルづけ（語彙学習）と指さし行動（語彙理解）の発達に役立った。第2期からの絵本や絵カードを利用した机上での言語学習が早期に導入できたことにつながったと考える。机上学習ができるようになるとさまざまな認知課題の導入が可能となり，型はめやパズル，ぬり絵，描画の認知構成課題，さらには文字学習の導入の基礎として実施できるようになっていった。

- 前言語期から単語獲得期まで発達した本症例ではあるが，就学まであと1年間でどのような介入が必要であるか，第5期の支援プログラムの実践と次の第6期の支援プログラムが重要であると考える。就学後の系統的な学習への介入における質を提供することは言語聴覚士の重要な仕事である。

参考文献

- Kemper TL：Neuropathology of Down syndrome. L Nadel（ed），The Psychobiology of Down Syndrome, pp.269-289, MIT Press, 1988.
- 斉藤佐和子：ダウン症児者の言語発達に関する最近の研究. 聴能言語学研究 19（1），pp.1-10, 2002.
- Flower AE：Language abilities in children with Down syndrome：evidence for a specific syntactic delay. Cicchetti D, Beeghly M（eds），A Developmental Perspective, pp.302-328, Cambridge University Press, 1990.
- Rondal JA：Language Rehabilitation. Rondal JA, Quatino AR（eds），Therapies and Rehabilitation in Down Syndrome, pp.63-89, Wiley Blackwell, 2007.

C ウィリアムズ症候群

1．症例基本情報
- 対象児：6歳7か月（保育園年長）　男児
- 利き手：右
- 主訴：質問に答えられない，おしゃべりが止まらない，文字が書けない

＜医学的情報＞
- 医学的診断名：ウィリアムズ症候群❶
- 合併症：なし
- 現病歴：1歳のときに当院の遺伝科で遺伝検査を実施。ウィリアムズ症候群と診断される。その後，当院の小児科で発達フォローを受けつつ，地域の療育センターで理学療法，作業療法，心理相談（発達相談）を受けた。3歳7か月より保育園に通い始めた。入園後，言葉が増え始めた。4歳過ぎから単語が出始め言語面は急速に伸びていたが，上記のような主訴あり。それまでは療育センターで発達相談を受けていたが就学に伴い終了となったので，当院の主治医に相談があった。
- 既往歴：滲出性中耳炎，大動脈弁上狭窄
- 治療歴：2歳5か月で滲出性中耳炎と診断され経過観察中
- 発達歴：妊娠経過，胎児発育に異常なし。在胎40週5日，生下時体重3,125gで出生。Apgarスコア9/10，仮死なし。軽度黄疸が認められ3日間光線治療を受けた。生後7日，心雑音を聴取し心エコーの結果，大動脈弁狭窄と診断。運動発達遅滞を認め，定頸6か月，寝返り8か月，座位1歳4か月，独歩2歳5か月だった。初語は3歳10か月，2語文は4歳1か月。人見知りはなく，大人に対してはいつもニコニコしていた。同年代の子どもと一緒に遊ぶことは好まず，先生や大人と一緒に遊ぶことが多かった。
- 画像所見：頭部MRI異常所見なし。
- 神経学的所見：脳神経異常なし，眼球運動正常，筋緊張低下あり，深部腱反射異常なし。

＜生活面の情報＞
- 家族構成：父（会社員），母（専業主婦），姉（小学5年生）。姉に発達の問題はない。
- 母子関係：良好。最近言うことを聞かず，的外れな返答が返ってくる。また，同じことを何度も繰り返して言うので母親はイライラしている。
- 集団生活：小学1年生。支援学級（知的障害クラス）に在籍。
- 主な養育者：母親。土日は父親も子育てや家事に協力してくれる。母親の両親が近くに住んでいて，必要なときはサポートを提供して

対象児のプライバシー保護の観点から，症例情報における年月日表記などは伏せるようにする（第3章-8参照）。

❶ウィリアムズ症候群の障害特性：①知的発達の遅れ，②視空間認知の障害，③多弁，④衝動性が高い，⑤人なつこい，⑥心配性。

くれる。
- ADL：食事は主にフォークとスプーン。箸は練習中。トイレは日中のみ自立。夜はオムツを使用している。着脱は簡単な洋服は可能。
- 興味関心：音の出るおもちゃが好きで遊ぶこともあるが，家では何もしないでゴロゴロしていることが多い。また，一人で遊ぶのが苦手で母親や姉に一緒に遊ぶようにせがんでくる。
- こだわり：特定の音が苦手で，その音がしないことを何度も母親に質問をする。最初は母親も安心させるように大丈夫であることを伝えていたが，同じことを何度も確認するのでイライラして叱ってしまう。
- 手帳：療育手帳Ｃ判定❷

❷手帳の有無，判定はそれによって受けられる公的サービスが変わってくるため，最初に確認する。

＜施設内からの情報＞
- 小児科医師：母親は子どもの特性を理解してかかわろうとしている。
- 耳鼻科医師：聴力低下は認められない。
- 作業療法士：ボディイメージの弱さや知覚－運動の変換が苦手。主に，粗大運動を用いてボディイメージの確立と，目と手の協調運動を促すために作業課題を行っている。
- 音楽療法士：音楽に合わせながら身体を動かし，身体イメージと空間把握を獲得することを目的に音楽療法を行っている。身体の動きの感覚フィードバックが弱いので，音をフィードバックに用いている。

＜関係機関からの情報＞（母からの聞き取り）
- 保育園の担任：保育園に入園した時（3歳7か月）はほとんど有意味語を話さなかったが人なつこい性格で先生の近くにいつもいた。同年齢の子どもとはあまりかかわりがなかった。入園してからしばらくすることばが徐々に増えた。自分でできないことはすぐに先生に助けを求めやってもらうことが多かった。
- 支援級の担任：多弁で先生にべったり。質問に対してはちぐはぐな応答をすることも多い。書字課題になると飽きやすく離席も多い。

2．評価
- 言語病理学的診断名：知的能力障害

1）全体像
　初診時，言語療法室に移動する際，まったく人見知りを示さず自分から言語聴覚士と手をつないだり，一方的に話し始めるなど人なつこい印象の強い児であった。質問応答検査に対しては一生懸命答えてくれるが，母親に正答を確認すると記憶違いであったり，時系列の誤りが目立った。また，発音の聞き取りにくさにより母親に確認する必要があった。一人遊びの観察場面では，すぐに母親や言語聴覚士の注意を引きたがり，1人で集中して遊ぶことの難しさがある。飽きてくるとマットの上でゴロゴロし始めた。

2）評価項目

① 聴力[3]：耳鼻咽喉科で実施済み。聴力に異常は認められなかった。

② 発語器官：特記事項なし。

③ 知能：心理外来でWISC-Ⅳ知能検査を実施した（生活年齢：6歳6か月）。その結果，FSIQは62だった。言語理解と知覚推理の間に有意な差が認められた（出現率は7.7%）[4]。

④ 言語発達：言語療法でLCスケール（言語・コミュニケーション発達スケール）を実施した（生活年齢：6歳7か月）。LC年齢は3歳11か月，言語表出は4歳4か月，言語理解は3歳6か月，コミュニケーションは4歳5か月という結果であった（表1）。

表1　LCスケール結果まとめ

領域別結果	総合	言語表出	言語理解	コミュニケーション
領域別総得点	85	29	24	33
LC年齢（LCA）	3：11	4：4	3：6	4：5
LC指数（LCQ）	—	67	—	67

LCによって明らかになった言語面の問題点を『LCスケール領域別まとめシート』[5]にまとめて問題点を把握した。

⑤ コミュニケーション：質問応答検査の「日常的質問」を実施した（生活年齢：6歳7か月）。日常的質問は4歳後半であった。名前や年齢のような定型の質問は回答可能であったが，「今日は何をして遊びましたか？」では昨日遊んだことを答えたり，「今日のお昼は何を食べましたか？」では自分の好きな食べ物を答えてしまうといった誤りがあった。また，同じことを繰り返し，話にまとまりを欠いていた。

⑥ 視空間認知：指を当てながら積木を数えるときに，積木にうまく指が合わせられず，ずれたり，端をさすことがある。また，ブロックをはめるのに手間どっていた。今後，フロスティッグ視知覚発達検査を実施予定。

⑦ 読み書き評価：ひらがな1文字の読み可能。単語は逐次読み。特殊音節の読みは不可。ひらがなは名前の一部の書字は可能（図1）。

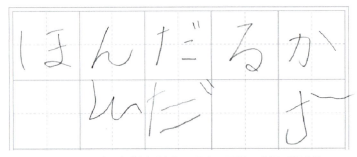

図1　ひらがな書字例〔上段：見本，下段：本児（仮名）〕

[3] ウィリアムズ症候群の50%以上に慢性中耳炎，滲出性中耳炎，聴覚過敏がなどの耳の疾患が認められる。
WISC-Ⅳ（Wechsler Intelligence Scale for Children Fourth Edition）

[4] 出現率は重要。どの程度の確率で出現する有意差なのかを示すことで，支援の必要性がわかる。

[5] 学苑社のホームページよりダウンロードできる。

3）評価のまとめ

　本児の知的発達には軽度の遅れが認められ，知的能力障害と考えられる（DSM-5）。言語症状の特徴としては，言語理解と言語表出の間に乖離が認められた。人なつこく，多弁なため，コミュニケーションが良好な印象をもつが，やりとりがちぐはぐなことがある。これは表出に比べて理解が低く，理解していないのに流暢に話すためだと考えられる。また空間把握に苦手さが認められ，書字の習得に影響していると考えられる。

　行動面では特定の音に過敏性があり，それに対する予期不安のため，確認行動や回避行動がみられる。またこだわりの特性から，何度も同じことを話したり尋ねたりするといった問題行動がある。

3．全体像の整理

	肯定的側面	否定的側面
心身機能	＃1　聴力良好 ＃2　音声・発語機能良好 ＃3　情動機能良好 ＃4　音楽能力良好	＃1　知的発達遅滞 ＃2　視空間認知の特異性 ＃3　聴覚過敏 ＃4　注意機能の低下 ＃5　筋力低下
活動	＃5　コミュニケーション意欲あり ＃6　大人とのコミュニケーション良好	＃6　言語理解の制限 ＃7　質問応答の困難さ ＃8　非言語的メッセージの理解の制限 ＃9　読み書き習得に困難さあり ＃10　手先の不器用さ
参加	＃7　家族関係良好 ＃8　学校適応良好	＃11　同年代集団とのかかわりが苦手
	促進因子	阻害因子
環境因子	＃9　支援級在籍 ＃10　家族は協力的 ＃11　学校は協力的	＃12　障害理解が弱い
個人因子	＃12　人なつこい	＃13　依存性が高い

ICFの分類に関しては，国際生活機能分類，中央法規出版，2002年に準拠。

4．指導方針

　言語療法では初期には語彙理解を広げ，語連鎖や統語構造の理解を深めていく。併せて，質問に正しく答えられるように，やりとりと説明をする練習をしていく。書字に関しては，視空間認知の特徴を評価しながら，書字に必要な基礎スキルを習得していくことと名前の書字を習得することを目標とする。

5．訓練計画
月1回の言語療法
1）目標
- 短期目標
  - 第1期（3か月）：語彙理解と語連鎖の訓練
    鉛筆の持ち方，運筆（直線）折れ線
    名前を書く練習
  - 第2期（3か月）：疑問詞の訓練①
    曲線，円を書く練習，点結び
    氏名を書く練習
  - 第3期（3か月）：状況絵の説明，疑問詞の訓練②
    ひらがな文字の練習
  - 第4期（3か月）：受動態の理解
    ひらがな文字の練習
- 長期目標：質問の意図を理解し，正しく答えられるようになる。書字では名前を書けるようになる。

2）訓練内容
- 訓練内容および具体的実施内容

　訓練内容は第1期から連続しているので，第1期からの訓練内容を継続し，難易度は児の習得度に合わせて変えていく。

  - 第1期：絵カードやゲームを用いて，形容詞・動詞などのことばの意味を学ぶ。また，動作カードや絵本を用いて文章をつくったり，プリント課題で格助詞を学ぶ。訓練開始期なのでことばのゲームなどを用いてできるだけ楽しく訓練ができるように工夫する。書字に関しては言語化しながら書き方を覚えていく。
  - 第2期：「何」「誰」「どこ」を中心に絵カードやアニメの一場面などを用いて答える練習をする。ビンゴゲームなどのゲームの中で〇や×などを描くことを通して，書くことが楽しくなるような課題を中心に行う。名前は引き続き言語化を用いて定着させていく。絵描き歌などの遊びも取り入れていく。
  - 第3期：状況絵を用いて説明をする練習をする。併せて，「いつ」「どれ」などの疑問詞に答える練習をする。ひらがな文字はホワイトボード等を利用し，運動記憶化していくことを目標にする。空間把握の訓練（運動-知覚）として的当てやボーリングなども取り入れていく。
  - 第4期：紙芝居❻や絵本を用いながら，「する」「される」の理解を深める。さらに第3期で習得した疑問詞に答える練習として紙芝居の内容について質問応答を行う。
- 頻度：1か月に1回。60分の訓練の後に，母親と訓練内容の説明とホームプログラムの説明とフィードバックを行う。また環境調整と

❻ストーリーを聞きながら，内容について記憶していくことでワーキングメモリーの訓練にもなる。

して，児の特性を訓練中の反応をもとに説明し，理解を深めてもらう。その上で，どのような工夫や支援が必要かを説明していく。
- 訓練期間：1年間

6．考察
1）評価根拠
　ウィリアムズ症候群は特徴的な妖精様顔貌（<u>厚い唇</u>，長い人中，大きな口，<u>鼻根部平坦</u>，<u>腫れぼったい上眼瞼</u>，<u>頬が丸い</u>），知的発達の遅れ，大動脈弁上狭窄による症状，<u>特殊な認知パターン</u>，そして特徴的な性格（<u>過剰に陽気で多弁</u>，カクテルパーティー様，<u>音楽的な感性をもつ</u>），乳児期の高カルシウム血症といった臨床像（アンダーラインは，本児で認められた所見）をもっている隣接遺伝子症候群（エラスチン遺伝子を含める染色体7q11.23領域の複数遺伝子の微細欠失）である[1]。発生頻度は1/20,000人。男女差なし。症状は進行性であり，加齢によって精神神経面，高血圧などの問題があり生涯にわたって医療的，社会的支援が必要となる。

　言語療法では特に発達と認知の特徴を基礎に評価をしていった。認知機能の特徴としては，言語能力に比べて空間認処理や構成が著しく苦手という特徴がある。

　言語は視覚認知よりも優れているが特徴はある。そのなかの一つは，言語理解能力が表出能力に比べて劣ることである。ウィリアムズ症候群の子どもたちは語彙が多く，よくしゃべるので，十分理解していないことに気づかれないことがある。そのため，LCスケールで言語理解・表出・コミュニケーションを評価した。

2）治療方針決定の根拠
　LCスケールの結果，言語理解が言語表出およびコミュニケーションと比較して約10か月の遅れがあることが示された。さらに領域別まとめシートでまとめたところ，「語操作期～発展期」の移行時期であることが読み取れた。具体的には，語彙よりも語連鎖・統語，語操作・談話に1年ほどの遅れがみられた。特に疑問詞の問題はすべて誤答，助詞やその位置，受動態の理解が困難であった。これは「質問に答えられない」という主訴とも一致する。さらに状況の理解や説明といったところが通過・不通過の境界ラインだった。結果をもとに，「言語・コミュニケーション発達の理解と支援プログラム」[2]を参考に訓練内容を決定した。

3）考えられる問題
　本児には療育経験があり訓練には慣れてはいるが，集中力が短く嫌なことがあるとうつぶせになったり，好きな話をしてしまうといった回避行動がみられた。また，訓練は1か月に1回しか行えないため，家での訓練が必要となる。その場合，無理にやらせようとすると親子

関係が悪くなる可能性があり，やり方に関しては言語聴覚士が両親に注意点を伝えていく必要がある。

＜引用文献＞
1) 大澤真木子，中西敏雄監修：ウィリアムズ症候群ガイドブック，中山書店，pp.6-9，78-83，2010.
2) 大伴潔，林安紀子，橋本創一ほか：言語・コミュニケーション発達の理解と支援プログラム―LCスケールによる評価から支援へ，学苑社，2008.

＜参考文献＞
1) オーリー・アドウィン，ウイリアム・ユール：ウイリアムス症候群―教師のためのガイドライン，ウイリアムス症候群の会，1997.
2) オーリー・アドウィン，パトリシア・オウリン，マーク・ディビス：ウィリアムス症候群―親のためのガイドライン，ウイリアムス症候群の会，1996.
3) オーリー・アドウィン，パトリシア・オウリン，マーク・ディビス：ウィリアムス症候群―家族と専門家のためのガイドライン，ウイリアムス症候群の会，1996.

● 言語聴覚療法の評価・診断のポイント

- ウィリアムズ症候群は，障害特性がはっきりしているので，これらの障害特性を中心に評価項目を決定するとよい。
- 同時に，患児の性格や環境要因などを個別に評価する。
- 得意な特性を活かして工夫することで苦手なことに対応する方法を探していく。それを訓練のなかに取り入れる。

● 言語聴覚士介入のポイント

- 子どもとの良好な関係性をつくることが訓練がうまくいく鍵となる。実習で入る際も初日が最も重要である。言語聴覚士がやりたいと思っていることを無理にさせようとせず，児のペースに合わせながら一つでもやれたらいいなくらいの気持ちで接するとよい。
- 病院臨床では多くても月1回しか訓練を行うことができない。そのため，家庭での取り組みが重要となってくる。できるだけ保護者にも訓練を見学してもらい，家で同じような課題に取り組んでもらえるようにする。
- 家族が家で課題を遂行するには工夫が必要である。親の言うことを聞かなかったり，家でやることを嫌がる子どもは多い。ご褒美制度を使ったり，カレンダーワーク（カレンダーにシールを貼っていき，次の訓練のときに言語聴覚士に見せる）を利用したりする。保護者にも失敗を経験させないことが，家庭で訓練に取り組んでもらう際に重要なポイントとなる。

2 自閉症スペクトラム障害

A 知的障害を伴う例

1．症例基本情報
- 対象児：3歳7か月　男児
- 利き手：右
- 主訴：ことばが遅れている。指示が伝わらない

＜医学的情報＞
- 医学的診断名：自閉性障害，精神遅滞（DSM-Ⅳ-TR）
- 合併症：なし
- 現病歴：「指さしをせず，視線も合わない」ため，1歳半健診で経過観察となりフォローアップ療育教室に通級開始。始語は3歳ごろ〔ブー（車）〕。語彙が増えないため，3歳7か月当センターに来所した。
- 既往歴：中耳炎（2歳）
- 治療歴：2歳6か月時，視聴覚センターにて聴力検査を行うも，問題なし。A病院小児科を受診し「自閉性障害」と診断された。
- 発達歴：胎生期，出産時異常なし，満期産，生下時体重3,400g，始歩10か月，始語3歳
- 神経学的所見❶：特記事項なし

＜生活面の情報＞
- 家族構成：父，母，母方の祖母
- 母子関係：母親は受容的で，忍耐強く対応している。
- 集団生活：児童発達支援センターが遠方のため3歳5か月より幼稚園通園
- 主な養育者：母親。家族も育児に協力的
- ADL：食事はスプーン使用，更衣では，脱衣は可能，着衣は半介助，排泄はほぼ自立
- 興味関心❷：乗物の玩具や絵本，パズルを好む
- 手帳：療育手帳B

＜関係機関からの情報＞
- 幼稚園の担任：言語指示行動がとれず，一人で車で遊んでいる。

2．評　価
- 言語病理学的診断名：自閉症スペクトラム障害，知的障害の疑い

対象児のプライバシー保護の観点から，症例情報における年月日表記などは伏せるようにする（第3章-8参照）。

❶医療機関からの情報が得られれば，画像所見や小児神経学的所見も記載する。

❷好きなキャラクターなどの興味・関心事については，実習開始時にも情報を収集し，訓練に活用することを考える。

1）全体像

　初診時は訓練室に入室するや否や，玩具箱に駆け寄り，車を出して並べ始めた。言語聴覚士が車を渡すと受け取るが，車を動かしてみせても興味を示さなかった。検査道具を見せて机に誘うとすんなり着席することができた。10種図形の弁別はふるい分けにより可能であったが，積み木の構成では，見本に積み上げた。しかし見本を台紙に乗せ，B児の前にも台紙を置いて，模倣構成を促すと，構成することができた。視線はほとんど合わなかった。

　母親に，電車をクレーン行動で要求することはあったが，指さしはみられなかった。トランポリン遊びでは笑顔がみられた。

　セッション終了時なかなか遊びが終われなかったが，母の車の写真を撮って見せると，「イコ」とつぶやき，訓練室を出ていった❸。

❸検査場面や自由場面のコミュニケーション態度の観察。

2）評価項目

① 聴力：問題なし。
② 発語器官：ストロー，ラッパ使用可。摂食嚥下動作問題なし（保護者情報）。
③ 構音：/b/，/m/，/k/ の子音が聞かれた。
④ 発達：新版K式発達検査2001
　姿勢・運動（DQ 65），認知・適応（DQ 55），言語・社会（DQ 29），全領域（DQ 49）
⑤ 言語発達：国リハ式〈S-S法〉言語発達遅滞検査
　症状分類はA群b（音声受信未習得　動作性課題＞受信）
　・言語記号の段階は，段階2-3（選択：Cセットのみ可）
　・身振り記号・音声記号の表現はなく，身振り模倣は一部可能。
⑥ コミュニケーション態度：FOSCOM対人コミュニケーション行動観察フォーマット（Format of Observation for Social Communication）31点（所見：非常に多い）。
　指示に対する応答性の困難さ，コミュニケーションの開始の困難さが目立った。特にコミュニケーションの開始においては，要求はあるがその頻度は少なく，注意喚起や叙述的行動もみられなかった。伝達手段（形態）は，動作やクレーン行動が主で，拒否は癇癪や動作，「イヤ」様のことばで表現する。コミュニケーションの内容は，車，電車，パズル，食べ物が主である。
⑦ 自閉度：新装版CARS—小児自閉症評定尺度❹：38点（重度）

❹「CARS（The Childhood Autism Rating Scale）」は訓練室では観察されなかった自閉症スペクトラム障害の特性を知ることができるので，「CARS」の記録がある場合，実習生は記録内容まできちんと読んでおく。

3）評価のまとめ

　本児は動作性能力に比べ言語理解力が低く，表現できる有意味語も少ない。コミュニケーションの機能や伝達手段は限られており，内容にも偏りがあった。母親への愛着行動も限定的であった。言語発達や社会性の発達を阻害する環境要因はなかった。以上より，中度の知的障害を伴う自閉症スペクトラム障害と考えられた。

3．全体像の整理

	肯定的側面	否定的側面
心身機能	#1 聴覚能力良好 #2 身体・運動機能良好 #3 視知覚機能・動作性知能は言語能力に比べ良好	#8 言語理解に制限 #9 状況理解に制限
活動	#4 構造化された課題状況を理解 #5 視覚的記号を理解した行動が可能	#10 言語指示・状況を理解した活動の困難 #11 身振り・音声でのコミュニケーションの制限 #12 対人関係形成の困難
参加	#6 療育教室通級可能 #7 幼稚園通園可能	#13 言語・状況を理解した行動困難 #14 意思伝達困難
	促進因子	阻害因子
環境因子	#15 家族が協力的 #16 母親は受容的で熱心	#18 児童発達支援センターまで遠い
個人因子	#17 乗り物，パズルが好き	―

ICF の分類に関しては，国際生活機能分類，中央法規出版，2002 年に準拠。

4．指導方針

言語の理解・表現力を伸ばす一方，それを生活場面で活かせるように，「構造化」の理解を促す。特にスケジュールの自立的活用が可能になるように指導する❺。言語訓練のプログラムは国リハ式〈S-S法〉言語発達遅滞訓練法の枠組みを参考にする。

❺スケジュールの指導は，一人ひとりのニーズや理解レベルに合った形態や長さのスケジュールを提供し，その自立的活用を促していく。

5．訓練計画
1）目標

- 短期目標
  - 第1期（6か月）
    - ① 提示した実物・写真／絵が，次の活動を予告していることを理解させる。
    - ② 1）種々の教材で「選択」行動を可能にする。見振り記号・音声記号の理解を促す。2）自発的な表現行動を増やす。
  - 第2期（6か月）
    - ① まずは2コマまでのスケジュールの自立的活用を促す。
    - ② 1）音声記号で理解できる語彙を増やす。2）事物対応の身振りの模倣を促し，自発を可能にする。3）伝達の形態を問わず，要求を自発的かつ確実に人に伝えられるようにする。
  - 第3期（6か月）
    - ① スケジュールの自立的活用を促進させる。
    - ② 1）理解できる語彙を拡大し，2語連鎖の理解を促す。2）

身振り表現を確実にする。援助要請や適切な拒否表現を可能にする。3）文字単語＝絵だと，その等価性に気づかせる。
- 第4期（6か月）
  ① 第3期の目標に加え，週間や月間の予定の理解を促す。
  ② 1）2語連鎖，3語連鎖の理解を促す。2）身振り・音声表現可能な語彙や語連鎖を増やす。絵・身振り・音声など様々な手段による表現が，柔軟にできるように促す。3）文字単語と絵の結合が10語以上できるようにする。
- その他：生活場面や来所時に生じた行動上の問題は，随時取り上げ，構造化による理解と，表現コミュニケーションの支援により解決を試みる。
- 長期目標（2年。児童発達支援センター入園まで）
  ① 語連鎖の理解や表現を可能にする。そしてそれらが可能になり，それらが機能的に活用できる環境をつくるために，1日のスケジュールの自立的活用を促す。伝達手段については，伝わらないときに柔軟に手段を変えて，人に対して確実に，かつ自発的に要求や拒否を表現できるようにする。
  ② 保護者が自閉症スペクトラム障害の特性を理解し，行動上の問題を，コミュニケーションの観点から解決できるように支援する。

2）訓練内容
- 訓練内容および具体的実施内容：全期を通して訓練場面は物理的に構造化し，課題学習はワーク（ワーク／活動）システムを利用して行う。状況の意味や課題の意味が理解できないときは，視覚的構造化を試みる。
- 第1期（6月）
  ① 課題学習，プレイ，一人遊び（保護者支援の時間），訓練終了後の活動について，各活動に入る直前に，活動内容を表す視覚的記号（実物，写真）を提示する。その際，当初は次の活動のみ提示し，その後ボード上に並べて掲示し，順番に手渡す。
  　受付や待合室では，保護者に提示してもらう（スケジュールカードは事前に渡しておく）。スケジュールカードを手渡すときは，当該のことばを添える。家庭でも同様の支援を行い，外出時は帰宅するまでのスケジュールを掲示し，活動が終わるごとに，終了を伝えながら，保護者が剥がしていくようにと，助言する。
  ② 1）色や形の分類教材，乗り物のはめ板や切り抜き絵，実物などを用いて選択行動を促し，身振り記号や音声記号の理解を促進する。2）車や電車の玩具の要求や，シーツブランコ，トンネルなどを用いた情動的交流遊びの要求が，動作で繰り返し出るように指導し，家庭支援の参考にしてもらう。徐々に写真や絵カード，身振りなどの手段でも表現できることを教えていく。

- 第2期（6月）
  ① 次の活動のスケジュールカードを一定の場所（トランジションエリア）に掲示し，トランジションカードを渡すとその場所に行ってスケジュールカードを取り，それを持って次の活動場所に自立的に行けるようにする。1コマ，そして2コマのスケジュールの自立的活用が可能になったら，全ての活動を掲示したスケジュールにする。ことばはスケジュールチェックができた直後に添える。スケジュールカードには文字単語を付記する。家庭では2コマ掲示のスケジュールの活用が自立的になったら，B児が好む活動までの数コマを掲示するなどして，長さを伸ばしていく。
  ② 1）身振り記号を媒介に日常事物の音声記号の理解を高める。絵カードの裏に当該の身振り絵を貼り，それを模倣やフィードバックに利用する。2）同じ絵カードを用いて身振り（音声）の自発を促す。3）パズル片の要求を身振りで行わせる。おやつ場面を設定し，視覚的記号のカードでお菓子や飲み物を選択要求させる。課題学習場面には「終わりたい」「手伝って」「トイレ」のカードを置き，指導する。家庭支援について助言する。
- 第3期（6月）
  ① すべての活動を掲示したスケジュールの自立的活用を促す。家庭では，自立性を見極めながらさらにコマ数を伸ばす。
  ② 1）色名や動作の理解を促す。B児や家族の所有物や行動の写真を用いて2語連鎖構成をさせ，語連鎖理解を促す。「誰が，する」か2語構成されたカードを提示しながら，交代のあるゲームを行う。2）伝達学習やおやつ指導で，コミュニケーションカードに身振りや音声を伴わせる。援助要請/拒否の内容がわかる2語構成されたカードの自発活用を，家庭で促す。3）文字単語を付記していた，スケジュール/コミュニケーションカードのなかから選んで，文字単語と絵の結合学習を行う。
- 第4期❻
  ① 第3期に引き続き，スケジュールの自立的活用を指導する。家庭では1日の活動を2～3に分けて掲示し，自立的活用を促す。月間（次の訓練日）や週間（家庭）スケジュールの理解を促す。幼稚園にもスケジュール掲示の協力を依頼する。
  ② 1）2語連鎖，3語連鎖の構成を行い，理解，表現を促す。2）プレイでは「Bが＋△します」と絵を構成後，言語聴覚士に渡させる。言語聴覚士は身振りと音声でフィードバックする。3）文字形や構音に配慮して選んだ絵と文字単語の結合学習を行う。
- 訓練頻度：2週間に1回。60分。1回2時間×年6回，家庭支援の方法について，学習会（小集団）を行う。
- 訓練期間：2年

❻実習開始：第4期16週から
・実習開始時に，家庭での言語・コミュニケーション状況について，保護者から情報を得る。
・実習生は，課題学習とプレイを行った。課題学習では，子どもの興味を引く語連鎖絵や文字形・構音に配慮したカードを作成，または選んで訓練した。
・どのようにかかわったら自発的な行動が引き出せたか，どのようなスモールステップや視覚的構造化を行ったら目標を達成できたか記述する。

実習生は，「国リハ式〈S-S法〉言語発達遅滞検査」を行った。

6．2年間の訓練経過

① スケジュールの自立的活用は家庭でも順調に進み，カードを指さし，共感を求めるような叙述的行動が，みられ始めた。

② 第4期には3語連鎖（動詞文）の理解が可能になった。要求行動が活発化し，生活場面でも身振りやコミュニケーションカードを用いて語連鎖表現をするようになった。限られた場面だが援助要請が可能になり，拒否表現が穏やかになった。文字単語と絵の結合学習では，すぐに絵と文字の関係がわかり，第4期には，15語以上の日常事物絵と文字単語の結合が可能になった。

7．再評価（5歳6か月）

① 発達：新版K式発達検査2001：認知・適応（DQ 68），言語・社会（DQ 46），全領域DQ 55

② 言語発達：国リハ式〈S-S法〉言語発達遅滞検査：症状分類C群b（生活年齢に比し遅れ　動作性課題＞受信），言語記号の段階は4-2（3語連鎖）

③ コミュニケーション態度：FOSCOM：24点（所見は非常に多い）

8．指導方針と実施計画

1日の生活が見通せるスケジュールやカレンダーの自立的活用は，毎日通園することになった児童発達支援センターに引き継ぐ。今後は3語連鎖の理解を広げ，また疑問詞の視覚シンボルと選択肢を活用して，質問にも応答できるようにする。文字構成を行い，音韻意識を高めていく。

9．まとめと考察

本児は軽度の知的障害を伴う自閉症スペクトラム障害と考えられる。初期評価時は，中度の知的な遅れや，社会性・コミュニケーションに問題があり，興味も限局していたことから，医学的診断を裏付けることができた。そのため構造化の意味を理解し，それを生活場面で自立的に活用できるように指導し，また言語理解を促して理解コミュニケーションの幅を広げ，手段にこだわらない自発的な表現行動を育てつつ，言語記号の表出が可能になることを目標にした。その結果，家庭でも構造化の自立的活用が可能になり，指示が入りやすくなった。また3語連鎖の理解や語連鎖表現が可能になり，複数の手段を使って自分の気持ちを伝えようとするようになってきた。保護者も行動上の問題を，構造化を用いてコミュニケーションすることで解決できるようになってきた。1日を切れ目なく見通し，次の日への連続を確認できるようにする指導は，連携している児童発達支援センターに引き継ぎ，今後は語連鎖の理解を広げながら，質問に答えられるようになる

こと，読字が可能になることを目標に指導を行うこととした。

＜参考文献＞
- 藤岡紀子：種々の支援アプローチ(1)(2) 言語聴覚療法臨床マニュアル 改訂第3版（平野哲雄，長谷川賢一，立石恒雄ほか監修），pp.118-921，協同医書出版社，2014.
- 藤岡紀子：TEACCHプログラム，標準言語聴覚障害学「言語発達障害学」第2版（玉井ふみ，深浦順一編集），pp.242-257，医学書院，2015.
- 藤岡紀子：コミュニケーション態度・社会性（自閉症スペクトラムを含む）に関する指導・訓練，図解 言語聴覚療法技術ガイド（深浦順一編集主幹），pp.173-178，文光堂，2014.
- ノースカロライナ大学TEACCH部／服巻智子訳：TEACCH 再構造化の手引き，フロム・ア・ヴィレッジ，2007.
- 佐竹恒夫，小寺富子，倉井成子編：言語聴覚士のための言語発達遅滞訓練ガイダンス，医学書院，2004.
- 佐々木正美：自閉症児のためのTEACCHハンドブック，学研プラス，2008.
- 藤岡宏：自閉症の特性理解と支援 ぶどう社，2007.

● 言語聴覚療法の評価・診断のポイント

- 的確に認知や言語理解のレベルを把握する。しかし初診後間もない自閉症スペクトラム障害の症例では特に，マニュアルどおりの方法で結果が得られないことがある。そのような場合「国立リハ式〈S-S法〉言語発達遅滞検査」であれば，検査がいつ終わるか見通しがもてているか，提示された教材に注意が向けられているか，模倣を求められていると気づいているか，言語記号に相当するものを渡すように求められていると気づいているか，あるいはそのことに自信がないため拒否したり中断したりしていないかなど，自閉症スペクトラム障害の認知の特性を考慮して，仮説を立ててみる。そしてそれに応じた課題の構造化を試み，潜在的能力を把握する。それは訓練時の課題呈示の方法の参考にもなる。このように構造化により子どもが言語聴覚士の意図に気づいて，指示に応じる様子を保護者に見てもらうことは，ことばだけでなくコミュニケーション支援の重要性に，保護者が気づくきっかけにもなる。
- 事物の基礎的な概念や目的的行動，指示行動の可否について，自由場面での観察や生活場面の情報も収集し，検査結果と比較し，問題点を把握する。
- 検査場面，自由場面の観察を通して，スケジュールなどに活用できる視覚的記号は，どのレベルかを評価する。
- 音声記号以外の表現手段を把握し，模倣か自発かも確認する。また表現手段を他者に対して機能的に使用しているかも確認する。さらに「要求」「拒否」「注意喚起」の機能の有無やそれらの頻度，強度，コミュニケーションの相手についても観察・聴取し，同時にどのような内容・興味・関心事についてコミュニケーション行動があるか，情報を得ておく。
- 子どもを待たせると，子どもは状況がわからず不安になったり，状況を自己判断して「勝手

に」行動をし始めることがあるので,実習生は検査を手際よく行えるように十分練習しておく。
- 知的障害やADHDや学習障害と自閉症スペクトラム障害の合併は多い。診断基準と照らし合わせたり,「CARS」や「FOSCOM」を行うなどして,三つ組の症状や認知の特性を把握し,支援の方法や方向性を考えられるようになるよう,実習生は学習を積み重ねていってほしい。

● 言語聴覚士介入のポイント

- スケジュールチェックの一連の行動が,自発的・自立的にできるようになるには,子どもの気持ちを汲んだスケジュールの組み立てと,認知の特性からくる状況理解の仕方を「個別的に」推測しながら支援方法を考える必要がある。特にこの症例のように知的障害があり,自閉度が高い子どもの場合は,家庭で自立的な活用ができるようになるまでに,試行錯誤をすることも多い。しかしスケジュールにより1日の生活に時間的見通しをもち,自分は過去と未来に連続的につながるどの時間的位置にいるかを確認できるように支援することは,コミュニケーションの環境を整え,将来にわたり地域で穏やかに暮らしていく基本となる。そのため,実習先でスケジュール指導が行われていなくても,予告の大切さを実感する体験をしてもらいたい。
- ワークシステムを課題学習に取り入れることは,こちらが設定した課題の内容や実施順序,量,終了を子どもに視覚的に確認させ,時間的見通しを学ぶ機会でもあるが,それだけでなく,子どもの気持ちを汲んだ課題量や順番の調整を,子どもとコミュニケーションを取りながら行うことができるツールでもあるので,活用を勧める。
- 訓練では,子どもが興味や関心を示す事物を教材に活用し,課題へ注意を向けさせることが自閉症スペクトラム障害の子どもでは,特に重要である。ただ,実物・ミニチュア・はめ板・切り抜き絵・絵/写真のいずれの教材を用いるかは,子どもに応じて選択し,夢中になりすぎて題意の理解を妨げることのないようにする。また教材を一方的に扱ったり,課題を拒否したり,興味を示すと思って用意した課題や遊びを無視したりなどするときには,スモールステップの観点だけでなく,題意が理解できてないからではないかと考え,中枢性統合の弱さ,実行機能の障害など認知の特性を考慮し,モデル呈示や介助の方法,因果関係について,視覚的構造化(指示や手順などの視覚化,明瞭化,組織化)を試みてみる。
- 訓練は,学習した言語記号や動作性の課題が,コミュニケーション場面で生かせるように,つねに関連づけながら行う。また訓練は理解面に配慮しながら表現面の指導を行うが,自閉症スペクトラム障害の子どもでは,般化は自動的には生じないと考え,模倣や介助から自発表現が可能になり,それを機能的に使用できるようになるまで指導を行う。そのためには,まずは要求のある場面で,動作などで,人に自発的に表現できるようになることが重要だと,保護者に説明し協力を得る。また理解・表現を視覚的に確認でき,コミュニケーションの意味を学びやすいカード(実物・写真・絵)は,子どもが有効と感じる伝達の手段となりやすいため,家庭でも活用するよう助言する。このように基礎を作っておくと,コミュニケーションカードを用いたわずかな般化指導で,学習した伝達の形態が機能的に使える手段となっていくようである。実習生は,有機的に関連づける視点をもって症例にあたってほしい。
- 自閉症スペクトラム障害の子どもは,生活上の問題も多くADLも身につきにくい。それらの問題も,構造化による理解と,表現コミュニケーションの支援により解決できることが非常に多いので,保護者支援の対象と考え,保護者と協働していってほしい。

B 知的障害を伴わない例

1．症例基本情報

- 対象児：6歳11か月　男児（小学校1年生）
- 利き手：右
- 主訴❶：集団に入れず，こだわりも強くパニックになる。前医でグループ訓練をしているが，個別での言語訓練をしてほしい

＜医学的情報＞

- 医学的診断名：自閉症スペクトラム障害
- 既往歴：1歳代後半に IQ 67で近医小児精神科にて知的障害の診断を受けた。3歳でも全 DQ 61（姿勢-運動 DQ 63，認知-適応 DQ 63，言語-社会 DQ 55）で知的障害と診断された。4歳前の知能検査にて IQ 80といわれ，同小児精神科にて自閉症と診断された。
- 発達歴❷：切迫早産の危険があり，胎生7か月ごろから入院をしていた。出産時には特に異常がなかった。在胎週数37週，生下時体重 2,896 g。運動発達では定頸5か月，座位8か月，独歩1歳前で定頸のみ遅かった。しかし，2歳までは外で歩けず，床の色が変わるだけでもパニックになった。ベビーカーや食卓いすに座ることも嫌がった。言語発達では喃語はあり，1歳半の健康診査では「マンマ」などの単語が数語言えていたが，2歳で消えて何も話さなくなった。2歳過ぎでは「ちょうだい」の意味でいつも同じ語を発していた。3歳になってから爆発的に話し始め，2語連鎖での発話も出現した。
- 家族歴：特記事項なし。

＜生活面の情報＞

- 家族構成：父（会社員），母（専業主婦）の3人家族。
- 教育歴：1歳半の健康診査の際，対人関係やこだわりがあったこと，しゃべらないことなどを心配し，臨床心理士に相談したところ，小児精神科の受診を勧められ，2歳からそこで実施している小集団療育（6人程度の同一の障害をもっている児の集団）を開始した。3歳10か月のときに当院リハビリテーションセンターを受診し，言語訓練が開始となった。4歳8か月になって作業療法が開始された。また，4歳になって地元の幼稚園に入園したが，先生から児の発話が聞き取れるようになるまで母が一緒に通園してほしいと言われた。6歳で就学となった。集団での学習が困難であるため特別支援学級に在籍している。就学後も言語訓練は継続している。
- 母子関係：最初は，母がいないと不安でいつも母の後ろに隠れていたが，徐々に慣れ，母がいると検査や遊びが可能となった。
- 集団生活❸：小集団療育では慣れるまでは母のそばで本を読んだり

対象児のプライバシー保護の観点から，症例情報における年月日表記などは伏せるようにする（第3章-8参照）。

❶初診時の主訴であり，子どもの環境や様子が変わると母の主訴もそのつど変化している。

❷前言語期の発達歴はその後の発達過程に重要な情報となる。エピソードと併せて聴取することでより詳細な情報となる。

❸自閉症スペクトラム障害（autism spectrum disorder：ASD）の場合，集団場面での対人関係の情報をエピソードと併せて聴取することは重要である。

していた。大人が誘うとその集団に慣れ，1回できると，その行動はできるようになっていった。初めてのことをするときは固まって行動できないことが多いが，慣れると可能になった。幼稚園での集団でも同様であった。おとなしい子と無言でブロックなどをしていることが多かった。支援クラスに就学し，集団でいることは苦痛ではないようであったが，集団登校は困難で母が送迎している。交流クラスに行くとハイテンションで落ち着きがない行動をとってしまうとのことであった。

- 好きな遊び：言語訓練場面では当初，ミニカーや電車で遊ぶことを好んだ。ただし，電車を走らせると音が鳴るためスイッチは入れられず，手で押して線路を走らせた。就学するまでは電車かミニカー（布製の道路とガソリンスタンドなどいつも使っている道具は毎回要求する）で遊んだが，就学後は絵の神経衰弱やトランプゲームなどこちらが提案した遊びを楽しむことができている。家では虫や旗，植物の図鑑および漢字辞典などを見るのが好きとのことであった。
- 性格：真面目で細かいことに気がつく。怖がりで神経質である。
- 手帳：なし。

＜施設内からの情報＞

- 作業療法士：開始時は，聴覚過敏があり，低緊張であった。運動経験が少ないこともあり，作業療法では新しい遊びや感覚入力に慣れること，成功体験から自信をつけることを目的とした訓練計画を立てた。トランポリンやボルスタースイング，ボールプールなどを行ったが，遊びが長続きせず，注意集中の問題も疑われた。場面に慣れて来た5歳時点でKIDS乳幼児発達スケールを実施した。運動2歳1か月，操作3歳10か月，言語（理解）6歳10か月，言語（表出）3歳4か月，概念6歳4か月，社会性（対子ども）4歳0か月，社会性（対大人）5歳8か月，しつけ4歳0か月，食事2歳5か月であった。運動面において筋緊張の低下や感覚調整障害，注意の問題があり，粗大運動と手指操作（巧緻動作）が年齢に比し，低下があった。感覚統合の評価（JSI-R）では前庭感覚，固有受容覚，聴覚，視覚において偏りが大きかった。そのため，前庭感覚は敏感さを認め，重力不安があり揺れる遊具や高い場所が苦手であり，固有受容覚は感覚欲求が強く，力の加減がわからないなどの問題があった。

JSI-R（Japanese Sensory Inventory Assessment），日本感覚統合インベントリー

2．評価

- 言語病理学的診断名：自閉症スペクトラム障害による言語・コミュニケーション障害および空間把握の問題による書字障害。

1）全体像

対人関係や慣れない場所や人への不安が大きく，できることを中心

に働きかけることが必要であった。構音が不明瞭であるものの，好きな遊びのなかでは「青がいい」や「これ，おうちと一緒」などの2～3語連鎖での表現が可能であった。遊びはいつも同じことをしたがり，ミニカーやプラレールで車を並べたり，手で押して遊んだ。相互のやりとり遊び場面での質問応答（「トンネルはどこ？」→「ここ」）が可能となった。新しい課題や遊びを導入することが困難で，児に相談して了承を得てから導入した。そのため，構音訓練は5歳半以降になり，うまくいったことをほめながら実施し，スムーズには進まなかった。また，仮名文字の1音1文字の対応規則はすでに学習ができていたにもかかわらず，書字を嫌がり，導入が遅くなった。スモールステップでの支援により就学前には構音訓練も書字訓練も可能となった。就学後は紙面の使用や漢字の書字，体育や図工など空間の使用や身体図式などの問題，同年齢児同士の対人関係の問題が現れた。言語訓練場面では導入する課題を嫌がることはなくなっていった。

2）評価項目[4]

① ITPA

表1　言語学習指数（PLQ）の経過

	CA	PLA（PLQ）
初回	4：01	3：05（80）
再評価	4：08	4：08（100）
第3回評価	5：06	5：06（100）

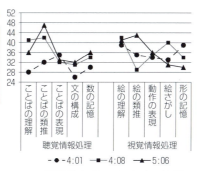

図1　下位検査項目の評価点の経過

② K-ABC

表2　総合尺度間の標準得点の比較

生活年齢	初回時 4：10	再評価時 5：10
継次処理	113	100
同時処理	89	97
認知処理過程	99	98
習得度	100	115

表3　下位検査評価点

生活年齢		4：10	5：10
継次処理	手の動作	8	7
	数唱	13	11
	語の配列	15	12
同時処理	魔法の窓	8	7
	顔探し	12	11
	絵の統合	7	14
	模様の構成	6	6
習得度	表現語彙	120	118
	算数	84	103
	なぞなぞ	97	113

[4] 初回評価～第3回までの検査経過があり，それぞれの検査経過から症例の認知・言語の特性（発達する能力と発達しにくい能力）を分析し，本症例から自閉症スペクトラム障害の認知特性を検討する。

ITPA (Illinois Test of Psycholinguistic Abilities)，イリノイ言語学習能力診断検査

K-ABC (Kaufman Assessment Battery for Children)

③ WPPSI 知能診断検査

表4　IQ の経過

生活年齢	初回時 5:02	再評価時 6:00
VIQ	87	115
PIQ	92	86
IQ	87	101

表5　下位検査の評価点の経過

	下位検査	初回 5:02	再評価 6:00
言語性検査	知識	9	18
	単語	10	18
	算数	5	9
	類似	5	6
	理解	12	9
	文章	10	16
動作性検査	動物の家	13	10
	絵画完成	7	9
	迷路	12	10
	幾何図形	6	4
	積木模様	7	8

WPPSI (Wechsler Preschool and Primary Scale)

④ フロスティッグ視知覚発達検査の知覚年齢（CA 6 歳 0 か月）

表6　フロスティッグ視知覚発達検査の知覚年齢（CA 6 歳 0 か月）

下位検査	Ⅰ	Ⅱ	Ⅲ	Ⅳ	Ⅴ
粗点	16	10	6	6	6
知覚年齢	6:06	4:09	4:03	5:08	6:06
評価点	11	8	7	9	11
知覚指数（PQ）			87		

Ⅰ：視覚と運動の協応
Ⅱ：図形と素地
Ⅲ：形の恒常性
Ⅳ：空間における位置
Ⅴ：空間関係

⑤ 語彙検査
（1）絵画語い発達検査：CA 4:03 時 VA 4:03, CA 6:0 時 VA 8:03
（2）TK 式言語発達診断検査：CA 4:03 時 VA 4:04, CA 6:0 時 VA 7:04

　CA 4:03 時の呼称の誤りは，とんぼ，枕，栗，座布団，大根，ピアノ，朝顔，アイロンなどは無反応あるいは「わたらない（＝わからない）」と言う。くも→とぼててみ，ろうそく→ [ti]（＝火），のこぎり→「ほーとー（＝包丁）」，つばめ→ [taratu]（＝からす），柿→「りろ（＝りんご）」などが認められた。

　構音の誤りが s 音 k 音を中心にあり，さらに一貫しない誤り（t 音や p 音は可能であるが，たんぽぽ→「ぱんぽぽ」，テレビ→「ぺべび」，ヘリコプター→「えびとぶた」などが多く認められた。

3）評価のまとめ❻

　本症例は自閉症スペクトラム障害の特性を有しており，言語面の発達は顕著で，むしろ同年齢児に比較しても良好となったが，初期のさまざまな感覚障害をもちながら，そのことが歪な社会性の発達や空間

❻本症例は他者が入ること（状況が変化すること）で通常していたことができなくなるため，症例の情報と検査結果を提示し，学生に検査結果の分析と検査データから得られた特徴をまとめてもらった。

の処理障害として残存し，就学後の学習や集団生活での行動において大きな問題となっている症例である。

初期にはできないことはしたがらず，不安そうな顔や働きかけへの拒否が多かった。ラポートを確立することに時間を要し，訓練開始から約3か月後（第5回目の訓練時）に標準化された検査を実施することができた。構音の歪みや置換など音韻意識の問題（聴覚的弁別学習）の影響とみられる構音障害が顕著で聞き取りにくいこともあったが，聞き直しをすると嫌がる様子がみられ，本症例との信頼関係に影響があった。

検査結果では，初回評価時では課題の意味理解の問題も含み，言語の全体的な低下が認められたが，再評価時には言語理解の良好さに比較し，表出面（表現能力）に有意な低下が認められた。単なる単語の呼称はできるが，場面に応じて考えて表現することができず，対人関係を築くことに影響が出た。また，K-ABCでは同時処理の下位検査である「絵の統合」「模様の構成」の低下があり，空間的に部分だけを見て全体を統合することが困難であった。仮名文字の1対1対応規則の習得は早く，就学前から文章も読むことができていたが，それに対して書字は困難で，し，く，つ，へなど形の構成においてやさしい文字でも方向を定められずに書くことができなかった。自ら書いた文字の間違いには気づき，さらに間違いをすることや指摘されることに対する不安が強く，読みの容易さに比較して書きの低下が顕著であった。

検査上言語能力は全体的には高いものの，固執傾向や社会性・コミュニケーションの問題によって他者との交流までの時間がかかり，交流に至るまでの信頼関係を築くことが前提になければならないなど，課題遂行までの手続きに時間を要するといった特徴をもっていた。

3．全体像の整理

	肯定的側面	否定的側面
心身機能	#1　聴覚障害はない #2　知能の遅れがない #3　読み能力が高い	#7　感覚の歪み（過敏さなど）がある #8　運動（粗大・微細ともに）の遅れ #9　視空間認知および構成面の低下
活動	#4　決められた活動は守ろうとする（勉強をする）	#10　コミュニケーション方法が偏奇 #11　構音が不明瞭で伝わりにくい #12　描画や制作および書字障害

ICFの分類に関しては，国際生活機能分類，中央法規出版，2002年に準拠。

		#13　遊びや道具へのこだわりやパターン行動がある
参　加	#5　母親との交流良好 #6　幼稚園および小集団での子ども同士の交流の機会がある	#14　新奇集団への参加困難 #15　意思伝達方法がわからず参加制限がある
	促進因子	阻害因子
環境因子	#16　母親が教育熱心	#19　きょうだいやまわりに同年齢の友達がいない
個人因子	#17　図鑑やパソコンが好き #18　学習意欲が高い	#20　興味・関心が狭く，パターン行動を好む

4．指導方針

　初期には社会性の問題が重篤であったため，課題導入の工夫が必要であった。不安にならないようにできる課題を中心に行い，さらに本症例の興味に沿った遊びを提供し，言語訓練の場所や人に慣れ，ことばでの相互作用ができることに重点を置いた。この場所ではこのようにするということを理解すると大人が導入した課題はどのようなものでも受け入れ，構音訓練や書字訓練にもっていくことができた。本症例が苦手であると感じ嫌がることは長くはやらないこととした。言語訓練場面が快く終わることができるように，最後にいつも好きな遊びを入れることにした。書字訓練では模写課題では違っていることが明確になるために，「お絵かきせんせい」のなぞり板を使用して必ずきれいに書くことができるという自信をもたせた後に模写課題を導入した。できたときは上手に書けたことをことばでほめた。就学までに言語が基盤となる教科学習に支障をきたさないように言語の読み書き（読解と作文），計算，推論の基盤をつくること，座って課題に挑戦できることを指導の目標とした。スモールステップで，さらに教材の工夫を綿密に行い，課題の導入に配慮して実施した。

5．訓練計画
1）目標
- 長期目標（就学まで）
    ① 談話レベルでの説明（絵本や系列絵，出来事など）や質問応答形式での会話の成立。
    ② 文章の読解。
    ③ 書字（仮名1文字〜単語レベル）。
    ④ 数詞の書字。
    ⑤ 空間認知および構成面の向上（描画や工作による表現）。
    ⑥ 構音の明瞭さの向上（単音〜単語）。

- 短期目標
- 第1期（3：10～4：01）
  ① ラポートを築き，場所や人に慣れ標準化された検査やこちらが導入した課題ができる。
  ② 遊びの拡大（さまざまな経験をする）。
- 第2期（4：02～4：08）
  ① 相互作用的コミュニケーションができ，そのなかでパターン化した言語の種類を増やす。
  ② 遊びの拡大（描画やぬり絵，迷路など鉛筆を使うこと，絵本）。
  ③ 文字の導入。
- 第3期（4：09～5：06）
  ① 相互作用的コミュニケーションのなかでパターン化した言語から拡大した自由な表現を使用する。
  ② 仮名1文字の書字の導入。
  ③ 絵本の音読と内容についての質問応答。
  ④ 遊びの拡大（大人が提案し，主導した遊び）。
- 第4期（5：07～6：00）
  ① 長い文章の音読と内容理解。
  ② 数概念操作（簡単な加減算の口頭での質問応答）。
  ③ 仮名1文字の書字（模写～書き取り）。
  ④ 構音訓練（k音の単音～単語レベル）。
- 第5期（6：01～6：11：小学校1年生時代）
  ① 仮名単語～短文の書字（マス目入りの紙を使用）。
  ② 算数の文章題。
  ③ 出来事の会話（WH疑問文を主体に質問応答）。
  ④ 漢字の書字（1文字～文中での使用）。
  ⑤ 構音訓練（k音の会話レベルとs音の単音）。

2）**訓練内容**
- 訓練内容および具体的実施内容
  ・第1期
    ① レプリカを用いたごっこ遊びのなかで物（レプリカ）のやりとりを通して母や言語聴覚士などを見て渡すなど，やりとりを楽しむ。
    ② 症例がリクエストした好きな遊び（児の望むミニカーや電車）をしながら，症例が望むことをしたり，「駐車場に入れて下さい」などと相手をしながら，遊んでいるところに参加する。
    相互作用ができる遊びをしながら，ラポートを築くことを中心に実施した。
  ・第2期
    ① 第1期①と同様にしながら，物のやりとりとともにその場に

合ったことばを使用してことばでのやりとりを楽しむ。
② ぬり絵で言語聴覚士の言った色を塗ったり，「ちょうだい」と言った色を渡したりする。
③ 簡単な迷路で鉛筆を使い，直線や曲線を書く。
④ 絵本に出てきた動物や果物の名前を「これは何」「何個あるの？」「誰にあげるの？」「何色がいいの？」「これでいい？」などの質問応答に答える。この頃は「ばああ，ちぇーち（＝バナナ，ケーキ）」と言う。
⑤ 絵と文字の線結び。
　数字は読め，数概念もある。仮名文字も1音1文字の対応規則が可能。

・第3期
① ごっこ遊びや絵本の質問応答を用いて，ことばでの応答を求める。
② 仮名1文字のなぞり（「お絵かきせんせい」のなぞり板を用いてきれいに書けることを見て，嫌にならないようにした）。
③ 絵と仮名単語の線結び。読みは良好ですぐに短文レベルでの線結びができるようになった。さらに3文の読解問題へと進む。
④ 遊びの拡大（大人が提案した果物ダーツや，ボール蹴り，ボーリングなど）。

・第4期
① 5文程度の長い文章の音読と読解問題（答えは選択として正しい解答に丸をつける）。
② 数えてその数字を書く。数字のシールを貼ることから始め，自分で数字を書けるようにしていった。
③ 仮名1文字の書字（マス目を使用し模写から書き取りをする）。
④ 構音訓練（k音の単音～単語レベル）。それぞれの音を10回したらおしまいということに決めて，正しい音のときには丸を書き，誤り音には小さい丸を書いてもう少しでできることを示した。

・第5期（今回：小学校1年生時代）
① マス目を使用して仮名単語の書字。
② マス目を使用して動作絵の書字。
③ 算数の文章題のプリント。
④ 絵本の内容に関して「どうして」「なぜ」への応答。会話（学校での出来事をトピックにした）。
⑤ 漢字の書き取り（1文字～文中での使用）。
⑥ 構音訓練（k音の会話レベルとs音の単音）。

• 訓練頻度：月2回，学齢期は月1回（長い休みのときは2回／月）で実施。1回60分の個別訓練を実施。母親が同室し，毎回母親から

も家や幼稚園，学校での様子を聞き，アドバイスした。
- 訓練期間：3歳10か月～6歳11か月の約3年間。さらに小学校2年生時にも言語聴覚療法は継続予定。

6．3年間を通じての訓練経過

　初期には場所や人に慣れ，言語訓練が楽しい場面になるように工夫したことで，認知・言語面の標準化された検査を実施することができるようになり，それとともに言語聴覚士が計画した言語訓練を実施することができるようになった。本症例にとって困難課題は不安を招き，一度でも嫌な思いをした課題の導入が困難となるために，課題設定をスモールステップで進め，できることを中心に行い，自信がない課題は選択課題にしたり，シールを用いたり，マス目を用いたりするなどの工夫をすることで，できるようになっていった。また，構音訓練や書字など本児自身が間違いに気づく課題では丸をつけたりほめたりした。書字課題ではなぞり課題から模写課題にもっていった。時間を長くしないことで取り組みが可能となった。本症例は，初期のラポートに時間をかけたことで，セラピストとの信頼関係ができ，その信頼関係によって言語聴覚士が計画した形での言語訓練が可能となり，短期目標を達成し，言語面に関しては着実にステップアップをすることができた。

7．まとめと考察❻

　本症例では生来的に感覚の偏り（前庭感覚，固有受容覚，聴覚，視覚など）があり，運動面，認知面，言語面ともに遅れや歪みがあり，社会性において不安や距離感がわからないなどの問題が生じ，3歳代後半の訓練導入において，対人不安や場所不安を取り除き，言語聴覚士との信頼関係をつくることが重要であった。ラポートができることで，言語聴覚士側から提案した課題も乗り越えて学習することができるようになった。系統的な学習によって能力，行動ともに発達が顕著で，本症例にとって不得意な課題でも言語聴覚士から言われた課題に取り組むことができるようになった。

　幼少期の能力的アンバランスは就学後には得意，不得意の形で残存している。本症例の場合，視空間における処理が年齢以下であるのに対して，1対1対応の言語知識や一般的知識などの辞書的知識すなわち結晶性知能は非常に高く，就学までに年齢以上の語彙を獲得することができた。就学後も辞書に興味をもち，ますます知識を増やしている。しかし，対人関係機能の遅れは日常生活で用いるイディオム❼や社会通念などの理解に影響を及ぼし，語彙はたくさんもっているにもかかわらず，自由発話や自らの視点を明確にすることが難しく，他者と違った視点での表現となり，コミュニケーションに影響を与えてい

❻ASD児がほかの発達障害と異なる点（障害特性）を検討し，どのような訓練方法が必要かを学生に考えてもらう。

❼イディオム（idiom）：熟語慣用句のことで，単語の意味だけでは全体の意味がわからない表現。

> る。また，視空間認知や構成，身体イメージの問題は書字の学習の遅れや紙面の使い方などの問題，体育や図工での不得意さを招いた。
>
> 自閉症スペクトラム障害児の認知的特性には多様性があり，個々の症例によって異なっているといわれ，予後予測は難しい。本症例は就学までに言語の形式的側面や意味的側面では良好な発達が認められたが，社会的相互作用を基盤とした語用論的側面では遅れがある。

● 言語聴覚療法の評価・診断のポイント

- ASDの診断は社会的情緒的相互性や対人関係の障害および常同行動と興味の限定，さらに感覚の異常といった社会的集団のなかでの行動や感覚異常を基盤にした行動の問題が軸になっている。したがって，知的障害や特異的言語発達障害などのように認知や言語の能力による診断とは異なる。
- ASD児の認知，言語，社会性の障害はそれぞれの個によって多様であり，検査の選択もそれぞれの個に合った方法や時期も考えなければならない。症例を知るため関連職種や母親からの情報収集はより具体的なエピソードを含めて聴取することが重要であった。また，ASD児の場合，生来もっている感覚や認知特性が，後に児の生活環境のなかで広汎な領域で遅れや歪みとして現れ，言語や非言語を用いたコミュニケーションの問題として顕在化してくるため，言語だけではなく，感覚統合を行う作業療法士からの情報が非常に有益であった。
- 一度不快な状況をつくるとその後の検査や訓練が困難になるため，検査を一度に全部しないことや，マニュアルにある中止基準（5問連続で中止など）を症例の様子（表情や行動）をみながら短縮するなどの変法が必要であった。
- その後の言語訓練を継続するためにも関係性を壊さず，さらによい関係を築くための工夫をしながら症例の認知・言語能力を検査することは重要である。

● 言語聴覚士介入のポイント

- 検査と同様，毎回の認知・言語面への介入は関係性を壊さないことが重要で，訓練場面において1回でも不快な思いをさせることで，次の回ができなくなる場合もあるので注意を要する。
- 例えば，構音訓練や描画や書字訓練など症例自身がうまくできないことが明確にわかるような場合には，泣くこともあり，関係性が崩れそうになったこともあった。そのような場合は次回の訓練時にはしないことを約束し，その約束を守るようにした。
- あるいは，連続して実施したほうがよい訓練については，今日はここまでできたのだから，次もこれをするけれどしてもよいかどうかを尋ね，よいという気持ちを確認し，指切りをして「こんどこれをするからおうちでもこれをしてきてよ」と宿題を渡すなどの工夫をして関係を壊さないように症例との約束を守りながら課題を進めていった。納得したことをがんばってできたということで，自信がつき，不得意な課題にも挑戦できるようになっていった。
- できないことを要求しないことは症例の学齢期におけるさまざまな学習課題の乗り越えにも影響を与えることになる。言語訓練場面においてがんばったらできたという自信を就学前から経

験させることは，予後によい影響を与えると考えられた。
- 認知・言語の能力が高いASD児の場合，できることとできないことを自身がよくわかっているために，できないことをしたがらないことが多い。しかし，できないことをそのままにしておくことは症例の発達を阻害し，より歪んだ状態を招くことになる。できないことに対しては課題の導入や教材を工夫して介入する必要がある。
- 幼少期からの治療的介入や経験が予後に大きく関連し，人間関係を築き，社会的適応ができるかどうかという長期的目標のもとで短期目標を組み立てる必要がある。
- 学童期には教科学習へのアプローチ，現在所属しているクラスルームでの適応などが課題となり，担任教師との連携が必要になると考えられる。
- 年齢や経過で問題となることが異なり，感覚や情動，認知，言語，学習，さらにさまざまな環境のなかでの対人相互作用を考え，小学校低学年，中学年，高学年など長期的な見通しをもち，短期目標を積み重ねていく必要がある。

参考文献

- American Psychiatric Association（日本精神神経学会日本語版用語監修，髙橋三郎，大野裕監訳）：自閉症スペクトラム症／自閉症スペクトラム障害．DSM-5精神疾患の診断・統計マニュアル，pp.49-57，医学書院，2014．
- 小坂美鶴：自閉スペクトラム障害．言語聴覚士のための言語発達障害学 第2版（石田宏代，石坂郁代編），pp.194-210，医歯薬出版，2016．
- Mandy W, Murin M, Skuse D：The cognitive profile in autism spectrum disorders. Leboys M, Chaste P (eds), Autism Spectrum Disorders：Phenotypes, Mechanisms and Treatments, pp.34-45, Karger Publishers, 2015.

3 高次脳障害領域

A 特異的言語発達障害

1．症例基本情報
- 対象児：5歳1か月　男児（保育園年長）
- 利き手：左
- 主訴：就学を1年後に控え，ことばのことが心配である

＜医学的情報＞❶
- 医学的診断名：言語発達遅滞
- 合併症：なし
- 生育歴❷：胎生期，周産期に特記事項はない。在胎週数は40週2日，出生体重は3,300g。運動発達に遅れはなく，始歩は1歳1か月であった。

　ことばは遅く❸，1歳半健診のころは，まだ話していなかったが，兄に比べたらすべての発達が良好であった上，話し出しそうな気配があったので，保護者はあまり気にしていなかった。2歳ころには話し始め，2歳半ころには簡単な2語文も話したが，3歳ころになっても少ししか増えなかった。3歳児健診ではことばが遅いことを訴え，その後は何度か，地域の相談センターで言語聴覚士からアドバイスを受けた。

　保育園年中組の終わりに，母が担任の先生に，「まだあまり話せない上に早生まれであるため，後1年で就学かと思うと心配である」と相談したところ，この病院を紹介された。
- 神経学的所見：上下肢，口腔・顔面に麻痺はない。
- 家族歴：兄（2歳上）が，初歩1歳6か月，初語2歳6か月と，運動発達もことばの発達もゆっくりであった。しかし，小学校1年生が終わる段階では，保護者からみて学習の遅れなどの問題はないとのことであった。

＜生活面の情報＞
- 家族構成：父（会社員），母（会社員），兄（小学校2年生），妹（2歳）。両親とも仕事は忙しく，休みは取りづらい。母方の祖母が近くに住んでおり，必要なときには手助けをしている。
- 集団生活：母の育休が明けた1歳のときに地域の保育園に入園し，現在は年長組になったところ。

対象児のプライバシー保護の観点から，症例情報における年月日表記などは伏せるようにする（第3章-8参照）。

❶医療機関でない施設は，診察した医療機関での情報をまとめて記載する。受診歴がない場合は，言語聴覚士が判断できる範囲で，神経学的所見を記載する。記載できない項目があってもよい。

❷生育歴は重要であるので，保護者から可能な限り聞き取り記載する。

❸同じ「ことばの遅れ」でも，声すら出さなかったのか，何か言っているがコミュニケーションのためには使われていないものだったのか，ことばにはなっていないが話し出しそうな気配が感じられていたのか，あるいは身振りで盛んに伝えようとしていたのかなど，具体的な情報があれば記載する。保護者のとらえ方も大切である。

- ADL：身辺処理は自立している。
- 興味，関心：同年齢の男児と同様に，戦隊物のTV番組や，TVゲームを好む。

＜関係者からの情報＞
- 保育園：園生活の流れには乗ることができる。ただ，本を読んだり，お絵描きをしたりの活動では，集中は続かないほうである。また，話をする相手は限られている。例えばなじみのない先生が話しかけても，恥ずかしがり屋なのか，返事ができない。
- 祖母（母方）：もっと相手をしてやるとよいのだろうけれど，両親とも忙しく，日々の生活だけで手一杯のようだ。上手には話せないが，普段の生活では困らない。また，兄もなかなか歩かず心配したけれど，今はみんなと一緒に小学校に通えているので，本児も大丈夫かなと思う。

2．評価
1）全体像

外見は，やや体格のよいどこにでもいそうな男の子。入室時には表情が悪いとは思わなかったが，検査を進めるうちに，「暑い，暑い」と言ったり，身体を掻いたりすることが目立つようになった。本児にとっては苦手なことをさせられ，ストレスを感じていると思われた。

質問に対して，ことばで応答がみられたが，ことばは不足気味で，流暢ではなかった。さらに質問をすると，しばしば黙ってしまったり，適切ではない返答が返ってきたりした。3語文も聞かれたが，ほとんどが2語文であった。相手に伝わるように言い直したり，つけ加えたりすることはなかった。

その場で思ったことなど，自発的にことばを発することがないわけではなかった。ただ，それについて質問をしても反応は乏しく，会話が広がることはなかった。

着席は可能。勝手に立ち歩くことはなかった。指示に従おうとする姿勢はあった。

2）評価項目❹

① 聴力：新生児聴覚スクリーニング検査では異常なし。これまで園の耳鼻科検診などで問題を指摘されたことはない。生活のなかで，難聴を疑ったことはない。

② 発語器官：摂食嚥下に問題はない。舌の形態や動きに異常はない。声質に違和感はない。ブローイング（＋）。

③ 構音：保護者から訴えはなかったが，呼称課題や会話において❺，サ行，ラ行，ツなどは未熟性が残っており，獲得途上と考えられた。さらに浮動的な誤りも認められた❻ので，「新版 構音検査」を施行した。

❹結果を記載するときは，事実だけを記載する箇所と，自分の考えを含める箇所を分ける。

❺知能検査の呼称課題や自由会話から，おおまかな構音発達の状態を把握できる。

❻浮動的な誤りの有無も情報になり得る。

- 新版 構音検査
- 構音の誤り
  /s/ → /ʃ/, /r/ → /d/ （正しく構音できることもあった）
  /ts/ → /tʃ/, /dz/ → /dʒ/ （常に誤った）
- 音節復唱時にみられた修正可能な誤り
  /pe/ → /te/, /be/ → /e/, /ka/ → /ta/
- 単語検査でみられた音韻的な誤り
  テレビ→「テベリ」, でんわ→「でんま」, たいこ→「たーこ」,
  にんじん→「にんじ」, じてんしゃ→「でんしゃ」
  れいぞうこ→「でーごーこ」, ゆきだるま→「ゆきまむま」
- 語想起の困難さが疑われた反応
  テレビ→ピッピッ, バス→さっき見た
- 文章検査（絵を提示）でみられた復唱時の反応
  すべりだいとぶらんこでいっぱいあそびました
    →「ぶらんことすべりだいをしました」
  うちにかえって…
    →「おーちにかえって…」
  あしたはうれしいたんじょうびです
    →「うれしいたんじょうびです」
  おともだちといっしょに…
    →「ともだちといっしょに…」
  プレゼントはきいろいかさと…
    → "プレゼント" が復唱できなかった
④ 知能：全体の水準と，偏りをみるために「田中ビネー知能検査Ⅴ」を施行した❼。
  - 田中ビネー知能検査Ⅴ
  - CA：5歳1か月，MA：4歳7か月，IQ：90
  - 2歳級：すべて通過した❽。
  - 3歳級：「語彙（絵）」「物の定義」「理解（基本的生活習慣）」が不通過であった。
  - 語彙（絵）：「めがね」「にんじん」「きゅうり」の絵に対し，何も反応できなかった。構音の未熟性が認められた。
  - 物の定義：「帽子とは何ですか？」に対し，「あたま」「のせる」。追加質問には何も答えられなかった。「茶わんとは何ですか？」に対しては反応がなかった。
  - 理解（基本的生活習慣）：「のどが渇いたらどうしますか？」に対し，「飲む」という返答であったので，追加質問をしたが，それには無反応であった。
  - 4歳級：「語彙（絵）」「順序の記憶」「数概念（1対1の対応）」が不通過であった。

❼プロフィールは，できれば図や表で示すほうが望ましい。
❽通過・不通過だけでなく，必要に応じて対象児の反応も記録しておく。

- 順序の記憶："ボタン""積木"は提示するときに名称の確認をしたところ，呼称ができなかった。その場で名称を教えたが，正答はできなかった。そこで，本児が知っていると予想された"バナナ""車"に変えて行ったところ逆順序でも正答した❾。
- 数概念（1対1の対応）：対応させて数えようという姿勢はみられたが，10まで正しく唱えることができなかった。
- 5歳級：「絵の欠所発見」「模倣によるひも通し」が通過した。
- 数概念（10個まで）：正しく唱えられないので，6個と10個は正答できなかったが，6個と10個を半分に分けることはできた。
- 絵の不合理：スプーン「スプーンの場所が…」，靴とサンダル「サンダルと靴がなんかちがう」
  いずれも，追加質問をしても反応できなかった。
- 6歳級：すべて不通過であった。

⑤ 言語発達：標準化検査で施行したものは，「PVT-R」のみであった。
- PVT-R
- CA：5歳4か月，VA：3歳0か月未満，ss：4（正答数：6，誤謬数：1，無反応：11）
  自信がないときは無反応（固まる）。「次に行ってもいい？」と尋ねると，うなずいた。

⑥ コミュニケーションと社会性：基本的に音声言語での会話が可能であった。慣れるまでは恥かしそうに下を向くことが多かったが，視線は合った。

3）評価のまとめ

① 田中ビネー知能検査Ⅴ：IQ 90と，平均より下ではあるものの，正常域内の水準であった❿。

下位検査の合否を見ると，本児の問題は，全体的な知的水準の低さから生じているものではないと考えられた。なぜなら5歳級の生活年齢を超えた下位検査であっても，動作性（視覚性）の能力が必要とされるものは通過しており，3歳級で不通過の下位検査は言語性のものばかりであったからである。さらに4歳級で不通過の下位検査についても，10まで唱えられない，呼称ができないなど言語の弱さが不合格の原因となっていると考えられた⓫。

② 新版 構音検査：サ行，ツ，ラ行などの音に未熟性が残っており，構音発達の順序に沿って獲得しているものの，まだ途上であり，完成には至っていないといえた。

また，音節復唱時にみられた修正可能な誤りや単語検査時の音の誤りや歪みから，音韻認識の弱さがうかがえた。

さらに，語想起の困難さも危惧され，言語の問題を抱えた児であると考えられた。

③ PVT-R：3歳未満の理解語彙水準であると言えた。田中ビネー知

❾ 不通過の原因が，順序の記憶の苦手さによるのか，名称を知らないことによるのかを確認するために行っている。

PVT-R (Picture Vocabulary Test-Revised)，絵画語い発達検査

❿ 全体の水準から記載して考察する。

⓫ 根拠がわかるように記載する。

能検査Vで3歳級からつまづいていることと合わせて考えると、言語面は3歳程度の水準から、その習得に困難が生じていると推定できた。

具体的には、音韻認識の弱さに始まり、物の名称を覚えることの苦手さや、聴覚的に記憶、再生すること苦手さが認められた。それを意味でとらえることで補おうとしている様子はみられたものの、語義説明や質問に応答することも不得意であった。

ただ、施行した言語の標準化検査はPVT-Rのみであり、言語理解と言語表出各々の水準やその差の有無については、確かなことはわかっていない。

④ 質問に対して応答しなかったり、恥ずかしそうに下を向いてしまったりするので、社会性が高いとはいえない。しかしそれらの行動は、言語面の弱さから生じているとも考えられた。少なくとも、質的な対人面の問題はみられなかった。ASDが示すようなこだわりも認められなかった。

ASD（autism spectrum disorder），自閉症スペクトラム障害

以上の結果より、聴力障害、知的障害、対人関係の障害、発声発語の運動機能の障害、言語環境の問題が認められないにもかかわらず、言語発達に明らかな遅れが認められるといえた。したがって、本児は特異的言語発達障害であると考えた。

3．全体像の整理
#1　ことばで伝えることの苦手さ（発話量の少なさ）
#2　語彙習得の苦手さ
#3　聴覚的記憶の弱さ
#4　音韻認識の弱さ

4．指導方針
就学に向け、ひらがなの習得、数の概念の確立、構音の完成を念頭に置きながら、語彙が増え、表出言語が向上することをめざす。

5．訓練計画
1）目標⓬
- 短期目標
  - 第1期：
    ① 音韻分解ができる。
    ② 身近なものや出来事を、単語で表現できる。
  - 第2期：
    ① 語頭音の抽出ができる。
    ② 簡単な語義説明（用途など）ができる。

⓬この症例では、初回評価から、約1年を長期目標の期間とし、4期に分けてそれぞれの短期目標を示してある。
実習のレポートでは、通院の初回評価、その後の評価、実習の初回評価というように、継時的に示し、長期目標をとらえた上で、実習中の目標を立ててはどうか。

・第3期：
① しりとり遊びができる。
② 物の属性と特徴を言うことができる。
・第4期：
① 音韻を使ったなぞなぞが楽しめる。
② 言語聴覚士に対し，経験したことを話せる。
• 長期目標：
① 日常のことを，相手がわかるように伝えられる。
② 就学後に，学習やコミュニケーションができるよう，その土台を完成させる。

2）**訓練内容**
• 訓練内容および具体的実施内容
　いずれの期においても，①の際には，積木やマス目など，拍を視覚的に示す教材を用いる。順次，そこに数字や文字を加えていく。
　①②とも，語彙の拡大をねらっているので，本児の興味を加味しながら，年齢相当の語彙へと広げていく。用いる語彙については，必要に応じ絵や写真を示す。また，意味からネットワークが広がっていくように，関連性を話題にする。
　②については，まず，話すことを嫌がらないよう，言語聴覚士は肯定的なことばを添えながら聞く。文レベルの発話が増えてくると，文法的な誤りが目立つようになることも考えられる。言語聴覚士は，記録しておくことと，相づちの範囲で正しく言い直すことから始める。
• 訓練頻度
　2週間に1回。1回60分を基本とする。家庭では，これまでの2倍話しかけ，本児が話す機会を意識的につくることと，看板や絵本の題字を指さしながら読んでみせることをお願いする。
• 訓練期間：就学までの1年間（必要に応じてその後も継続する）

6．1年を通じての指導経過[13]

　4モーラまでのことばは，音韻分解ができることが増えたが，長音や撥音が含まれると誤ることが多かった。語頭音の抽出も，おおむねできるようになったが，なじみのないことばやモーラ数の多いことばでは誤ることが多かった。5モーラのことばは，復唱ができないこともあった。
　自発話が増え，黙らずにことばで表現しようとするようになった。属性や特徴では何らかの表現ができるが，擬音語で終わることもあった。助詞や「〜するです」など，文法的な誤りが認められた。
　ひらがなのマッチングはできたが，読める字はほとんどなかった。

[13] 具体的な訓練と，そこでみられた反応は，できれば表にして示すのが望ましい。

7．再評価[14][15]

- 新版 構音検査（CA：5歳11か月）

　構音は，文章検査で未熟構音が認められたが，完成間近と思われた。

　音節の復唱検査では問題を示さなかった。単語検査では，呼称はすべてできた。モーラ数の多い単語を中心に音韻的誤りは認められたが，その数は半減した。

- KABC-Ⅱ（CA：5歳11か月）

　・認知総合尺度：77
　　　継次尺度：69（数唱：3，語の配列：6，手の動作：6）
　　　同時尺度：101（顔さがし：14，絵の統合：8，模様の構成：9）
　　　学習尺度：77（語の学習：5，語の学習遅延：7）

　・習得尺度：86
　　　語彙尺度：87（表現語彙：7，なぞなぞ：9，理解語彙：9）
　　　算数尺度：89（数的推論：8）

　・尺度間の比較：継次＜同時，同時＞学習

8．まとめと考察[16]

　言語獲得期からことばの遅れが認められ，保育園年長組になっても発話の遅れが感じられたため来院した症例を担当した。知能検査では正常域内の値を示した。下位検査の成績のばらつきと，構音検査で認められた反応などから，特異的言語発達障害と考え，言語指導を開始した。

　本児は音韻認識や音韻記憶の弱さが顕著であった。音韻に意識を向ける訓練をしたことで，ある程度の改善はみられた。また，言語面は3歳程度から不通過であったので，語彙が増えるように留意しながら，単語レベルから順を追って，表出を中心に言語訓練を行った。当初よりも発話量が増え，KABC-Ⅱの語彙尺度では－1SD程度の値を示すまでになった。

　このように，指導の効果はある程度みられたものの，KABC-Ⅱの尺度間の比較に示されているように，本児は同時処理尺度に比して，継次処理尺度と学習尺度が低いという認知特徴を抱えている。また，音韻認識や音韻記憶の弱さは根本的には改善されていないと感じている。現時点でひらがなが読めないことを鑑みると，コミュニケーション言語だけでなく，学習言語においても苦労することが予想される。言語聴覚士による指導は，就学後も継続する必要があろう。

---

[14] 実習の初期評価と再評価は，同じ検査をしていると比較が容易である。しかし，検査によっては練習効果がみられるものも多いので，同じ検査を行えない場合もある。

[15] 講習を受ける必要がある検査や，対象児に何度も施行できない検査がある。その場合は，見学と，記録や結果の算出を経験させてもらうと勉強になる。

KABC-Ⅱ(Kaufman Assessment Battery for Children Second Edition)

[16] 考察には，恐れず，自分の頭で考えたことを書いておくとよい。そして数年たってから，ぜひ，読み返してもらいたい。

● 言語聴覚療法の評価・診断のポイント

- この事例では,「新版 構音検査」から,音韻認識や語想起,復唱の苦手さといった情報を得たように,標準化検査を行う際の子どもの反応から,さまざまな情報を得ることができる。検査は数値を得るために行うのではなく,子どもを理解するために行うのである。
- 実習での評価は,まず,その時点における子どもの状態を正確にとらえることができていればよいが,現在の状態は,これまでの子どもの発達経過の延長にあるものであり,さらに,今後の発達に多くの示唆を与えるものであることを忘れないでおく。
- 医学的診断は医師が行うものである。言語聴覚士は,医学的診断名にとらわれることなく,まず目の前の子どもと向き合って,言語発達の水準と認知特性を把握する。そして改めて,医学的診断名や診断基準と照らし合わせて子どもの全体像や言語の問題の要因を探ってみると勉強になる。

● 言語聴覚士介入のポイント

- あくまでも主役は子どもである。多くの場合,実習生より先に子どもはその施設に通い始めている。したがって,訓練計画を実行する際には,普段そこで子どもが行っているやり方をある程度尊重するだけの余裕が求められる。
- 介入は,一方的であってはいけない。想定したように子どもが反応しないことはしばしばある。ほとんどの場合,子どもの反応をみながら,その場で計画を修正しなくてはならない。その際に重要なことは,その指導の目的をしっかり押さえておくことである。自分が何を目的として子どもに働きかけているのかを,たえず自分に問いかけることが大切である。目的をもたずに,時間をつぶすだけの働きかけであってはならない。

参考文献
- 石田宏代:特異的言語発達障害.言語聴覚士のための言語発達障害学 第2版(石田宏代,石坂郁代編),pp.141-156,医歯薬出版,2016.
- 田中裕美子:レイトトーカー,特異的言語発達障害,言語学習障害・読み障害の発達的関係.言語聴覚士のための言語発達障害学 第2版(石田宏代,石坂郁代編),pp.157-165,医歯薬出版,2016.

B 発達性読み書き障害

1．症例基本情報❶

- 対象児：10歳2か月男児（小学校4年生，通常学級在籍）
- 利き手：右
- 保護者の主訴：読み書きが苦手，書くことを避ける，読み方がたどたどしい，学習面での遅れが気になる
- 本人からの聴取❷：国語が苦手，算数も計算は得意だが文章題は苦手，理科の実験と体育は好き。仲のよい友達はたくさんいる
- 発達歴❸：胎生期および出産時に異常なし。満期産，生下時体重2,930 g。定頸3か月，座位6か月，始歩11か月，始語1歳1か月，１歳6か月，3歳および就学時健診のいずれも特に指摘なし
- 既往歴：特記事項なし

＜読み書きに関する発達＞❹

- 幼少時，読み聞かせは好んだが，3歳上の兄と異なり，幼稚園の年長になっても文字にはあまり興味を示さなかった。入学までにある程度読み書きができるようになってほしいと母が教えたところ，ひらがなの清音対応文字の音読が6割程度，書字は自分の名前が可能となった。
- 小学校入学後も読み書きの困難さは続き，母が担任に相談したが，他にもっとできない児童がいる，様子をみましょうと言われた❺。しかし，小学2年生になっても，ひらがなは読み書きともに拗音や促音で誤り，カタカナの習得は困難だった。学校内の特別支援コーディネーターを交えての相談，巡回相談員による評価を経て，1～2回／週，国語の時間のみ特別支援教育支援員がつくことになった❻。この間は国語の勉強への取り組みも以前より良好となったが，小学4年時に予算のため継続されなくなり，読み書きの困難さがさらに顕著となった。

＜学校での読み書き以外の状況＞

- 友人関係は良好。
- 体育や図工，理科の実験の時間は元気だが，その他の授業では元気がない。

＜家族の状況＞

- 家族：父（会社員），母（看護師），兄（12歳），弟（6歳）との5人暮らし。父と兄は左利き，母と弟は右利き。弟は自閉性障害あり。
- 父は，本児に学習障害の疑いがあることを受け入れられていない❼。

2．評価❽

- 言語病理学的診断名：発達性読み書き障害

対象児のプライバシー保護の観点から，症例情報における年月日表記などは伏せるようにする（第3章-8参照）。

❶医療機関への受診でない場合，医学的診断名がない場合がある。また，現病歴という記載も適切ではない。

❷対象児には，得意なこと，あるいは好きなことと苦手なことの両方を聞くとよい。

❸読み書き障害が疑われる場合，音声言語の発達歴に留意する。

❹幼児期に文字への関心の乏しい発達性読み書き障害児が多いので，聴取するとよい。

❺学校の教師が気づく場合，保護者が先に気づく場合など，さまざまである。

❻学校教育における支援の有無や，支援の内容を確認し，記載する。

❼保護者が必ずしも同じように理解や認識をしているとは限らない。

❽実習生は評価の一部を受け持ち，また，指導者の指示のもと，指導の一部も行った。

1）全体像

開始時はやや小声で自信がなさそうな様子であった。しかし，質問には適切に答え，自身の苦手なこと，得意なことについても言うことができた。徐々に笑顔がみられるようになり，検査にも集中して取り組むことができた。

2）評価項目

① 全般的知能

全般的知能は正常範囲であった。WISC-Ⅳ知能検査の全検査 IQ は 96，レーヴン色彩マトリックス検査（RCPM）は35/36正答（小4平均32.5±3.3）で全般的な知能は正常範囲であった。

表1　WISC-Ⅳ下位検査の評価点❾（X年Y月Z日～Z＋2日）

指標	合成得点	下位検査	評価点
言語理解 VCI	99	類似	9
		単語	10
		理解	11
知覚推理 RRI	104	積木模様	13
		絵の概念	8
		行列推理	11
ワーキングメモリー WMI	85	数唱	12
		語音整列	3
処理速度 PSI	94	符号	7
		記号探し	11

② 併存障害に関する評価❿

- 高次の運動機能：口腔顔面動作や手指構成の模倣，上肢の協調運動が可能であった。縄跳びやボールを使っての運動も得意とのことで，高次運動機能に問題はないと考えられた。
- 社会性の発達：広汎性発達障害日本自閉症協会評定尺度（PARS）では，児童期得点3点（カットオフ値13点）であった。友人関係も良好とのことであり，社会性には特に問題はないと考えられた。
- 注意機能：これまで多動や不注意で指摘を受けたことはなく，家庭でも特に気にならないとのことで，注意機能にも明らかな問題はないと考えられた。

③ 読み書きの習得度（表2）：ひらがな，カタカナ1文字（拗音を含む）ずつの音読と書き取り，ひらがな単語の書き取り，カタカナ単語，漢字単語の音読と書き取りで同学年平均より低い結果だった。速読課題は，ひらがな単語，カタカナ単語，文章のいずれも同学年平均より遅い結果だった。

読解は平均内の結果だった。

WISC-Ⅳ (Wechsler Intelligence Scale for Children 4th ed)

RCPM (Raven's Colored Progressive Matrices)

❾結果は表にまとめると見やすい。表には必ず内容がわかるようなタイトルをつける。

❿併存障害についても評価する。

表2　読み書き検査の結果（X年Y月Z日～Z＋4日）

課題			正答数
102モーラ対応文字	ひらがな	音読	97 / 102（遅延 6）
		書き取り	92 / 102（遅延12）
	カタカナ	音読	88 / 102
		書き取り	83 / 102
単語	小学生の読み書きスクリーニング検査（STRAW）	ひらがな 音読	20 / 20（平均20.0±0.2）
		ひらがな 書き取り	19 / 20（平均19.6±1.9）
		カタカナ 音読	19 / 20（平均19.9±0.5）
		カタカナ 書き取り	18 / 20（平均18.5±3.7）
		漢字 音読	15 / 20（平均19.2±1.1）
		漢字 書き取り	4 / 20（平均16.4±4.1）
	KABC-Ⅱ	ことばの読み	評価点 4
		ことばの書き	評価点 3
速読[1]	ひらがな単語		44 秒（平均18.3±4.4）
	カタカナ単語		51 秒（平均17.8±4.7）
	文章		177 秒（平均59.6±14.4）
読解	KABC-Ⅱ　文の理解		評価点 8

（　）は同学年平均と標準偏差を示す。

STRAW(Screening Test of Reading and Writing for Japanese Primary School Children)

KABC-Ⅱ(Kaufman Assessment Battery for Children Second Edition)

④ 音声言語能力と読み書き障害の要因となる認知機能（表3）
- 音声言語の能力：WISC-Ⅳ知能検査の言語理解指数，言語理解検査の結果から，音声言語の発達に明らかな問題はないと考えられた。また，AVLTの結果から音声言語の記憶は比較的良好と考えられた。
- 音韻能力❶：非語の復唱は可能であったが，3拍語の復唱が困難であったことから，音韻能力は弱いと考えられた。
- 視覚認知，視覚的記憶：WISC-Ⅳの知覚推理指数とROCFT模写の結果から，視覚的認知には明らかな問題はないと思われた。しかし，

AVLT（Rey Auditory Verbal Learning Test），レイの聴覚性単語学習課題

❶基準値が公表されている音韻検査はない。

ROCFT（Rey-Osterrieth Complex Figure Test），レイの複雑図形検査

表3　音声言語能力と読み書きに関連する認知能力検査結果

能力	課題	結果
音声言語	絵画語い発達検査	SS 12　語彙年齢　10歳4か月
	標準抽象語理解力検査	31/45（平均27.6±5.5）
	AVLT	遅延再生　13/15（平均11.8±2.5）[2]
音韻	非語復唱	7/10
	単語の逆唱　3モーラ	5/10
	4モーラ	実施困難
視覚認知	ROCFT	模写　28.5/36（平均30.6±4.7）[3]
		3分後再生　9/6（平均22.0±7.6）[3]
自動化	RAN[4]	19.9 秒（平均11.6±2.1）[4]

（　）は同学年平均と標準偏差を示す。

ROCFT 再生の結果から視覚的記憶には弱さがあると考えられた。
- 自動化能力：RAN 課題にて同学年平均の 4 SD 以上の時間がかかっており，自動化能力は弱いと考えられた。

RAN (Rapid Automatized Naming)

3）評価のまとめ

本症例は，知的発達，音声言語の発達に遅れはなく，読み書きに困難をきたすような環境要因もなかったにもかかわらず，読み書きの発達に遅れがみられた。読み書きの学習障害（文部科学省，DSM-5）に該当すると考えられた。読み書き障害の要因として推定されている音韻能力や視覚認知力，自動化能力に弱さがみられ，これまで日本で報告されている発達性読み書き障害例[5]と同様の結果であった。

3．指導方針

まず，ひらがなとカタカナの音読と書字を正確にかつ流暢に行えるようにする。仮名は書字ができれば音読も可能になると考えられることから，書字から開始する。拗音を含めて 1 文字ずつの音読と書字が可能になったら，助詞や促音の練習を行い，次いで文や文章の音読と書字へと進む。その後，比較的良好な音声言語の記憶を活用する方法で漢字の書字練習を実施，音読については文脈のなかでの指導を行う。

4．指導計画

1）目標

- 短期目標
  - 第 1 期（1 か月）ひらがなの読み書き習得度の向上
  - 第 2 期（1 か月）カタカナの読み書き習得度の向上
  - 第 3 期（1 か月）特殊音節の習得度の向上
  - 第 4 期（2 か月）文章の音読と書字の向上
- 長期目標（2 年）
  - 漢字音読と書字の習得度の向上
  - 音読速度の向上
  - 読書活動の促進❶

❶読書習慣を促すようなアプローチができるとよい。

2）指導内容（各期とも，2 回／月，60 分／1 回の個別訓練）

- 指導内容と具体的実施方法
  ① 第 1 期〜第 4 期：宇野ら（2015）[6]の方法を用いて仮名練習を行う。拗音や助詞，促音については，評価後に必要があれば取り出して指導する。その後，単一の絵カードの説明文の書字練習，2 コマ，4 コママンガの書字説明を行い，実用レベルの書字をめざす。その後，興味のある本を用いた音読練習を行う。
  ② 第 5 期以降：本を用いた音読を継続しつつ，春原ら（2005）[7]の方法を用いて漢字の書字練習を実施する。
- 頻度：2 週間に 1 回，1 回につき 60 分とする。保護者に練習方法を

覚えてもらい，家庭でも同様の練習を実施するように指示した。
- 期間：発達性読み書き障害があると，日本語だけでなく英語の読み書きにも困難が生じる可能性があるため，希望があれば中学以降も継続する。

5．まとめと考察

　本症例には読み書きの問題が認められたが，脳損傷の既往がないことから，本症例の読み書き障害は前述のとおり，学習障害に含まれる発達性のものと考えられた。本症例は読み書きに対する困り感と，読んだり書いたりできるようになりたいという希望をもっており，言語聴覚療法の適応があると判断した。発達性読み書き障害の場合，認知機能そのものを改善させる方法や良好な機能を活用する方法があるとされているが，本症例は小学4年生であり，読み書きそのものへのアプローチが必要であった。本症例においては，知的能力や音声言語の能力，AVLTの結果に示された良好な音声言語の長期的記憶が良好な能力として活用できたため，発達性読み書き障害例への指導として報告されている宇野ら（2015）[6]の方法でひらがなの書字練習を開始した。その結果，ほぼ1か月でひらがなの清音と濁音，半濁音に対応する文字の読み書きがスムーズに可能となり，その後約3週間でカタカナも可能となった。今後は特殊音節対応の文字の練習，文章レベルの書字と音読の練習，漢字の音読と書字の練習が必要と考えられる。

　また，学習障害の場合，学校との連携が不可欠と考えられるため，保護者や本人の了解を得て，学校での様子を確認したり，具体的な支援方法についての助言を行ったりすることも重要と考える。

＜引用文献＞
1）春原則子，宇野彰，朝日美奈子，他：典型発達児における音読の流暢性の発達と関与する認知機能についての検討—発達性dyslexia評価のための基礎研究．音声言語医学 52（3）pp.263-270，2011．
2）春原則子，宇野彰，平野悟，他：記憶障害を主症状とする小児の1例．脳と発達 29（4）pp.321-325，1997．
3）服部淳子：Rey-Osterrieth Complex Figure を通してみたこどもの視覚認知能力の発達—描画方略との関連について．愛知県立看護大学紀要 10（1），pp.1-10，2004．
4）金子真人，宇野彰，春原則子，粟屋徳子：就学前年長児における就学後の読み困難を予測する確率とその限界—スクリーニング検査としてのRapid Automatized Naming の有用性．脳と発達 44（1），pp.29-34，2012．
5）春原則子：4．学習障害．標準言語聴覚障害学 言語発達障害学 第2版（玉井ふみ，深浦順一編），pp.145-168，医学書院，2015．

> 6）宇野彰，春原則子，金子真人，他：発達性読み書き障害児を対象としたバイパス法を用いた仮名訓練—障害構造に即した訓練方法と効果および適応に関する症例シリーズ研究．音声言語医学 56（2），pp.171-179，2015．
> 7）春原則子，宇野彰，金子真人，他：発達性読み書き障害児における実験的漢字書字訓練—認知機能特性に基づいた訓練方法の効果．音声言語医学 46（1），pp.10-15，2005．

● 言語聴覚療法の評価・診断のポイント

- 発達性読み書き障害の診断・評価においては，定義に則り，全般的な知的発達，読み書きに関する習得度を評価する必要がある．また，読み書きの困難さを引き起こす要因は知的障害以外にもさまざまあるため，真に発達性読み書き障害であるかどうかを判断するためには，読み書きの学習を困難にする認知機能に弱さがあるかどうかを確認することが必要である．
- 認知機能の評価は，読み書き困難の要因を推定するために役立つだけでなく，指導方法の選択という点においても非常に重要である．残念ながら基準値が公表されていない検査もあるが，検査結果については可能な範囲で基準値と照合し，できるだけ客観的な評価を行うことが必要である．なお，発達性読み書き障害の評価および支援などについては，春原[1]を参照されたい．

● 言語聴覚士介入のポイント

- 介入に際しては，生育歴，教育機関での現在までの状況や支援の有無とその内容，教育現場と保護者の関係などの側面から情報を得ることが必要である．家族性に出現することもあるので，可能であれば家族，少なくとも兄弟姉妹の読み書きに関する情報も得るとよい．他の発達障害の併存例も多く，その場合は介入において留意すべき点が多くなるため，併存症状に関する情報収集も必須である．
- 指導に入るためには本人の困り感や学習への意欲が習得の鍵となるため，その点についても確認する必要がある．
- 介入は読み書きそのものの習得だけでなく，それを通して自信を回復したり，努力する力を身につけたりさせることをめざす．小学生への介入であっても，常に将来を見据えてかかわる必要がある．
- 教育現場との連携は非常に重要であるが，保護者や本人の希望を聞き，了解を得て連携を進める必要がある．連携にあたっては，教育現場のことも十分に知っておく必要があり，安易な姿勢では介入できない．

引用文献
1）春原則子：4．学習障害．標準言語聴覚障害学 言語発達障害学 第2版（玉井ふみ，深浦順一編），医学書院，pp.145-168，2015．

C　発達性読み書き障害（ADHDを含む症例）

1．症例基本情報

- 対象児：10歳2か月　男児（小学校4年生，通常学級在籍）
- 利き手：右
- 主訴（本人）❶：板書を写すのが苦手，漢字の読み書きが難しい

＜医学的情報＞

- 医学的診断名：注意欠陥多動性障害（不注意優勢）
- 合併症：特記事項なし
- 現病歴：1歳6か月児健診，3歳児健診および就学時健診のいずれも特記事項なし。小学校1年時，母親が本児の不注意な行動や，文字をマスの中に書くことができないことに気がついたが，学校生活で大きな問題は認められなかったため，担任と相談のうえ，しばらく様子をみることになった。小学校4年のとき，担任から「授業を集中して聞いておらず，板書も半分も写していない。授業で配布したプリントはすぐになくしてしまう。宿題の提出も守れていない」との指摘を受けた❷。知り合いの紹介でA病院小児科を受診し，注意欠陥多動性障害（不注意優勢）の診断を受けた。その後，学習障害を疑われてA病院の紹介で当院を受診した。
- 既往歴：特記事項なし
- 発達歴：妊娠時，出産時の特記事項なし。在胎40週，生下時体重2,960g，正常分娩。定頸3か月，座位6か月，独歩11か月，始語1歳（／ママ／）。

＜生活面の情報＞

- 家族構成：父（会社員），母（専業主婦），姉（12歳）および本人
- 教育歴：これまで小学校で行動面の問題や読み書きの困難さに対する特別な支援は一切受けていない❸。
- 日常生活動作（ADL）：身辺処理は自立している。

＜関係機関からの情報＞

- A病院小児科　服薬❹：コンサータ45mg（1日2錠，朝1回），ロゼレム8mg（1日1錠，夕1回）

2．評価

言語病理学的診断名：発達性読み書き障害の疑い

1）全体像

アイコンタクトは良好で，検査者からの日常的な簡単な質問にも適切に応答していた。検査には協力的であったが，視界に入った物品が気になると「これ何？」と指導者の許可を得ずに物品に手を出したり，言語室の外から聞こえてきた音に対して，「今の音，何？」と質

対象児のプライバシー保護の観点から，症例情報における年月日表記などは伏せるようにする（第3章-8参照）。

❶主訴は，保護者から得られた情報なのか，本人から得られた情報なのかを明記する。

❷注意欠陥多動性障害 attention deficit hyperactivity disorder（ADHD）の児童は，「集中力がない」，「忘れ物やなくし物が多い」，「約束を守れない」などと周囲から指摘され，学習や学校生活で支障をきたしていることが多い。

❸学校教育における支援の有無や，支援の内容を確認し，記載する。

❹ADHDの診断がある場合は，服薬の有無，種類および量，効果，副作用の有無などについて情報を確認し，記載する。
コンサータ®（一般名：メチルフェニデート塩酸塩）
ロゼレム®（一般名：ラメルテオン）

問してきて検査を中断してしまうことがあった❺。

2）評価項目

① 聴力：純音聴力検査では，気導値が 4 分法で右 12.5 dB，左 17.5 dB であった。聴力に明らかな問題は認められなかった。

② 全般的知能

　WISC-Ⅳ知能検査❻では，全検査 IQ（FSIQ）90，言語理解指標（VCI）103，知覚推理指標（PRI）93，ワーキングメモリー指標（WMI）82，処理速度指標（PSI）86 であった。下位検査の評価点を表 1 に示した。レーヴン色彩マトリックス検査（RCPM）❼では，30/36（小 4 平均 32.5 ± 3.3）の正答数であった。WISC-Ⅳと RCPM の結果から，全般的知能は正常と考えられた。

表 1　WISC-Ⅳ下位検査の評価点

指標	下位検査	評価点
VCI	類似	10
VCI	単語	11
VCI	理解	11
RRI	積木模様	12
RRI	絵の概念	8
RRI	行列推理	7
WMI	数唱	6
WMI	語音整列	8
PSI	符号	7
PSI	記号探し	8

③ 高次運動機能❽：模倣による口腔顔面動作や手指の構成，上肢の協調運動を評価するグーパー交互課題に明らかな問題が認められなかったことから，高次運動機能の問題はないと考えられた。

④ 社会性：広汎性発達障害日本自閉症協会評定尺度（PARS）では，幼児期ピーク得点 4 点（カットオフ値 9 点），児童期得点 6 点（カットオフ値 13 点）であった。学校生活における対人トラブルも認められていないことから，明らかな社会性の問題はないと考えられた。

⑤ 注意機能❾：ADHD 評価スケール家庭版では，不注意のサブスケールが 16 点（94 パーセンタイル値），多動-衝動性のサブスケールが 4 点（50 パーセンタイル値），合計得点が 20 点（80 パーセンタイル値）であった。評価中，視覚的に提示された刺激の指さし課題（RCPM，PVT-R など）では，刺激を提示すると即時に指さしし，その後，自己修正するということが複数回観察された。以上のことから，注意機能の問題（不注意）があると考えられた。

⑥ 処理様式別の認知機能❿
- 音声言語の能力

---

❺評価中に観察された「注意の転導性の高さ（他の刺激への注意のそれやすさ）」を記載する。

❻WISC-Ⅳ知能検査（Wechsler Intelligence Scale for Children Fourth Edition）は，5 つの合成得点だけでなく，下位検査の評価点もまとめる。

❼RCPM（Raven's Coloured Progressive Matrices）は，WISC で評価される動作性知能（WISC-Ⅲ/PIQ もしくは WISC-Ⅳ/PRI）と有意な正の相関があることが報告されている。両検査の結果の整合性を確認することは重要である。WISC-Ⅳ/PRI に比して RCPM の得点が低い場合，RCPM は指さし課題のため，刺激をよく見ずに反応してしまうといった注意機能の問題が影響している可能性がある。

❽随意運動発達検査の「顔面・口腔の随意運動」「手指の随意運動」を実施するのもよい。
PARS（Pervasive Developmental Disorders Autism Society Japan Rating Scale）

❾ADHD に起因する不注意，注意の転導性の高さなどは，評価時の行動観察からも推測することができる。評価時の行動特徴も記載する。

❿検査結果の解釈は，公表されている基準値と比較して行う。

絵画語い発達検査（PVT-R）では，生活年齢10歳2か月，語彙年齢10歳1か月，評価点10であった。標準抽象語理解力検査（SCTAW）では，音声提示にて29/45語（小4平均27.6±5.5）の正答であった。KABC-Ⅱ「表現語彙」では，生活年齢10歳2か月，評価点11，相当年齢10歳4か月であった。これらの結果とWISC-ⅣのVCIが100であったことから，音声言語は年齢相当の発達段階にあると考えられた。

　　2から4拍語の逆唱課題[1]では，6/13語の正答であった（同平均9.9±2.8）。正答までの平均所要時間は2拍語で1.3秒（同平均1.2±0.8），3拍語で8.9秒（同平均3.7±2.4），4拍語で18.2秒（同平均7.1±4.5）であった。正答数が少なく，正答までの平均所要時間も延長していたことから，音韻能力の弱さがあると考えられた。

　　Rey's Auditory Verbal Learning Test（AVLT）では，5回目までの最多想起数が15/15（同平均12.6±2.1），30分後の遅延再生数が14/15（同平均11.8±2.5）であった（春原ら[2]の基準値を使用）。音声言語の長期的記憶は良好と考えられた❶。

- 視覚認知力

　　立方体の模写課題は透視図／非透視図ともに形態の歪みが認められた。Rey-Osterrieth Complex Figure Test（ROCFT）では，模写で19/36（同平均29.0±6.3），直後再生で4/36（同平均16.2±7.8），30分後遅延再生で4/36（同平均17.0±7.6）正答（Unoら[3]の基準値を使用）と，いずれにおいても低い得点であった。以上から，視知覚，構成能力および視覚的記憶の弱さがあると考えられた。

- 自動化能力

　　Rapid Automatized Naming（RAN）[1]では，3課題の平均所要時間が22.3秒（小4平均11.61±2.1）と延長が認められたことから，自動化能力（意味から音を想起する過程における速さや効率）の問題があると考えられた。

⑦読み書きの学習到達度❷：カタカナと漢字の読み書きの正確性に問題が認められた。一方，読みの流暢性（音読速度）には問題を示さなかった。詳細は以下のとおりである（下線部が得点の低い項目）。

- 正確性：1モーラ表記文字❸（濁音，半濁音，拗音を含む仮名1モーラ表記文字の音読と書字）

　　音読：ひらがな　102/102
　　　　　<u>カタカナ　92/102，自己修正3</u>
　　書字：ひらがな　102/102
　　　　　<u>カタカナ　83/102，自己修正4</u>

- 単語

PVT-R（Picture Vocabulary Test-Revised）
STRAW（Screening Test of Reading and Writing for Japanese Primary School Children）
KABC-Ⅱ（Kaufman Assessment Battery for Children Second Edition）

❶指導のためには，良好な認知機能を見出すことも重要である。発達性読み書き障害児の場合，AVLTなどで評価される音声言語の長期的記憶は保たれていることが多い。

❷読み書きの学習到達度は，正確性（正しく音読や書字できるか）と，流暢性（滑らかに音読や書字できるか）の2側面について評価する。

❸「仮名1文字」という記載にすると，仮名2文字で構成される拗音を含むことができないため，「仮名1モーラ表記文字」と記載する。

- 小学生の読み書きスクリーニング検査（STRAW）（小4用）
  音読：ひらがな　20/20（同学年平均20.0±0.2）
  　　　カタカナ　17/20（同平均19.9±0.5）
  　　　漢字　　　15/20（同平均19.2±1.1）
  書字：ひらがな　20/20（同平均19.6±1.9）
  　　　カタカナ　12/20（同平均18.5±3.7）
  　　　漢字　　　 7/20（同平均16.4±4.1）
- KABC-Ⅱ
  ことばの読み　評価点6（相当年齢8歳6か月）
  ことばの書き　評価点5（相当年齢8歳0か月）
- 流暢性
  - 速読課題[4]
    ひらがな単語　20.6秒（同平均18.3±4.4）
    ひらがな非語　28.3秒（同平均25.4±6.5）
    カタカナ単語　19.2秒（同平均17.8±4.7）
    カタカナ非語　28.1秒（同平均25.7±7.0）
    文章　　　　　63.7秒（同平均59.6±14.4）
- 読解：KABC-Ⅱ
  文の理解　評価点9（相当年齢9歳6か月）

3）評価のまとめ

本症例は，全般的知能は正常域で，音声言語も年齢相当の発達段階にあると考えられた。学習障害（LD）の中核である発達性読み書き障害が認められ，その背景には，音韻能力，視覚認知力および自動化能力の弱さがあると考えられた。さらに，注意機能の問題（不注意）の併存があると考えられた。

3．全体像の整理

	肯定的側面	否定的側面
心身機能	＃1　聴力正常 ＃2　全般的知能正常 ＃3　高次運動機能の問題なし ＃4　音声言語の発達良好 ＃5　音声言語の長期的記憶力良好 ＃6　読みの流暢性の問題なし	＃1　読み書きの正確性の問題あり ＃2　注意力の問題あり ＃3　音韻能力の弱さあり ＃4　視覚認知力の弱さあり ＃5　自動化能力の弱さあり
活動	＃7　対人関係良好 ＃8　身辺処理は自立	＃6　板書をノートに書き写せない ＃7　授業を集中して聞いていない ＃8　授業の配布物をなくす ＃9　宿題の提出を守れない

ICFの分類に関しては，国際生活機能分類，中央法規出版，2002年に準拠。

参加	#9　小学校通常学級在籍 #10　不登校なく小学校に通えている	#10　授業に参加できていない #11　担任からの評価が低い
	促進因子	阻害因子
環境因子	#11　服薬にて行動面（注意力）の問題をコントロールしている	#12　小学校で行動面の問題や読み書きの困難さに対する特別な支援を受けていない
個人因子	#12　本児は読み書きの困難さを自覚している	

4．指導方針

　良好な認知機能である音声言語の長期的記憶を活用して，カタカナの読み書き指導から開始する。その後，漢字の音読力と書字力の向上を目的とした指導を実施する。

5．指導計画
1）目標
- 短期目標
  ・第1期：カタカナの読み書き能力の向上
  ・第2期：漢字音読力の向上
  ・第3期：漢字書字力の向上
- 長期目標：読み書きに関する適切な指導・支援を受けながら，自尊心を低下させることなく，通常学級の中で学習できるようにする。

2）指導内容（各期とも，2回／月，1回60分の個別訓練）
- 訓練内容および具体的実施内容

　第1期：良好な音声言語の長期的記憶を活用した仮名練習[5]を実施する。特殊音節については，拗音を「きゅは，『き』と『ゆ』」と分解して口頭で言う練習や促音の位置を意識化させる練習を実施する。

　第2期：本を使用し，文脈の手がかりを活用しながら，語彙力と漢字音読力の向上を目指す。また，電子辞書（かな入力かつタッチペン入力）を導入し，音読できない漢字に対して電子辞書を用いて自ら調べるという行動を身につけられるよう支援する。

　第3期：音声言語の記憶を活用した漢字の文字形態を音声言語化して覚える方法[6]にて漢字書字力の向上を目指す（図1）。

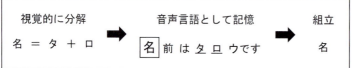

図1　音声言語の記憶を活用した漢字書字練習の1例

6. まとめと考察

　本症例は，全般的知能は正常域で，音声言語も年齢相当の発達段階であったが，カタカナと漢字の読み書きの正確性に関する発達性読み書き障害が認められた。発達性読み書き障害の背景には，音韻能力，視覚認知力および自動化能力の弱さがあると考えられた。さらに，注意機能の問題（不注意）の併存があると考えられた。宇野ら[7]は，発達性読み書き障害の障害構造を音韻処理過程，視覚処理過程および自動化能力の3つの観点から説明している。本症例も，宇野ら[7]の報告を支持する結果であった。

　本症例は，Rey's Auditory Verbal Learning Test（AVLT）の結果から音声言語の長期的記憶が良好と考えられた。そこで，読み書き指導においては，指導の有効性が報告されている音声言語の長期的記憶を活用した仮名練習[5]や漢字書字練習[6]を積極的に導入した。今後は，指導後の文字の習得状況に関する再評価が必要と考えられる。

　本症例は，これまで小学校で行動面の問題や読み書きの困難さに対する特別な支援を一切受けていなかった。今後は，小学校との連携について具体的な検討を行う必要があると考えられる。例えば，行動面の問題に対しては，教室の中で教師の目が届きやすく個別に傾聴を促すことができる席にする，配布プリントの整理ができているか否かの確認を行う，といった支援が考えられる。また，読み書きの困難さに関しては，板書の内容をプリントにして配布する，テスト時の漢字へのルビ振りなどの対応が考えられる。

　さらに，本症例は日本語の読み書きだけでなく，英語の読み書きについても困難を呈する可能性が高いため，中学進学前に英語の読み書きについても対応を検討する必要があると思われる。

＜引用文献＞
1) 篠田晴男，千葉ゆき，塚田裕子ほか：学齢期における読み書きの基礎能力を規定する諸要因について―命名速度と音韻認識能力を中心として．平成14年度厚生労働科学研究報告書（子供家庭総合研究事業），pp.446-479，2003．
2) 春原則子，宇野彰，平野悟ほか：記憶障害を主症状とする小児の1例．脳と発達 29（4），pp.321-325，1997．
3) Uno A, Wydell TN, Haruhara N, et al : Relationship between reading/writing skills and cognitive abilities among Japanese primary-school children ; normal readers versus poor readers (dyslexics). Reading and Writing 22, pp.755-789, 2009.
4) 春原則子，宇野彰，朝日美奈子ほか：典型発達児における音読の流暢性の発達と関与する認知機能についての検討―発達性dyslexia評価のための基礎研究．音声言語医学 52（3），pp.263-270，2011．

5）宇野彰，春原則子，金子真人ほか：発達性読み書き障害児を対象としたバイパス法を用いた仮名訓練―障害構造に即した訓練方法と効果および適応に関する症例シリーズ研究．音声言語医学 56（2），pp.171-179，2015.
6）春原則子，宇野彰，金子真人ほか：発達性読み書き障害児における実験的漢字書字訓練―認知機能特性に基づいた訓練方法の効果．音声言語医学 46（1），pp.10-15，2005.
7）宇野彰，春原則子，金子真人ほか：発達性 dyslexia の認知障害構造―音韻障害単独説で日本語話者の発達性 dyslexia を説明可能なのか？　音声言語医学 48（2），pp.105-111，2007.

● 言語聴覚療法の評価・診断のポイント

- 注意欠陥多動性障害（ADHD）は，発達性読み書き障害に併存することの多い発達障害の1つである．日本における明確な数値は示されていないが，海外では，読み障害のある児童の46％に ADHD の併存があったと報告されている[1]．ADHD の併存がある発達性読み書き障害児の場合，学校現場では，読み書きの問題よりも不注意や多動による行動面の問題を教師から指摘されることが多い．しかし，発達性読み書き障害に ADHD の併存が多いという事実からも，言語聴覚療法においては，行動面だけでなく読み書きに関する学習面についても評価を行うことが重要となる．
- ADHD については，医療機関での診断の有無にかかわらず，学校生活での様子，ADHD の有無や程度を評価できる検査の施行および評価中の対象児の行動観察などを通して，総合的に検討することが重要である．例えば，学校生活では，授業中一定の時間着席して集中して先生の話を聞く，課題を最後までやり終える，宿題や提出物を期限までに提出するなど，ADHD の児童にとって苦手なことを要求される場面が多く，学習や学校生活に支障をきたすことが多い．したがって，保護者やクラス担任等から対象児の学校生活の様子を聴取することは重要である．また，ADHD の併存が疑われる症例では，評価中，視覚的に提示された刺激の指さし課題（RCPM，PVT-R など）において，選択肢を十分見ずに指さしする行動が多く観察されるため，評価時の行動観察も重要である．

　なお，「文章の音読時に，行を飛ばして読み進めてしまう」という現象が，ADHD や発達性読み書き障害のある児童の音読の特徴として挙げられることがある．確かに，ADHD に起因する不注意から行を読み飛ばす，発達性読み書き障害によって文字の音声符号化に多くの労力を費やしたために，結果として文章の内容を十分に理解できず行の読み飛ばしにも気づけない，ということは起こり得る．一方で，特異的言語障害（specific language impairment：SLI）などの言語発達障害がある児童であっても，行を飛ばすことによる文脈の不適切さに気づかず文章の音読を進めてしまうことは十分考えられる．また，文末の「〜ましょう」を「〜します」と読み誤る「勝手読み」といわれるような現象についても，ADHD に起因する不注意の影響が指摘されることが多い．しかし，発達性読み書き障害によって，ひらがな1文字の音読

が十分でない場合でも同様の現象は十分起こり得る。言語聴覚士は，1つの現象がさまざまな要因によって生じる可能性があることを十分理解した上で，対象児の評価を行う必要がある。書字においては，「書いた文字が枠からはみ出す」という現象が，発達性読み書き障害のある児童の書字の特徴として挙げられることがある。しかし，井村ら[2]は，「書いた文字が枠からはみ出す」という特徴は，発達性読み書き障害自体の特徴というよりも，不注意傾向や発達性協調運動障害が関与している可能性があると指摘している。

- ADHDの診断を受けている症例の場合，投薬が開始されていることが多い。服薬している薬の種類や量，服薬によって行動は十分コントロールされているのか，食欲不振や不眠のような副作用はないかなどの情報を把握しておくことも重要である。

● 言語聴覚士介入のポイント

- 読み書きに関する具体的な指導は，症例の年齢や認知障害の重症度など個々の特性を把握した上で，根拠に基づいた方法による指導を行うことが重要となる。本症例のように，聴覚的な長期的記憶に問題がない場合は，宇野ら（2015）の仮名練習や春原ら（2005）の漢字書字練習のようなバイパス法を用いた指導が有効と考えられる。学生には「なぜ，この指導法が選択されたのか」という根拠を，客観的なデータを基に明確に示していく。
- ADHDや発達性読み書き障害のある症例への介入において，学校との連携は非常に重要である。学校内での対応だけでは十分でない場合，言語聴覚士は，学校教員に対して当該児童の症状を説明したり，学校内での具体的な支援方法（例：行動面の問題に対する環境調整，読み書きの困難さに対するコンピュータやデジタル教材の活用など）を学校教員とともに検討していく必要がある。

引用文献

1) Shaywitz BA, Fletcher JM, Shaywitz, SE：A conceptual framework for learning disabilities and attention-deficit/hyperactivity disorder. Canadian Journal of Special Education 9, pp. 1-32, 1994.
2) 井村純子，春原則子，宇野彰ほか：発達性読み書き障害児と小学生の典型発達児における漢字書取の誤反応分析—小学生の読み書きスクリーニング検査（STRAW）を用いて．音声言語医学 52（2），pp.165-172，2011.

4 聴覚障害領域

A 聴覚障害

1．症例基本情報
- 対象児：5歳8か月　男児
- 主訴：難聴，ことばが遅い，発音が悪い，知的障害，発達障害❶

＜医学的情報＞
- 医学的診断名：難聴，難聴に伴う言語発達障害
- 合併症：なし
- 現病歴・受診歴：新生児聴覚スクリーニング検査は未実施❷。
手のかからない子で，1歳過ぎ，母は本児がなつかないと悩んでいた。1歳半健診❸は通過。始語は2歳，2語文は4歳ころ出現。3歳より保育園入園。言語発達の遅れを保育園の担任から指摘され，4歳過ぎに市の福祉医療センターに相談。軽度発達障害と診断され，市の情緒障害グループへの参加をすすめられた。就学時健診にて聞こえの悪さを指摘され，受診に至った。聞こえについて問題を感じたことはなく，今もよくわからない❹。
- 発達歴：胎生・出産期，特に問題なく，満期産，自然分娩，生下時体重2,700g，定頚3か月，始歩1歳4か月。歩き始めたころよりやや乗り物などに興味が偏る傾向があり，母はマイペースな子どもと感じていた。年少組より保育園入園。友達は大好きだが，ことばが遅い，ぼーっとしている，集団遊びを嫌う，注意が転導する，よく人や物にぶつかるなど指摘され，軽度発達障害との診断を受けた。現在，姉や友達とよく遊ぶが幼い印象。保育園では早生まれということもあり，周囲の友達からあれこれと世話を焼かれているとのこと。
- 耳鼻咽喉科学的所見：ささやき声の会話は聞き返しあり。鼓膜所見は問題なし。初診時聴力検査結果（図1），ABRは両耳とも50 dBで反応。

＜生活面の情報＞
- 家族構成：父（会社員），母（専業主婦），姉（小3）。
両親は本児の療育に協力的で特に問題はない。
- 母子関係❺：母とは仲がよいが，母のことばは本人にとっては早く，小さく，家庭生活のなかで，文脈状況を伴う直接的な指示のみ

対象児のプライバシー保護の観点から，症例情報における年月日表記などは伏せるようにする（第3章−8参照）。

❶軽度難聴で発達障害と誤診され，難聴発見が遅れた事例。

❷「新生児聴覚スクリーニング検査」や定期健康診断の結果についても記述する。

❸定期健診の正式名称は「1歳6か月児健康診査」「3歳児健康診査」「就学時健康診断」だが，1歳半健診，3歳児健診，就学時健診などと呼び習わされている。

❹聞こえについての母親の感じ方は難聴の理解が進むにつれ変化する（後述⓯の項参照）。

ABR（auditory brainstem response），聴性脳幹反応

❺単に良好，不良と書かず，どのようなときに良好，不良なのかを記述する。

理解できている様子。
- 集団生活：保育園通園（毎日），情緒障害グループ（小集団・月2回）
- 主な養育者：母
- ADL：身辺処理は自立している。
- 興味・関心❻：人がかかわればよく笑い，人なつっこい。ブロックやミニカーを好む。鉄道の駅名を不確実だが順に言おうとする。また幼児用歌番組は身体でリズムをとって聞いている。寸劇・アニメは注意がそれる。

❻駅名への興味や関心は年齢相応かそれ以上。寸劇やアニメへの興味は年齢より幼いことがわかる。

2．評価
- 言語病理学的診断名：難聴による言語発達遅滞の疑い

1）全体像❼
　初診時，遊戯室で家から持参した電車をつないで1人で遊んでいる。コミュニケーション意欲は旺盛で，言語聴覚士が大きめに声かけするとさっと顔を上げ，にこにことする。ささやき声には反応しない。質問に対してわかることにはスピーディに答え，判断が早いが，時に質問そのものを取り違えてしまう。また，質問の意味がわからないと途端に照れたようにうつむく，寝そべってしまうなど，自信のない態度になる（例：「保育園の名前は何ですか？」「ようこしぇんしぇい（先生の名前）」「ううん，保育園の名前だよ」「…（下を向いて黙る）」）。

❼対象児がわかる質問とそうでない質問のときの態度の違い，声の大きさによるコミュニケーション態度の違いを観察する。

2）評価項目
① 聴覚評価　play audiometry

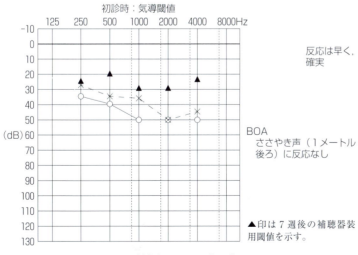

図1　対象児のオージオグラム

② 補聴器適合の経過
・初診時：補聴器について母にもまた対象児にもわかることばで説

明をし❽，イヤーモールドを作製する。
- 2回目（10日後）：補聴器をフィッティングし，試聴開始。小さめの音（手のひらをこすり合わせる，ハサミをシャキシャキさせる音，紙の音など）が聞き取れるか，大きめの音がうるさくないか（タイコや金属音など）を確認，使用方法を説明し，家での記録をつけてもらうよう依頼する❾。マイク指向性作用断，ノイズリダクション作用断❿，左右交互装用とする。
- 3回目（3週後）：保育園降園後5時間程度装用したとのこと。左右差はない。最近は「疲れた」と外すことが増えた，とのこと⓫。やや出力を下げ，また本人の希望により，両耳装用とする。

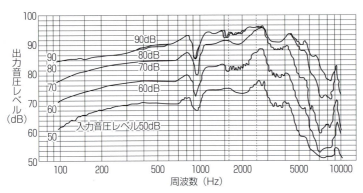

図2　補聴器特性図

- 4回目（4週後）：前回の翌日には「保育園につけていきたい」と本人から訴え⓬，両耳装用・常時装用が可能になった。1日8〜12時間程度装用している。トイレの流水音に驚く。ファミリーレストランで周囲の子どもの声に「うるさい」と言うことはあったが，カラオケに行っても外そうとせず，うるささのなかでも平気だった。「疲れる」ということもなくなった。
- 5回目（5週後）：朝から自分で補聴器をつけようとする。バッテリー切れに気づき⓭，訴えられるようになった。聞き返しが減り，質問に対してスピーディに自信をもって答えられる場面が増えた。母より，今までは歌を聞くときスピーカーに耳をつけるか，音量を上げるので周囲が困っていたが，補聴器を装用すると皆と一緒に普通の音で楽しめ，本人も周囲も嬉しい⓮。また，今まで聞こえていると思っていた音に実に気づいていなかったのだとわかった。難聴とは思わず，発達障害の症状と思っていたが，違った。1歳ごろ，なつきにくかったのも聞こえが悪かったためかもしれないと今は思う，とのことであった⓯。
- 6回目（7週後）：補聴器機種決定，本人用を注文。
補聴器装用が生活のなかでまったく当たり前になった，とのこと。

❽対象児にもわかるように，「補聴器って魔法のお耳みたいだよ」などとよいイメージをもてるよう説明する。

❾聞こえの変化について保護者に記録を依頼する。どのような音に気づいたか，あるいは気づかなかったか，うるさがったか，何時間装用できたか，左右差はどうか，嫌がったかなど。

❿マイクの指向性，ノイズリダクションは小児では原則作用させない。

⓫子どもの表現はさまざま。「疲れた」ということは「うるさかった」のかもしれないと考えた。

⓬自分から装用を希望し8〜12時間装用できればほぼ常用していると考えられる。

⓭「補聴器の効果」と「裸耳の聴こえの悪さ」が理解できるようになり，「バッテリー切れ」に気づくようになる。

⓮補聴の大きなメリットの1つは「ほかの人と同じようにして，同じタイミングで音に気づくことができる」こと。

⓯このころ，母親も補聴器の効果を体感できるようになり，聞こえについての感じ方は初診の時とは異なっている。

③ 語音弁別能検査❶❷（7週後）

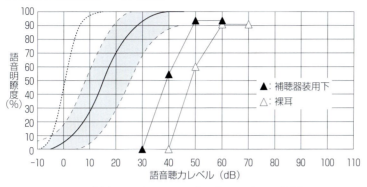

図3　症例のスピーチオージオグラム（67S語表）

④ 構音検査（8週後）

サ行，ザ行に未熟構音。自由会話では文自体の構造も明確ではなく，全体的に明瞭度が低下，検査者が聞き取れないことも多い

⑤ 知能検査（9週後）
・WPPSI知能診断検査（5歳11か月）
VIQ 61 知識6，単語5，算数5，類似5，理解2
PIQ120 動物の家13，絵の完成10，迷路18，図形10，積木12

⑥ 言語検査（10週後）
・絵画語い発達検査（5歳11か月）
語彙年齢：3歳0か月未満
・失語症構文検査
レベル1通過，レベル2不通過（助詞不使用のレベル2歳代）

⑦ 言語検査（11週後）（6歳0か月）
・LCスケール（言語・コミュニケーション発達スケール）
言語表出：3歳8か月
言語理解：4歳0か月
コミュニケーション：3歳10か月
LC年齢：3歳10か月　LC指数：69未満

⑧ 行動観察❸（期間を通して）

初診時，声かけすれば笑顔で応じようとはしてくれるが，不安が強い様子であった。補聴器を装用すると視線が上がり，表情が明るくなり，喜んで音の出るものを探す，自分で手をこすって音を聞くなどを盛んにするようになった。環境音に驚くこともあったが，補聴器調整によって収まった。

言語聴覚士の名前をすぐ覚えて心待ちにしてくれ，走ってとびつく，お気に入りのおもちゃを持参して見せてくれるなど，子どもらしい人なつっこさがある。また，言語聴覚士のことばやしぐさをまねるなど，言語・非言語刺激への被刺激性が高まった。

❶ 応答は口頭にて（母が書き取る）。
❷ 弁別能検査での誤り傾向：「ス」を「ツ」，「シ」を「チ」などが多いため，構音指導の後，再検査の必要あり（本当はスと言いたいが構音ができない可能性がある）。

❸ 補聴器の効果について，音声の聴取だけでなく，行動上の変化についても言及する。

3）評価のまとめ

　本児は軽度難聴のため，聞こえにくさとコミュニケーションのとりづらさが乳児期から継続してあり，母との愛着形成にも影響を与えたと考えられ，いったんは「軽度発達障害」と診断を受けた。現在はこの診断を受けるような根拠はまったく見当たらない。誤った診断ではあったが，この診断を受けたために，母は本児にできないことがあっても無理強いすることなく，成長を見守る，得意なことをほめるという育児態度で接し，本児は母と愛着関係を構築することができたと考えられる。

　しかし，集団生活では状況が把握しにくく，また言語発達にも遅れがあるため緊張も高く，集団遊びなどに加われず，一人で遊びがちであり，会話でも応じられなくなると下を向いてしまう，寝そべってしまうなどの不適応行動がみられた。

　しかし，補聴器調整が順調に進むにつれ，さまざまな環境音に気づくようになり，それに伴って周囲の状況へ注意を向けることが容易になった。また，会話の際に話者へ注目することも上手になり，質問への応答も確実性が増し，スピーディになってきた。

　一方，知能検査では動作性知能指数と言語性知能指数は60も差があり，使用語彙は3歳程度，助詞についても理解できないとわかった。LCスケールのコミュニケーション評価項目「状況絵」では，絵を見て「次はどうなる？」と想像することができなかった。現在と未来，あるいは過去をつないで考えることや，ある仮定の状況を設定して自分や他者の感情を考えることなどが困難だとわかった。

3．指導方針

　導入期には子どもの表現意欲を高めるために，まず言語聴覚士が安心でき，楽しい相手であること（本人が見て，聞いてわかる状況のなかでかかわる）を心がけた。さらに，共同思考者として子どもに応じた話題やトピックを選び，言語聴覚士の気持ちや意見をわかりやすく表現しつつ，子どもの内的世界をもそれと対比，または同調させ言語化していく[19]。また，言語聴覚士とのさまざまな経験の共有を通じ，本児の使用語彙の確認とその機能の拡大を図り，かつ，環境音聴取による状況の推測や他者の思いへの想像力を養っていく。また，本児の聞こえや言語力・情緒の程度について保護者が理解できるよう，本児と言語聴覚士とのセッションに参加あるいは見学してもらう。基本的には言語聴覚士と本児との1対1の指導が主（1時間程度）であるが，必要に応じて母への説明をその後20〜30分程度行う。指導が軌道に乗れば，徐々に絵日記指導やカレンダーワーク，構文絵本，書字／構音プリントで目標語や文を繰り返し聴取させ，音声の知覚処理を単純なものから複雑な文構造へ，より確実に早くできるように促す。す

[19] 言語聴覚士の意見や感情の表現について：対象児の意見を尊重することと同じくらい言語聴覚士の意見を表現することは大事なことといえる。子どもたちは他者の考えや感情を見聞きして，自らの感情や意見を確立していく。

ぐに模倣させず，繰り返し聴取させることに重点を置き，能動的な模倣，使用へつなげていく。また自由遊びのなかで本児の自発的・能動的学習が行われるよう，留意する。また，他の難聴児とのグループ指導では身体を使った遊びを取り入れ，言語の機能性を十分に学び，音や声を一緒に聞く楽しみ，他者と協力することの楽しさ，他者への対応力を学習できるようにする。

4．訓練計画
1）目標
- 短期目標
- 第1期（3か月）　補聴器調整と言語評価期間
  環境音への気づきを促す
  コミュニケーションパートナーへの信頼の構築
  使用語彙の確認・機能的使用の拡大
  簡単な質問と応答の音声モデル提示
  報告書作成（保育園・小学校）
- 第2期（3か月）　訓練前期
  補聴器のバッテリー管理
  環境音・音声情報の活用
  非眼前事象について構文のモデル呈示
  難聴児との交流
  自己・他者の感情への気づき
- 第3期（3か月）　訓練後期
  補聴器の自己管理
  環境音・音声情報のさらなる活用
  構音・書字指導
  複雑な構文のモデル提示
  ルールのある遊び／自己主張と思いやり
- 長期目標：日常生活のなかで，聴覚を活用して周囲の状況を把握でき，見通しと自信をもって行動できる。困ったときや聞こえないときに訴えることができる。自分の気持ちや考えを表現でき，また，他者の気持ちや考えを興味をもって聞こうとする。助けがあれば協力して課題解決しようとすることができる。

2）訓練内容
- 第1期（3か月）（補聴器調整と言語評価を並行して行った）
  - 自己紹介（show and tell）ごっこ[20]〜[22]：好きな食べ物，遊びなどについて言語聴覚士と互いに質問し，発表し合う。本人の伝えたい内容を推測して文や語彙を整理し，正しい音声言語モデルを示す。
  - おやつ場面（モデル呈示，環境音などの活用）[23]：母と言語聴覚士が役割交替しながら質問応答のモデルを示す。環境音に関心を

[20]「すきなあそびはなんですか」「○○と▽▽では，どちらがすきですか」「どうしてですか」「だって，おにがこわいからです」などの簡単な質問と答えを発表し合う。どれがいいですか，どれくらいのみますか　数詞（いくつ，何枚，何本など）。

[21]軽度難聴の場合，語彙を使用しているからといって意味を理解できているとは限らないので，注意が必要である。本児は「やさいがすき」と言ったが，「やさい」の語彙イメージは的確だろうか？「野菜って何の野菜？」「何がすき？」「きゅうり？」「レタス？」などと聞いてみると答えられず，「やさい」を集合名詞として理解していないとわかった。
野菜の名など簡単な絵本などで音声モデルを示す。模倣を求めることはせずとも，言語聴覚士との関係が良好であれば，模倣は対象児にとって楽しく，意味のある遊びとなり，自然と促される。身体を使った実際の遊び（フルーツバスケットなど）と組み合わせれば，ますます記憶に残りやすくなる。

[22]対象児は同様に位置のことば「上」「下」「中」「横」も理解していなかった。家庭では直接的な状況文脈が手がかりとなって「洗濯機の上のかごの中に入れてきて」と言えば指示に従えるが，「上」「中」を理解しているわけではなかった。

[23]お茶を注ぐ音，袋の中のお菓子の多少，外の車の音，廊下の声など（とくとく，かさこそ，ドタバタなど）。

向けさせ，音から想像することを広げ，擬音語・擬態語にもつなげる。報告書の内容について保護者に説明する。
- 第2期（3か月）　第1期の課題の発展
  - カレンダー製作：日付・曜日・過去，現在，未来の予定の理解
  - 絵日記指導：1週間に1〜2つ程度母が作成，語彙・構文の拡大を促す。
  - 構音・書字：5母音から始め，文字と結びつけながら，繰り返し音韻レベルから単語レベルへと聴取させ，書字ともつなげた学習を図る。
  - 構文絵本・絵本[24]：単純だが，現在から未来への変化を想像させることができる構文などを用いた構文絵本（手づくり）や市販絵本など用い，繰り返し音声モデルを示して理解・産生につなげる。
  - おやつ場面[25]：言語聴覚士は十分に気持ちを表現し，子どもたちにも理解，共感させ，他者理解につなげていく。

  難聴児グループにも参加させ，補聴器をつけている友達との出会いを通じ，その場で一緒に音や声を聴く楽しさを共有し，子どもそれぞれの感情や思いにも気づかせていく。
- 第3期（3か月）　第2期の課題を発展

  絵日記の作文を一緒に書く。手づくりかるた教材やなぞなぞ，構文絵本，市販の絵本などを用いて，ペープサートやごっこ遊びに発展させ，繰り返し目標語や構文のモデルを聞かせる。

  遊びのルール説明や製作手順の説明など興味をもつものを通して，さらに複雑な構文（授受構文や受け身）を聴取，理解できるよう，繰り返しモデルを示す。さらにグループでは他児の意見を聞き，自分との相違や共通点を考えさせていく。

[24] 例）「あおいまるがあるよ，なにになるのかな？」「だるまさんがどうなる？」「だるまさんがころんじゃった。」など
[25] 例）先生はもっとほしいのに○○くんはくれないの，残念！　あーあ，ため息がでちゃうなー，ママはもらえたからうれしそうな顔だね！など

5．訓練経過

第1期から，音声・言語に対する被刺激性が高まり，表出語彙は増加した。「肌色の」というべきところを「肌色い」と言うなど，自ら活用を意識するようになった。また第2期には，課題で取り上げる構文絵本などを繰り返し読むことを好み，目標となった構文や語彙は確実に自発するようになった。第3期には「なんで？」「どうする？」などの質問が多くなり，接続詞を使用して，状況を説明することもできるようになった。グループでの指導も初回から積極的に参加した。第1期には集団遊びで勝負に負けると必ず大泣きし，勝ち負けのつくゲームは嫌がるなど社会性に頑なさが目立ったが，第3期には集団遊びで負けても「あーあ，負けちゃった」と素直に負けを認めたり，「くやしいけど」と感情を口にし，あるいは「先生がずるしたからじゃないの？」と冗談めかして言う，など嫌なことがあっても柔軟に対応できるようになった。また，負けた友達に「今度がんばればいい

んだよ」など慰めのことばをもかけられるようになった。他者の思いを想像しつつ、自分の思いをも素直に表現できるように成長した。

6．再評価（6歳8か月）[26]

- 構文検査：段階レベル2通過　レベル3不通過
- LCスケール
  - ・言語表出：4歳4か月
  - ・言語理解：4歳2か月
  - ・コミュニケーション：5歳3か月
  - ・LC年齢：4歳4か月　LC指数：69未満

7．まとめと考察

　軽度難聴のため、愛着形成や注意の維持、状況の把握等が困難で、言語の遅れを呈した。一度は「軽度発達障害」という診断を受けたが補聴器を装用し言語指導を受けた結果、環境音や音声に対し、敏感さが増し、言語発達も著しく改善しつつある。ことに他者の感情や時間経過について想像できるようになり、集団生活においても自信をもってふるまうことができるようになってきた。今後は補聴援助システムの使用と、自宅が遠方のために「ことばの教室」への引継ぎを検討していく予定である。

[26]実習生は再評価と前回の報告書を参考にして、小学校への新たな報告書の作成を行った。

● 言語聴覚療法の評価・診断のポイント

- 難聴児は、従来から自閉症スペクトラム障害などの発達障害と間違われることも多いといわれてきた。言語聴覚士は、そのような診断を受けているケースに出会ったときも、診断名にかかわらず、目の前の対象児と言語聴覚士とのかかわりからていねいに評価することが重要である。聴力検査結果を参考に、どのくらいの大きさの声でことばかけをすると聞き取れるか、質問は本当に理解しているのかなど、聴力と言語力に留意したかかわりが求められる。

● 言語聴覚療法の訓練のポイント

- 難聴のためさまざまな問題が起こることに留意する。言語発達遅滞の改善だけを目標にせず、状況把握や社会性にも影響があることを保護者に具体的に示し、言語聴覚士との関係を通して改善につなげていく。言語聴覚士は難聴児のコミュニケーションパートナーとして楽しい相手であるべきであり、「ことば」を教え込む人であってはならない。
- 難聴児は聞く経験こそが不足している。児にとって有意味な音声を、楽しく、繰り返し聞かせることこそが重要であって、模倣させることが重要なのではない。

参考文献
・藤田郁代, 中村公枝, 城間将江ほか：標準言語聴覚障害学　聴覚障害学　第2版, 医学書院, 2015.

B　重複障害（聴覚障害と言語の遅れ）

1．症例基本情報❶

- 対象児：4歳3か月　男児
- 利き手：右
- 主訴：難聴，ことばの遅れ，思いどおりにならないとパニックになる

＜医学的情報＞

- 医学的診断名：両側重度感音難聴，自閉症スペクトラム障害，知的能力障害
- 現病歴：9か月，音への反応が乏しいため母親が難聴を疑う。11か月，A病院を受診し難聴診断を受ける。1歳1か月，補聴器の装用を開始する。1歳8か月，サイトメガロウイルス感染症が判明し，投薬するも聴力改善せず。2歳2か月，B病院にて人工内耳埋め込み術を受ける。2歳4か月，当センターの耳鼻科を初診し，外来にて言語聴覚療法を開始する（週1回）。2歳6か月，当センター児童発達支援センターへの通所を開始する（週3回）。3歳2か月，当センター小児神経科発達外来を受診し，自閉症スペクトラム障害と知的能力障害の診断を受ける。
- 既往歴：3歳2か月時に急性中耳炎を発症
- 発達歴：胎生期，周産期に異常なし，満期産，生下時体重3,040g，定頸4か月，始歩1歳6か月，始語2歳，2語文まだ。
- 家族歴：特記事項なし
- 画像所見：CT画像上，内耳・聴神経に異常は認められない（B病院からの情報を保護者の了承を得て転記）
- 神経学的所見：上下肢，口腔・顔面に麻痺はない。

＜生活面の情報＞

- 家族構成：父（会社勤め），母（専業主婦），兄，姉。兄，姉に難聴や言語発達の遅れなし。
- 母子関係：本児は母を一番のよりどころとしており，信頼関係が築かれている。母は，自閉症スペクトラム障害と知的能力障害の診断前から本児の気持ちに寄り添い，無理のない対応をしている。
- 集団生活：児童発達支援センター（難聴部門）に親子で週3回通う。
- 主な養育者：母親。父親は多忙で，平日は本児とかかわる機会は少ない。
- ADL：排尿は自立している。排便は，便意を感じると本児が自分でオムツに履き替えてオムツにする。脱衣は自立しているが，着衣は簡単なものに限られる。食事はふりかけごはん，揚げ物，麺類を好

対象児のプライバシー保護の観点から，症例情報における年月日表記などは伏せるようにする（第3章-8参照）。

❶実習ですべての情報を得ることは難しい場合も多い。保護者からの聞き取りは，保護者の心情も考慮し，無理のない範囲で行い，足りない場合はカルテや指導者からの情報も加える。

み，野菜は苦手である．手づかみで食べることもあるが，スプーン，フォーク，コップの使用が可能である．箸は不可．
- 興味・関心：ミニカー遊び，戦隊もの番組の戦い場面の再現，DVDなどを見ながら踊ること．
- 手帳：療育手帳B，身体障害者手帳2級

＜施設内他部門からの情報＞❷
- 作業療法士：JSI-Rの結果から，難聴により聴覚での情報の取り込みが難しい上，視覚情報の処理もうまくできず，新奇なことに対しての不安が強いようである．感覚受容にも偏りがあり，やや過敏傾向がみられる．

2．評価
- 言語病理学的診断名：両側重度感音難聴，自閉症スペクトラム障害，知的能力障害による言語発達遅滞

1）全体像
聴力検査は，条件づけが成立し遊戯聴力検査が可能であった．言語評価では絵カードのポインティングはせず，検査者がポスト形の箱を用いて絵カードを入れる場所を設定することで，指示された絵カードを選択できた．ことばのみのやりとりには応じない．他者への要求は，実際の行動や態度（ぐずるなど）で伝えることが多い．積み木課題では検査者の模倣をしたり，見立て遊びをしたりはせず，マイペースに積んだり並べたりしていた．玩具を機能的に操作することもあるが，テーブルから落としてその動きを見るなど感覚運動的な遊びもみられた．コミュニケーション態度は非良好で，コミュニケーションの相互性は乏しい．

2）評価項目
① 聴力：遊戯聴力検査（4歳3か月時）を実施し，平均聴力レベルは四分法にて右耳116 dB，左耳109 dBであった．右耳に人工内耳（C社製）❸，左耳に補聴器（D社製重度難聴用耳掛式）を装用し，装用は安定している．管理・着脱は保護者が行っている．音場検査での装用閾値（両耳）は，30 dBである．

❷可能であれば，他職種からの情報収集または，他職種の評価・指導場面の見学もさせてもらえるとよい．
JSI-R（Japanese Sensory Inventory Revised），日本感覚統合インベントリー

❸本来は，人工内耳や補聴器のメーカーだけでなく，機種名も記載する．

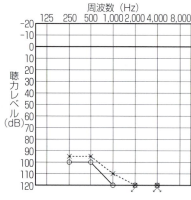

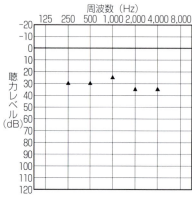

❹本来は，人工内耳と補聴器の装用閾値を別々に測定することが望ましい。

② 発語器官の形態・機能：特に問題なし
③ 構音：構音検査は未実施だが，全体的に構音操作が未熟で不明瞭である。母音中心で，/k/・/m/・/n/ が一部産生可能である。

発話例：［ai］（終わり）　［oːeN］（公園）
　　　　［ki］（きゅうり）　［ma］（車）　［na］（魚）

④ プロソディ：平坦で抑揚がなく，不自然なプロソディである。
⑤ 全体発達
　・新版K式発達検査（3歳7か月時）
　　姿勢・運動（P-M）：84
　　認知・適応（C-A）：62
　　言語・社会（L-S）：44　　全検査：55
　・WPPSI 知能検査（4歳0か月時）
　　言語性知能：未実施
　　動作性知能：71
⑥ 言語発達
・ 理解❺：おおむね2歳程度である。興味の偏りや認知発達の特性から，語彙にばらつきがある。例えば，名詞を獲得しやすいが，動詞や形容詞は意味をとらえにくい。大小は理解し，色名の理解は不確実である。日常の指示は状況とともに2語文程度は理解している。

❺言語理解は，「日本語マッカーサー乳幼児言語発達質問紙」などで評価する方法もある。点数だけでなく，獲得語彙のばらつきを把握することにも役立つ。

文字の拾い読みをするが，意味との結びつきはまだない。数字を読みながら指でその数をつくる。音声と視覚的手段（手話・身振りなど）による獲得の差は特に認められない。
- 表出：2歳ころ，［ママ］などの始語が出始めてからなかなか発話が増加しなかった。現在は単語やワードパーシャルで発話したり，［アッ］などの発声もある。音声模倣も少しみられる。手先が不器用であるため手話の細かい動きは難しいが，単純なものは手話や身振りも使用することがある。

⑦ コミュニケーション❻：日常の要求表現には，クレーン現象❼が多くみられるほか，行動や態度で伝える傾向がある。それゆえ，相手が本児の思いを汲み取り，代弁する必要がある。視線は合うが，感情を共有した視線ではない。表情はやや乏しい。快・不快は明確に表現する。慣れた相手には自分から働きかけることもあるが，他者からの働きかけへの応答性は低い。また，新奇な環境に慣れるまでに時間がかかる。流れが決まっていれば，見通しをもち，安心して過ごす。慣れない場面も繰り返すことでしだいに安心して過ごせるようになる。最近クラスの友達への関心が高まり，注目することが増えている。母子分離は，習慣的に分離する場面であれば問題ないが，普段と異なる場面では拒否を示す。母親以外の特定の大人（担当言語聴覚士や担当保育士など）にも親しみを抱き，そばに行くと笑顔をみせたり機嫌がよくなったりする。時に自己刺激的な行動がみられ，手をかざして見たり，横目で見たりすることがある。不快な物や避けたいものがあると，目を閉じて刺激を遮断する。

3）評価のまとめ

重度の感音難聴に自閉症スペクトラム障害と知的能力障害を合併していることにより，言語・コミュニケーションに遅れが生じている。人工内耳の効果は検査上は良好に得られている。発達は，「運動＞認知面＞言語理解（2歳代）＞言語表出（1歳代）＞コミュニケーション（前言語期）」である。

3．指導方針
① 語彙を拡大する
② 要求手段を拡大する
③ 他者への意識や状況理解力を高める
④ 保護者支援を実施する

4．訓練計画
1）目標
- 短期目標（3か月）
  ① 語彙を拡大する。

❻乳幼児の言語・コミュニケーション評価は，既存のテストバッテリーに応じられない場合も多く，日常の行動観察やビデオ分析，保護者からの情報聴取が重要となる。

❼子どもが他者の手を目的のところまで引いて要求達成しようとすること。

② 特定の大人への意識がさらに高まる。
　③ 特定の場面での表出手段を拡大する。
　④ 保護者支援を実施する
・長期目標（1年）：視覚的情報（状況・絵・写真・文字など）もあるなかで，日常の指示理解が良好になるとともに，本児からの要求が明確になり，日常で意思疎通できる場面が増える。

2）訓練内容
- 訓練内容および具体的実施内容[8]
① 語彙の拡大
　　現段階では，実際の生活のコミュニケーション場面のなかで本児の意図を汲み取り，代弁することが基本である。そのような生活場面での大人とのやりとりをベースとし，そこから理解できそうな語彙を広げる。また，コミュニケーションにつながる遊びを探り，楽しいやりとりのなかで繰り返し使用される語彙の獲得を促す。机上課題が可能であれば，絵カードや色つきおはじきなどを用いた弁別課題を行い，色名や上位概念（動物など）の理解を促す。絵や写真を好むようであれば，本児の好む写真や絵をスケッチブックに貼った絵日記を作成し，話題を共有しながら話す機会を設ける。また，生活場面では家族の所有物と色を決める，玩具を片づける場所を種類ごとに分けるなど，概念理解につながるような環境設定をする。

② 他者への意識の向上
　　大人との1対1の遊びを通して，他者への気づきを促す。本児のコミュニケーションのタイミングに合わせ，共感的・相互的な遊びを重ねる。本児の好む遊び，特に抱っこやくすぐり，揺れ，回旋など感覚運動刺激を大人が与える遊びが共有しやすいと思われる。また本児に合わせたわかりやすい場面設定をし，状況理解も促す。

③ 表出手段の拡大
　　遊び場面で示される本児なりの発信を受け止め，拡大模倣し，サイン化を促す。生活場面でも，本児が食べ物や玩具などを要求するときには要求内容をサイン化し確認してから応じる。特定の要求（例：アイスなど）に限定できる場面では，音声とともに絵カードや写真なども用い，本児自身が明確に要求を表現できるよう促す。

④ 保護者支援の実施[9]
　　訓練時には必ず保護者と話をする時間を確保する。訓練内容や家庭での取り組みを一方的に指導するのではなく，保護者の思いに耳を傾けながら，日常で取り入れられそうなことを提案する。保護者が日ごろ感じている悩みなども傾聴し，必要な支援を行う。

- 訓練頻度
　　週1回，訓練40〜45分，保護者支援15〜20分。
- 訓練期間：1年間（1年後再評価し，その後の指導方針を決定す

---

[8] 訓練室での臨床も大切であるが，日常生活でのやりとりに活かされることこそ重要である。訓練をきっかけに，保護者が日常場面でも無理なく取り組めることを提案することが大切である。

[9] 実習では直接的な保護者支援を行う機会は少ないかもしれないが，指導者が実施するのをよく観察し，その意義や方法を理解していく。

る。)

5．考察
1）評価根拠
　本児は重度難聴だが人工内耳による良好な補聴効果が得られている。しかし，対人面の希薄さ，知的発達の遅れ，状況理解や他者の意図理解の困難さ，こだわりなどの問題も併せ持っている。本児の言語の著しい遅れは，難聴とそれ以外の障害を重複しているためと考えられる。

2）治療方針決定の根拠
　本児は事物と1対1で対応している事物名称は獲得しやすいが，動詞や形容詞，上位概念は日常生活のなかではとらえにくく，日常から切り取ってわかりやすく取り上げることで概念形成を促す必要があると考えた。コミュニケーション面は，他者への気づきや関心が乏しく，大人との1対1の共感的なやりとりを重ねる段階と考えられた。そのため相手を認識しやすい落ち着いた環境で，本児の興味やタイミングに合わせた相互的・共感的遊びを重ねることが有効と考えた。

3）考えられる問題
　本児の就学先は聴覚特別支援学校や特別支援学級などが考えられ，難聴と自閉症スペクトラム障害，知的能力障害を考慮し決定していくべきである。難聴の管理（聴力検査，補聴器・人工内耳のメンテナンスなど）は，生涯にわたって必要であり，継続して管理していける体制を整える必要がある。

　将来的に予想される問題に対してのキーパーソンは家族であり，まずは保護者が早期から子どもの発達段階に応じて適切にかかわれるよう支援することが将来に向けて重要である。また，就学・就労などについても一定の見通しがもてるよう適宜情報提供などを行う。療育先変更や就学の際には，保護者の了承を得た上で移行先へ情報提供書を作成するなど連携を図り，スムーズに移行できるよう支援する。

● 言語聴覚療法の評価・診断のポイント

- 難聴を有する場合は聴力の確定が優先されるが，他の障害を合併している場合，聴力検査そのものに応じられないことも多い。医師とも連携しながら他覚的検査も併用したり，保護者からの情報収集，日常の聴性行動の観察も行う。
- 難聴のみで他障害が重複しない場合でも，言語の遅れや他者との共感性の乏しさ，一方的なコミュニケーションなど自閉症スペクトラム障害と似た症状を二次的に示すことがあるので，慎重に判断する必要がある。
- 言語評価では発話の有無や明瞭度など表出面に注目しがちだが，理解面を正確に把握すること

が大切である。特に，難聴がある場合，音声のみでわかるのか，手話や状況など視覚的手がかりによってわかるのか，聴覚情報と視覚情報を整理してとらえることが大切である。また，他者の意図理解に苦手さを有する場合，一見理解して使用しているようでも，言語が状況とパターン的に結びついているだけであったり，他者の意図を踏まえず一方的に解釈していることもある。子どもがどのような経験に基づいてそのことばを意味づけ使用しているのか，獲得の背景にまで目を向けていくことが大切である。

- 言語評価を行うときは，テストバッテリーの結果（数値）だけで判断せず，検査そのものへの取り組み方，人への関心の向け方や状況理解など，行動面についてもよく観察し，総合的に判断することが大切である。

● 言語聴覚士介入のポイント

- 難聴と他障害を合併している場合は，音声言語獲得のみを目指すのではなく，特性をよく把握し，視覚的手段（手話，身振り，絵，写真）も取り入れる。児が受け入れやすいコミュニケーションモードを探ることが重要である。
- 保護者は発達の問題を難聴によるものととらえ，難聴以外の障害について適切に理解することが難しい場合も多い。子どもが示す行動の背景を解説し，保護者の思いに寄り添いながら共通理解を深めていく。また，言語聴覚士は言語面の変化のみに注目するのではなく，日常の些細な様子にも言語やコミュニケーションにつながる変化を見出し，保護者が子どもの成長を実感できるよう心がける。
- 当事者を中心にしながら，施設内の他職種（医師，作業療法士，保育士など）や他機関（病院，幼稚園・保育園，特別支援学校など）との情報交換を行い，連携していくことが必要である。

5 構音障害，吃音領域

A 器質性構音障害（口蓋裂）

1．症例基本情報
- 対象児：4歳6か月　女児　右利き（幼稚園年少）
- 主訴：幼稚園で友達に伝わらないことがある

＜医学的情報＞
- 医学的診断名：右唇顎口蓋裂
- 合併症：なし
- 現病歴❶：父45歳，母41歳のときの第2子として他院で出生。生後15日に当院形成外科を紹介受診し，右唇顎口蓋裂に対する加療を開始した。生後30日より言語聴覚士による言語管理を開始。生後3か月時に口唇形成術，生後13か月時に口蓋形成術を施行され，術後経過は良好。全般的発達および言語発達はおおむね月齢相応であったが，2歳ごろから安静時に舌が棒状になっている様子が観察されるようになった。開鼻声はなく，［pa，ka］およびブローイング時の呼気鼻漏出を認めず鼻咽腔閉鎖機能は良好と判断された。3歳3か月時に実施した構音検査では［t, d, n, r, s, ts, dz, ç, tç］に口蓋化構音が確認された。4歳時に実施した遊戯聴力検査では，聴力は左右耳とも正常であった。その後も言語管理を継続したが構音の誤りに変化を認めず，4歳4か月で就園を迎えた。
- 既往歴：滲出性中耳炎
- 手術歴❷：口唇形成術（三角弁法，生後3か月）
　口蓋形成術（Furlow法，生後13か月）
- 発達歴：胎児診断で口唇裂を指摘された。周産期異常なし，生下時体重2,625g。定頸4か月，始歩1歳2か月，始語1歳4か月。

＜生活面の情報＞
- 家族構成❸：父（会社員），母（専業主婦），兄（年長）
　両親で定期受診することが多い。
- 母子関係：良好。
- 性格：緊張しやすく引っ込み思案。

2．評価
言語病理学的診断名：器質性構音障害

対象児のプライバシー保護の観点から，症例情報における年月日表記などは伏せるようにする（第3章-8参照）。

❶器質性構音障害においては，言語発達に加えて，鼻咽腔閉鎖機能と構音の継時的な評価が重要であり現病歴にまとめて記載する。

❷口蓋形成の術式および手術時期は術後の鼻咽腔閉鎖機能および構音の獲得に影響するので必ず確認する。

❸構音訓練では継続した受診と家庭での訓練が必須である。家庭環境や受診手段なども情報収集する。

1）全体像[4]

就園後初めての受診。制服をほめると嬉しそうにスカートを広げて見せてくれた。恥ずかしそうな表情ではあるが，ことばでのやりとりに応じる。机上課題に約50分着席して応じ，課題の傾聴は良好で行動のコントロールは問題なし。後半慣れてくると笑顔が増え，はにかんで言語聴覚士にアピールするなどコミュニケーション意欲もある。

2）評価項目

診療録からの情報収集および検査の見学もしくは一部実習生が担当し評価を行った。

① 聴力：4歳時遊戯聴力検査実施し，問題なし。
② 顔面および口腔器官の検査（見学評価）[5]
　詳細を表1に示す。

表1　顔面および口腔器官の検査

	形態		機能	
鼻	変形	左右非対称（軽度）	鼻呼吸	可能
口唇	変形	軽度瘢痕あり左右非対称	突き出し 引く 交互	可能も右がやや弱い 可能も右がやや弱い 可能も右がやや弱い
舌	異常	無	前方突出 出し入れ 挙上 左右	可能だが棒状 口唇の運動を伴う 不可 可能だが棒状
歯	上顎歯列弓の変形 歯牙の異常 咬合異常	狭窄有 無 前歯部反対咬合	＊備考 集中して遊んでいると，舌が口腔内で棒状になっている	
硬口蓋	瘻孔 深さの異常	無 無		
軟口蓋	瘻孔 瘢痕形成	無 無		

鼻および口唇の左右非対称，上顎歯列弓の狭窄を認めた。舌は緊張が高く，前方突出時や安静時に棒状になっている。

③ 鼻咽腔閉鎖機能（見学評価）

- 口腔視診：軟口蓋の長さおよび動きは正常であった。咽頭側壁の動きは判定できず。
- ブローイング検査：ソフトブローイング検査およびハードブローイング検査を実施し，いずれも呼気鼻漏出を認めなかった。
- 聴覚判定：開鼻声は［a］，［i］および会話時のいずれも聴取されなかった。
　子音［pa, ka, ta, sa, ɕi］で鼻漏出による子音の歪み，呼気鼻漏出を認めなかった。また鼻雑音および鼻渋面も認めなかった。

[4] 鼻咽腔閉鎖機能および構音の評価は，子どものスピーチを対象とした聴覚印象評価である。子どもが緊張し，話してくれなければ評価そのものが困難となる。子どもの興味に合わせた話題を提供し発話を引き出すことが重要である。子どもと言語聴覚士のコミュニケーション活動をよく観察し，具体的に記載する。

[5] 診療録からの情報収集によるものか，指導者の検査場面を見学し評価したものか，実習生が検査を実施し評価した内容なのか，明確にすることが望ましい。

④ 構音❻❼：構音臨床研究会編集の新版 構音検査を用いた。（スーパーバイザーの監督下で実習生が担当）

音節検査，単語検査，文章検査，会話において，［t，d，n，r，s，ts，dz，ɕ，tɕ］に口蓋化構音を認めた。［n］は音節検査の再刺激で正構音が観察されたが，他の音は誤りに一貫性を認め被刺激性は認めなかった。会話明瞭度は3，異常度は2であった。

構音類似運動検査では，上下顎前歯の間から舌を平らに出すことは可能なことがあった。しかし，その構えから呼気を出すことや破裂させることは，舌が棒状になり困難であった。

⑤ 発達：4歳3か月時に津守・稲毛式乳幼児精神発達診断質問紙を実施。

運動：54か月，探索：54か月，生活習慣：60か月，言語：54か月

⑥ 知能❽：4歳3か月時にWPPSI知能診断検査を実施。
VIQ：107　PIQ：120　IQ：116．知的発達は正常であった。動作性IQが言語性IQに比して有意に良好であった。

⑦ 言語発達
- 発話：幼稚園での様子を多語文で説明できる。しりとりや系列絵の説明，四数詞の復唱が可能。
- 理解：4歳時に実施した絵画語い発達検査（PVT-R）では，VA 4：1，SS 10。
語順，5までの数の概念，左右の理解が可能。

⑧ コミュニケーション：ことばでのやりとりが可能で，対人面は良好。
⑨ 行動：机上課題に約50分着席して応じ，課題の傾聴は良好で行動のコントロールは問題なし。

3）評価のまとめ❾

歯・歯茎音に一貫して口蓋化構音を認めた。被刺激性を認めなかった。舌背の緊張が高く，安静時も舌が棒状になる悪癖を認めており，自然治癒は困難と考えられる。聴力および鼻咽腔閉鎖機能は良好で，知的発達および言語発達は正常，行動のコントロールも良好であり，系統的構音訓練の適応と判断した。

3．治療方針❿

構音点の位置づけ法を用いた系統的構音訓練を実施する。訓練音は，構音操作が視覚的および持続時間からも確認しやすい［s］から開始する。

4．訓練計画⓫
1）目標
- 短期目標
  ・第1期　脱力した舌を歯間に保持することが可能になる。

---

❻構音検査の記録用紙を添付しくもよい。
❼すでに一定期間の訓練が行われている対象児を担当する場合には簡潔に経過を記載する。

❽知能検査のプロフィールを記載してもよい。

❾訓練適応と判断した根拠を明確に記載する。

❿訓練技法および訓練音を記載する。

⓫系統的構音訓練は，正しい音の構音位置や構音様式を教えることで，音を習得させる方法である。スモールステップで習得させる内容を具体的に記載する。

・第2期　［θ］の単音の構音が可能になる。
・第3期　［θɯ］の音節の構音が可能になる。
- 長期目標：正構音の獲得。

2）訓練内容
- 訓練内容および具体的実施内容
  8割程度随意的に可能になったら，次の段階に進む。
  ・第1期：視覚的フィードバックを用い，舌を下口唇まで出して，緊張のない平らな舌をつくる。
  ・第2期：脱力のできた舌を下口唇まで平らに出し，上前歯との間に狭めをつくり，そのままそっと正中から呼気を出させて［θ］をつくる。手のひらで冷たい呼気が出ているか確認させる。
  ・第3期：［θ］の呼気に続けて途切れないように，舌を出したまま［ɯ］と声を出させて［θːɯː］をつくる。徐々に早く言わせて，［θɯ］をつくる。単音節が可能になったら，無意味音節で安定を図る。
- 訓練頻度：週に1回，30分程度。毎日の家庭学習。
- 訓練期間：半年から1年程度を目標とする。

5．訓練経過

表2に示す。9回目から11回目の訓練を実習生が実施した。

6．再評価および今後の方針

随意的に舌を脱力し歯間に保持すること，上前歯と舌の狭めの中央から呼気を流出し後続母音をつけて［θɯ］を構音することが可能になった。

今後は単語，句や短文，文の訓練を行い日常会話への般化を進める。句での構音が可能になったら，他の音節を導入する。訓練頻度の変更はしない。

表2　訓練経過

目標	回数	結果⑫
第1期 舌の脱力	1	鏡を見て下口唇まで平らに舌を出すことは可能だが，口角に力が入る。
	2	鏡を見て口角の力を抜いた状態で平らに舌を出し2〜3秒保持できる。
	3	鏡がなくても可能になった。
第2期 ［θ］単音	4	舌を強く噛んでしまい，呼気が出ない。
	5	呼気は出せるが温かいことが多い。
	6	冷たい呼気を正中から出せた。
第3期 ［θɯ］	7	挺舌したまま［θ］に続けて声を出すことが困難で，舌背に力が入りやすい。宿題では鏡を使用するように指導した。

⑫対象児が目的とした正しい構音位置で構音動作を行えているか，不適切な動作がないか，よく観察して記載する。

	8	挺舌した状態で声を出す練習を最初に行った。安定してから前回の内容を実施したところ，[θːɯː] をつくれた。
	9	宿題の内容は安定。徐々に速く言わせることで，[θɯ] の構音が可能となった。
	10	単音節は3回連続も8割以上正しい構音が可能であったので，無意味音節 CV＋V まで実施した。
	11	宿題の内容は確実。無意味音節 V＋CV，V＋CV＋V を導入し，8割以上正しく構音可能。舌の過緊張は観察されない。

7．まとめ

歯・歯茎音が口蓋化構音となる器質的構音障害を認めた4歳6か月女児に系統的構音訓練を行った。訓練は[s]から開始したが，随意的に舌を脱力し歯間に保持すること，上前歯と舌の狭めの中央から呼気を流出し後続母音をつけて[θɯ]を構音することが可能になった。今後は単語，句や短文，文の訓練を行い日常会話への般化を進めるために訓練の継続が必要である。

8．考察
1）評価の根拠

対象児は，右唇顎口蓋裂のため生後13か月時に口蓋形成術を受けた。術後の言語管理において，聴力は正常で全般的発達および言語発達はおおむね月齢相応であったが，2歳頃から安静時に舌が棒状になっている様子が観察されている。3歳3か月時に実施した構音検査で[t, d, n, r, s, ts, dz, ɕ, tɕ]に口蓋化構音を認め，以後構音および安静時に舌が棒状になる悪癖に変化はなかった。以上より，対象児の構音の誤りを器質性構音障害と判断した。

2）治療方針決定の根拠

4歳6か月時の評価において，一貫した構音の誤りを認め，被刺激性を認めなかった。構音類似運動検査では，上下顎前歯の間から舌を平らに出すことは可能なことがあったが，その構えから呼気を出すことや破裂させることは，舌が棒状になり困難であった。構音の誤りは3歳3か月時の評価から変化がなく，舌の悪習慣も認められ自然治癒は困難と考えられた。聴力および鼻咽腔閉鎖機能は良好で，知的発達および言語発達は正常，行動のコントロールも良好であること，保護者の訓練ニーズが高く通院および家庭での訓練に協力が得られることから，系統的構音訓練の適応と判断した。

3）考えられる問題

対象児は歯・歯茎音の多くに口蓋化構音を認めている。口蓋化構音は般化に時間がかかることが多い誤りであり，訓練期間は長期化する

> 可能性が考えられる。訓練を有効に実施するためには，定期的な受診と家庭での練習が不可欠であるが，訓練が長期化することで対象児および保護者の意欲が低下することも考えうる。対象児の訓練に対する興味や意欲を持続させることができるように，課題内容や報酬の工夫が必要である。家庭での訓練が効果的に実施できるように，保護者に対しても訓練目的や強化すべき構音動作の理解を深められるように指導を行う必要がある。

●言語聴覚療法の評価・診断のポイント

- 器質性構音障害では，鼻咽腔閉鎖機能が良好か否かで治療方針は大きく異なる。対象児のように鼻咽腔閉鎖機能は良好だが構音操作に誤りを認め訓練を要するのか，鼻咽腔閉鎖に問題がありかつ構音障害も認めるのか，鼻咽腔閉鎖機能は良好でないが構音障害は認めないのか，問題点を整理する。
- 療育施設などで口蓋裂の治療を行う医療機関から依頼を受けて構音訓練を実施する場合は，依頼元施設と実習施設での評価を区別して記載し，施設間の連携の内容や治療の方針決定の経緯を記載するとよい。

●言語聴覚士介入のポイント

- 器質性構音障害では，出生直後から介入の経過が長く，情報収集すべき内容も多い。情報収集をさせる際には，実習生の理解度を考慮するとよい。
- 聴覚印象による評価は，対象児以外にも可能な限り複数の症例を経験させることが望ましい。

参考文献
・岡崎恵子ほか編：口蓋裂の言語臨床 第3版，医学書院，2011．
・岡崎恵子ほか編：シリーズ言語臨床事例集 口蓋裂，学苑社，1999．
・阿部雅子：構音障害の臨床，金原出版，2008．

B 運動麻痺による構音障害（脳性麻痺）

1．症例基本情報

- 対象児：9歳11か月（評価・指導：9歳9か月〜9歳11か月） 男児
- 主訴：ことばが不明瞭である。話すときに身体の緊張が高まる

＜医学的情報＞

- 医学的診断名：脳性麻痺（痙直型四肢麻痺）
- 合併症：知的障害，言語発達障害
- 現病歴：妊娠中は特に問題なし。A病院にて帝王切開にて出生。在胎28週。生下時体重1,060g。仮死があり，アプガースコアは1分後5点，5分後8点。60日間保育器使用。出生直後より30日間経鼻経管栄養。新生児期のMRIで脳室周囲白質軟化症が認められた。日齢90日で退院。
- 既往歴
  0歳2か月：A病院にて上記診断を受ける。
  3歳8か月：B病院にて両股関節の亜脱臼および屈曲，内転拘縮のため両股関節周囲筋解離術施行。
  4歳8か月：B病院にて両肩・肘関節周囲筋解離術施行。
- 発達歴
- 粗大運動：腹臥位で頭部を挙げることはできるが，未定頸である。6歳ごろから注視の際に頭部をいくらかコントロールすることができるようになった。寝返りなどで移動することは不可。座位不可。
- 上肢機能：両肩，肘の手術の前は，肘関節は伸展し，前腕は回内❶，手指は握り込んでいた。物を握ると同時に肘関節は屈曲し，意図的な操作ができなかったが，術後は小球を容器に入れるなどの操作ができるようになった。利き手は，右手である。
- 摂食嚥下機能：経鼻経管栄養抜去後は，哺乳瓶で哺乳開始。0歳8か月から離乳食を開始し，1歳3か月に離乳完了。1歳6か月ごろよりストローを使用。4歳ごろに咀嚼運動がみられるようになった。
- 知的発達：4歳9か月時，新版K式発達検査（心理で実施）

	発達年齢	発達指数
姿勢・運動	0：5	9
認知・適応	0：8	14
言語・社会	1：9	38
全領域	0：9	16

- 言語発達：始語2歳6か月。2語発話3歳5か月。4歳時の言語発達は理解，表出とも2歳代前半レベルでバランスはとれており，理解は事物名称，身体部位，大小の理解は可，色名は不可。発話は

❶回内：手のひらを上に向けた状態から下向きにひるがえす前腕の運動。

ワードパーシャル，幼児語や擬音語を含む単語〜2語文。6歳以降のコミュニケーション発達は，発話意欲は旺盛であるが関心のあることを一方的に話すことが多かった。一方，発話が不明瞭で聞き取ってもらえず苛立つようになった。

- 療育・教育歴

  0歳8か月：B医療療育施設で，理学療法（PT），作業療法（OT），言語聴覚療法を開始。

  1歳7か月：C療育施設の母子通園を開始。

  3歳9か月：転居に伴いD医療療育施設で理学療法，作業療法再開。

  6歳7か月：特別支援学校小学部入学。

  9歳5か月：D医療療育施設で言語聴覚療法を開始。

<生活面の情報>

- 家族構成：父（会社員），母（無職），兄（小学校6年生）
- 教育：特別支援学校小学部4年生。教材の平仮名表記の単語の読みや，実物を用いた10までの数の加減算などを学習している。
- 集団生活：友達同士に比べて教員とのかかわりが多いが，大人が仲立ちすれば友達とコミュニケーションがとれる。
- ADL：食事は座位保持装置❷に座り，通常，全介助であるが，つかみやすい食物は手づかみ食べをする。スプーンは口に運べるがこぼしが多く，介助を要するため積極的に使いたがらない。水分はストロー付きカップで飲む。排泄はことばで予告し，学校ではパンツを使用。更衣は協力はするが全介助。
- 好きな遊び：スーパー戦隊シリーズの映像を見ることやヒーローの人形や武器で戦いごっこを好む。
- 性格：新規の場所や人にものおじせず，親しみやすい。
- 障害者手帳：身体障害者手帳2級

2．評価

1）全体像❸

体格は年齢に比して小柄で，7歳児の標準程度である。学校では，車いすや座位保持装置で過ごすが，頭部がぐらつき，姿勢は不安定で開口していることが多く，しばしば流涎がみられる。家庭で座位保持装置に座る以外は背臥位で過ごすことが多い。好奇心が旺盛でコミュニケーション意欲が高く，話をもちかけ，質問をして会話を楽しみ，周囲を和やかにする。話し始めに過緊張❹で全身が伸展❺し，座っていてもピンと立ち上がってしまうことがある。簡単なことばではコミュニケーションがとりやすいが，長いことばになると聞き返されることがある。理学療法，作業療法，言語聴覚療法場面では協力的である一方で，ふざけて課題から逃避するなど集中の持続が短い。兄が所

---

❷座位保持装置：対象児の身体に合わせてベルトやヘッドレストなどを取り付けたり傾斜させることができるいすや車いす。

❸全体像：日々の生活のなかでみられる姿勢・運動の様子，人との関係性，コミュニケーション能力などがわかるよう記述する。学校や家庭生活については保護者から，入所している場合には施設職員から聞き取る。運動については，理学療法や作業療法の場面を見学し，担当者から情報を得る。

❹筋肉は中枢からの信号伝達によって運動を行ったり姿勢を保つよう適度な緊張状態をもっているが，脳障害により筋肉の緊張状態が過剰に高くなっている状態。

❺伸展：関節を伸ばす方向に動かす。

屈曲：関節を曲げる方向に動かす。

属するスポーツチームの練習や試合観戦に同行し，家族以外の人と交流する機会がある．家族は，生活面では多くの援助を行うが，精神面は自立するよう働きかけている．兄は児の遊び相手になり，関係は良好である．兄が親に叱られると弁護をするなど，他者の立場を考え，気持ちを思いやる言動がみられる．

2）評価項目❻（評価時年齢：9歳10か月）
① 聴覚：「標準純音聴力検査」
応答は挙手で行った．平均聴力レベルは右耳20 dB，左耳15 dB．
② 視覚：眼科の受診歴はない．日常生活上支障はない．
③ 運動機能：「遠城寺式乳幼児分析的発達検査法」および観察❼
・粗大運動：発達年齢は2か月レベルに相当
　筋緊張は，体幹は低緊張で，下肢は過緊張である．右側に比べて左側の筋緊張が低く，座位保持装置に座っていても身体が左に崩れる．未定頸であるが，車いす座位で固視追視をする数秒は，頭部を正中に保持できる．
・微細運動：発達年齢は，1歳前半レベルに相当
　両手でボールや本を広げて持つことは少しできるが，しだいに身体が左に傾き，左手が離れる．操作する際は右手のみを使い，左手を補助的に使うことはできない．太鼓を叩く操作は，ばちを握った右手の肘，手首が回内し，持続しない．三指握りの自助具を用いて，軽介助で縦，横の直線を描く．
④ 呼吸・発声・発語器官の形態
・胸郭❽：問題なし．
・口唇：問題なし．
・舌：大きさ，舌小帯は問題なし．安静時は筋緊張が高く，やや丸まって後退している．不随意運動はない．
・硬口蓋，軟口蓋：問題なし．
・歯・咬合：永久歯12本，乳歯12本で欠損はない．歯列，咬合は問題なし．
⑤ 呼吸・発声・発語器官の機能
・呼吸❾：呼吸回数　平均24回／分．普段は開口していることが多い．鼻呼吸はできるが，口呼吸に切り替えるときに苦しそうにする．胸腹式呼吸であるが，胸郭の下部に比べて上部の動きは少ない❿．
・呼気持続：随意的に呼気を出せず，呼気時に発声を伴う（有声音／u／）．
・発声持続：平均1～1.5秒．
・顔面・口腔器官の随意運動：「改訂随意運動発達検査」の下位検査では，口唇は瞬間とがらせることは可であるが，頬を膨らますことは不可．舌は歯列付近までは挺出できるが，前後，左右口角（側

❻評価内容の順番は，対象児が容易にできそうな項目，興味をもつ項目から始める．年少児は，検査をする前に一緒に遊びながら，遊び方を観察して対象児の能力を推測する．
❼運動機能は，発達の指標となる運動の可，不可だけではなく，姿勢，筋緊張，運動パターンや左右差などを観察する．理学療法士・作業療法士から情報を得る．

❽胸郭は乳幼児期から続く呼吸パターンによって変形をきたすことがある．胸郭の形態（樽状，扁平）や左右差，変形（肋骨下部）などをみる．

❾正常な1分間の呼吸回数の目安は，5歳未満20～40回，5～10歳で15～31回，学童・成人で16～20回である[1]．
❿典型発達では，胸郭の形態変化に伴う呼吸筋の発達によって，幼児期後期頃から胸腹式呼吸になる．

方），舌尖挙上はできない。Oral diadochokinesis 検査❶では，/pa/，/ta/，/ka/ の単音節および /pataka/ を繰り返して言うことは可能。/pa/ は1回/秒，/ta/ は1.6回/秒，/ka/ は1.6/秒，/pataka/ は0.8回/秒であった。連続産生回数は，/pa/ は5回，/ta/ は8回，/ka/ は9回で4～5回目以降は破裂が弱くなり，リズムが不規則になる。/t/ は途中で有声音化（/d/）がみられた。口唇，舌の随意運動の発達は2歳前半レベル相当であるが，単音節連続の構音運動は5歳レベルに相当する。うがいは不全。

- ブローイング検査❷：ハードブローイング，ソフトブローイングとも口唇をすぼめるが息を出すタイミングが合わず，呼気とともに声が出てしまう。
- 流涎：日常的にみられる。背臥位に比べ，車いすに座っているときのほうが多い。たまに唾液を閉口して嚥下することがある。
- 鼻咽腔閉鎖機能❸：軟口蓋は /a/ 発声時には，わずかに筋収縮がみられるのみで挙上は不十分である。左右差はない。母音や子音の単音節では鼻雑音や呼気鼻漏出はみられないが，会話時の聴覚印象ではごく軽度の開鼻声があり，鼻咽腔閉鎖機能は軽度不全である。

⑥ 発話特徴「小児の発話特徴抽出評価（福迫ら，1983を改変，高見2012）³⁾」および観察❹❺

- 発話時の様子❻：車いす座位時に評価。起声直前または起声と同時に身体を緊張させ，背部を車いすの背もたれに押しつける過緊張を認める。発話に伴い感情が高まるとさらに緊張も高くなる。頭頸部は常にぐらぐらしており不安定であるが，車いすの肘かけやテーブルの縁を握って支えると正中位に近いところで短時間保持できる。発話に伴い，顔面，口腔器官の筋緊張が高まる。下顎，舌，口唇の動きの範囲が狭い。歯ぎしりがあり，眼輪筋は起声時に筋緊張が高まり閉眼することがある。過剰な努力による発話である。
- 声：音質は努力性嗄声が少々みられる。年齢に比して少々高い声である。大きさは普通であるが，発声持続が短く発話は短く途切れることが多い。文を一気に話すと，しだいに声が小さくなり文末が聞き取れない。
- プロソディー：全体的に話す速さは速い傾向にあるが，文中や文末で遅くなることがある。アクセントが付きにくく，抑揚が乏しく単調である。TV の主題歌は，一本調子でメロディーやリズムの変化がない歌い方になる。
- 共鳴：開鼻声が少々ある。

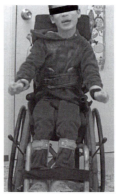

写真1 発話に伴い身体の伸展の過緊張，表情筋の筋緊張が強まる

❶ Oral diadochokinesis 検査：構音器官の運動速度と規則性を評価する。

❷ ブローイング検査では，脳性麻痺児はブローイング時に口唇閉鎖が不十分であったり呼気持続，呼気コントロールの問題が特徴である。

❸ 鼻咽腔閉鎖機能不全の原因は，脳性麻痺の場合運動の可否，スピード，協調性の問題が大きく，口蓋裂の形態の異常とは異なる。

❹ 発話は録音と同時に録画することが望ましい。構音運動や身体の状態を観察する。

❺ 発話は，声，鼻腔共鳴，構音，プロソディーについて評価する。このうち，声の要素は，音質，高さ，大きさ，持続性。プロソディーの要素は，時間的調節〔速さ（発声持続が短いため，話す速さが速い），リズム〕と大きさ・高さの調節（アクセント，抑揚）である²⁾。脳性麻痺児の構音の誤りは歪みが特徴的である。録音した発話を複数回聞き，置換や省略との判別を行う。

❻ 脳性麻痺児の発話評価は上記項目に加え，発話と身体の筋緊張や姿勢との関連をみることが重要である。対象児の身体の状態を模倣することで筋緊張や声の変化を疑似体験できる。

- 構音:「新版 構音検査」実施。母音は産生可能であるが,子音は全般的に音の誤りが一貫しない歪みが多い。/h, ç, ɸ/ などの摩擦音や構音点が舌の前方にある音を語中に含む場合(例えば［テレビ］の2モーラ目)や連続する場合は弱音化[17]することが多い。/p, b, t, d/ は,無声音化と有声音化が浮動的にみられた。/s/ は /t, ts/ への置換がみられた。単音,単語に比べて文章復唱の明瞭度は低下した。
- 発話全体:普段の会話では3～4文節程度の文を息つぎなしで話す。明瞭度は,話の内容を知っていればわかるレベルで中程度である。異常度は,話す速度,抑揚に特徴がみられ,明瞭度と同様の中程度である。
- ⑦ 摂食嚥下機能[18]:全介助で一口大の普通食を摂取しているが,咀嚼運動のパワーは弱く,スピードはゆっくりである。食事時,食べこぼしが多い。食事中は流涎はほとんどない。水分はストローやコップで吸い上げることができるが,たまにむせることがある。
- ⑧ 知的発達「田中ビネー知能検査V」[19]
  精神年齢(MA):4歳2か月,知能指数(IQ):41
- ⑨ 言語発達「言語・コミュニケーション発達スケール」,他

領域別結果	言語表出	言語理解	コミュニケーション	総合
LC年齢	4-11	5-1	4-5	4-11
LC指数	48	50	43	48

＊生活年齢が対象年齢を超えているため,LC指数はLC年齢を生活年齢で除した参考値である。

音韻認識課題は,3モーラ語までの音韻分解・抽出が可。しりとり,逆唱は不可。音韻認識能力は,5歳前半レベルに相当[20]。
- ⑩ コミュニケーション:自分の経験や思っていることを音声言語で表現できるが,順序立てて説明することは難しい。幼児期は一方的に話を展開していたが,相手の質問を聞いて応答することが増えた。対象児の発話に慣れない人が聞き返すと,再度言い直しをして応じることやことばを変えて伝える工夫がみられる。

3)評価のまとめ

言語病理学的診断名:脳性麻痺による運動障害性構音障害

　対象児は,移動や,自力で座ることができず運動機能障害は重度である。これに比べて知的障害は中程度レベルといえる。知的発達,言語発達および発話内容や興味関心,遊びの内容から,全体的な発達の遅れがみられ,発達年齢は5歳前半レベル相当である。

　話しことばは言語発達に伴い幼児期よりゆっくりと発達し,言語表出の発達に伴い,問題が顕著になってきた。対象児の呼吸は速く,発話に十分な呼吸が得られないため発声持続が短く,発話することに努

[17] 弱音化は構音動作の運動範囲が十分でない状態である。

[18] 食べ物をこぼさないように下顎や口唇を閉じる機能。

[19] 操作を伴う課題は,運動を妨げないよう介助して実施する場合もある。描線や図形の操作を行う課題の不通過は,上肢の運動機能の制約が関与し,全体的にやや低めの結果になっている。上肢の運動機能に配慮した推定知能は,MA:5歳0か月,IQ:49である。

[20] 音韻認識の発達は構音の獲得に必要な能力である。

力を要する。結果として声の問題（努力性嗄声，文発話が短く途切れたり文末は声が小さくなる）やプロソディーの問題（話す速さが速い，アクセントや抑揚の調節が困難）が生じていると考えられる。

一方，喉頭，顔面・口腔器官に運動麻痺があり，構音運動はできるがスピードや強さのコントロール，各構音器官の協調した運動が困難であるため，音の歪みや弱音化といった構音の誤りや鼻腔共鳴（開鼻声）の問題が生じていると考えられる。

さらに，発話時に身体の伸展の過緊張を伴い，ますます呼吸のコントロール[21]が困難になり，声やプロソディーの問題を強めている。また，顔面の緊張も高くなり，下顎や舌，口唇の運動を妨げ，構音に影響を及ぼしていると考えられる。

以上のことから指導は，呼吸・発声，プレスピーチアプローチ[22]，単音・単語・文の表出の3点について行うことが必要と考える。

3．全体像の整理
#1 発話に必要な呼吸のコントロールができておらず，身体の伸展の筋緊張を強めて発話するパターンが習慣化している。
#2 発話明瞭度は，構音の問題以外に，プロソディーや共鳴の問題の影響を受けている。

4．治療方針
① 発話に必要な呼吸機能を獲得する。
② 身体の伸展の過緊張を伴わない，楽な長い発声を導く。
③ 童謡など歌を歌い，プロソディーにかかわる喉頭や呼気のコントロールを学習する。
④ プレスピーチアプローチを行い構音に必要な口腔器官の運動を引き出す。
⑤ 構音（発話）指導を行う。

5．指導計画[23]
1）目標
- 短期目標（6か月）：言語聴覚療法場面において身体の過緊張を強めず，呼気を調整しながら発声することを学習する。安定した姿勢で，喉頭，顔面や口腔器官の筋緊張を調整しながら，口腔器官の運動性を高める。
- 長期目標（5年）：日常場面で身体の筋緊張を過剰に強めないで発話する。聞き返されたときには，話すスピードや話の区切りをコントロールして応じることができる。

2）指導内容および具体的実施内容[24]
① 呼吸をコントロールし，随意的に呼気を出す。

---

[21] 発話呼吸時は安静呼吸時に比べて，吸気は短くかつ速くなるのに対して，呼気は長くなる。話の切れ目で素早く吸気を得て，声の大きさの変動に合わせて長い呼気となる[4]。

[22] プレスピーチアプローチ：食物を用いて舌，口唇，下顎，頬などの口腔器官の運動を引き出す。

[23] 指導の際は以下のことに注意して進める。
・対象児の言語発達，知的発達，全体像を考慮しながら指導を行う。
・脳性麻痺児は機能を改善するのに時間がかかる。長期にわたって指導することが多い。
・指導によって，構音障害がすべて改善されるわけではない。ベターになることをめざす。
・機能の低下を遅らせ，少なくとどめるよう努める。

[24] 指導内容は，対象児の年齢，発話量，音韻認識の発達に留意して決定する。

＜手続き＞
- 両膝立て背臥位の姿勢[25]。三角マットで上体を20°程度起こし，全身がリラックスするよう調整し，ため息をつかせる。随意的に行えない場合は吸気あるいは呼気後に言語聴覚士が口唇と鼻孔を同時に閉鎖後，一気に口唇と鼻孔を開放し深呼吸をすることを経験させる[26]。
- 車いすに座り安定した姿勢で，ため息から随意的に呼気を出せるようにする。ティッシュを吹くことや手掌に温かい息を吹きかけることを通して，呼気が出ていることをフィードバックする。さらにハードブローイング[27]をリコーダーの吹き口などを用いて行い，呼気持続を促す。

② 顔面・口腔器官の運動を促す
＜手続き＞
- 車いす座位[28]でテーブルを使用し上肢で支え体幹がやや前傾する姿勢にする。
- オーラルコントロール[29]によって体幹や頭頸部の位置を整え，プレスピーチアプローチを行う。
- 下顎・舌へのアプローチ：棒付きの飴玉を口唇，舌尖に触れながら徐々に口腔内に入れ，口唇でしゃぶらせながらゆっくり引き抜く。飴が舌背に触れたら，ゆっくり左右に動かして舌の運動を促し，筋緊張を低下させる。

③プロソディー，構音の指導
＜手続き＞
- 車いすに座り，言語聴覚士が目標音の単音を聞かせて模倣させる。最初は呼気を多く出し，口形をつけながら無声音（[h:]）から始め，徐々に母音をつけて語音の産生［ha:］に導く。
- 車いす座位でテーブルを使用し，上肢で支え体幹が前傾する姿勢で行う。身体の緊張を高めずに話すことや歌を歌うことをめざす。
- 「オハヨウ」「オイシー」など母音を含む日常よく使う語から始め，句，文へ進む。短いフレーズで構成された童謡を斉唱する。
- 訓練頻度：週1回
- 訓練期間：X年6月19日〜7月14日

6．指導経過

6月19日：背臥位で深呼吸を経験した後に弱いため息をつくことができるようになった。

6月26日：弱くて短いが，発声を伴わず呼気だけ出せるようになった。無声音［h:］ができるようになった。

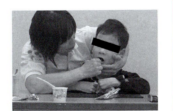

写真2　オーラルコントロール

[25]背臥位は，身体を支える面が広く，安定した姿勢である。しだいに身体を重力に抗した姿勢（座位など）に移行する。

[26]言語聴覚士が呼吸を調節する場合は，対象児の了解を得てから行う。

[27]ハードブローイングは，呼気時の口腔の構えや聴覚的フィードバックが得られ，運動の手がかりを得やすい。

[28]車いすやいすに座るときはやや前かがみになり臀部を背もたれにつくまで深く入れてから上体を起こす。背もたれに支えられて骨盤が立つと脊柱が伸展し，胸部が広がり，深い呼吸を得ることができる。

[29]オーラルコントロール：体幹や頭頸部の位置を整え，発話や摂食嚥下時の口腔器官の運動を促す手技である（図2参照）。プレスピーチアプローチ，オーラルコントロールの方法については他の文献を参照されたい。

7月3日：車いすに座り姿勢を前傾させて，オーラルコントロールで頭頸部の安定を図った．棒付きの飴玉が舌に触れると緊張が高まり，押し出す動きがみられたが，飴の左右の動きに合わせて舌の側方への動きがみられ，筋緊張が低下した．舌を凹状にして飴をのせて口唇をすぼめて閉じることができるようになった．無声音［h:］から母音を付加し，口形を作って有声音［ha:］を出せるようになった．

7月10日：車いすに座り，簡単な童謡を言語聴覚士が歌うのに合わせて一緒に歌った㉚．部分的にリズム，音程を合わせて歌うことができた．有声音［ha:］を呼名の応答に用いるよう導いた．［ai］と応答していたが，前回行った［h:］→［ha:］の順に導き，最終的に呼名に［ha:i］と応答できるようになった．

㉚座位では，感情の高まりや発語，発話に伴い，過緊張を強め後方に伸展しないよう注意する．課題が難しい場合，努力を要する．

7．まとめと考察
1）評価根拠
- 対象児の基礎疾患は脳性麻痺であり，筋緊張や姿勢，運動パターンの問題が発声発語器官にも及んでいると考えられた．そこで，話しことばがつくられる過程のすべてにおいて評価したところ，発話時の呼吸，声，共鳴，構音，プロソディーのいずれの側面にも問題がみられた．特に発話に必要な発声持続が短く，声，プロソディーの問題が生じていると考えた．
- 発話に伴い，身体の伸展の過緊張により姿勢が崩れ，同時に口腔顔面の筋緊張も高まった．このことは，声やプロソディー，構音の問題を助長し，発話に悪影響を及ぼすと考えられる．
- 構音の誤りは，子音の歪みが多くみられた．歪み音の原因は，摩擦音産生時の呼気量不足や音のわたりの際の口腔器官の運動の範囲やスピードに起因し，脳性麻痺に特有の構音の問題として考えられる．

2）治療方針決定の根拠
対象児の発話不明瞭の主たる要因である2点にアプローチする．
① 発話に必要な呼吸のコントロールができていない．
   安静呼吸とは異なる発話時の呼吸（長い呼気）の学習から開始し，発声，発話に進める．身体の伸展の過緊張を伴わないよう安定した姿勢で行う．車いすなどに座った姿勢でも過緊張を伴わずに発声できるとよい．
② 口腔器官の随意性を高めるために，食物を用いたプレスピーチアプローチを行う．下顎，舌，頬，口唇のそれぞれの口腔器官が協調して運動できることをめざす．

3）考えられる問題
- 深呼吸から子音［h:］を導くことはできたが，有声音を随意的に出そうとすると身体の伸展の過緊張を伴う．どのようにコントロールしたらよいか．

・構音を正確な音に改善することは困難と考えられる。指導のゴールをどこに設定したらよいか。

＜引用文献＞
1) 笠井新一郎編著：言語聴覚療法シリーズ12 改訂言語発達障害Ⅲ，建帛社，p.122，2007．
2) 今井智子，生井友紀子ほか：発話障害へのアプローチ（廣瀬肇監修），インテルナ出版，pp.38，45，2015．
3) 加藤正子，竹下圭子，大伴潔編著：特別支援教育における構音障害のある子どもの理解と支援，学苑社，p.182，2012．
4) 西尾正輝：ディサースリアの基礎と臨床―理論編，インテルナ出版，p.35，2006．
5) 加藤正子，竹下圭子，大伴潔編著：特別支援教育における構音障害のある子どもの理解と支援，学苑社，p.189，2012．

＜参考文献＞
・田中美郷監修：改訂版 随意運動発達検査．発達科学研究教育センター，1989．
・平野哲雄，長谷川賢一，立石恒雄編：言語聴覚療法―臨床マニュアル 改訂第3版．協同医書出版社，2016．

● 言語聴覚療法の評価・診断のポイント

・構音だけではなく発話全般を評価する

　話しことばは，呼吸器系から喉頭，咽頭，口腔（顎，口唇，舌，軟口蓋）に至る発声発語器官が協調して運動することによってつくられる。そのプロセスは，呼吸器系から呼気が送り出され，喉頭で呼気が声に変換された後，ことばの一つひとつの音がつくられ，音の連なりにプロソディー特徴が加わり，話しことばとして聞き手に伝わる。脳性麻痺児は，発達の初期の脳損傷によって，全身の筋緊張や姿勢，運動パターンに問題があり，同様に呼吸器や発

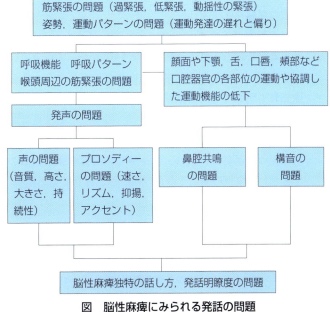

図　脳性麻痺にみられる発話の問題

声発語器官の運動にも問題がみられる。つまり，話しことばがつくられるすべての過程において症状がみられると考えられるので，構音だけではなく，発話時の呼吸，発声，共鳴，プロソディーと発話に関する全般的な評価が必要である（図）。

- 姿勢や全身の運動と発声発語器官の運動の関連をみる

　対象児の発話時の身体の伸展の過緊張は，呼吸コントロールを困難にするだけではなく，顔面や口腔器官の筋緊張も高め，構音に影響を及ぼす。脳性麻痺児の発話の評価の際には，発声発語器官の運動だけではなく，姿勢や全身の運動との関連をみることが重要である。

- 脳性麻痺児の構音

　構音の誤りの種類（置換，省略，歪みなど）を判別し，それらが発達上みられる誤りであるのか，運動障害性構音障害に起こりやすい誤りであるかを考える。知的および言語発達や音韻認識の発達の評価と照らし合わせながら，構音へのアプローチの時期や内容を検討する。

● 言語聴覚士介入のポイント

- 一つひとつの音の改善よりも発話全体が聞き取りやすくなることをめざす

　脳性麻痺児にみられる構音の誤りは歪み音が多く，すべて改善することは容易ではない。構音と並行して，発話を形成する要素であるプロソディーの問題にもアプローチし，発話全体が聞き取りやすくなることをめざす。なお，発話の改善には多くの場合，時間を要するので，実習ではその一端を担うことができればよい。

- 発声・発話の練習では姿勢に留意する

　呼気を有効に使って有声音を出す課題は，楽に呼吸ができるよう，対象児が安定する姿勢で行う。課題中に身体の過緊張がみられる場合には，課題の難易度を一段階下げて，元の発声パターンが出現しないよう留意しながら行う。過緊張が軽減してきたら，胸郭の動きに関与する脊柱，横隔膜，腹筋群が機能的に働いて呼気をコントロールすることをめざし，対象児に合わせた車いすに座るなど座位姿勢でも行ってみる。

- 学習の課題を工夫する

　対象児が興味をもってプロソディーにかかわる喉頭や呼気のコントロールを学習できるよう，歌唱を取り入れる。歌いやすいリズム，メロディーの童謡を選び，スピードや音の高低は言語聴覚士が対象児と一緒に歌いながら調整する。歌を正確に歌うことをめざすのではなく，歌詞は不明瞭でもリズムやメロディーに合わせて連続して声を出すことができればよい。

- 聞き手としての役割

　言語聴覚士は，対象児のことばに十分耳を傾け，ていねいに聞き取るよう努める。聞き手が対象児の発話特徴に慣れ，より多くの内容を聞き取ることで，話す意欲を引き出すことが期待できる。対象児の発話そのものの改善と併せて発話環境に配慮することにも考えが及ぶとよい。

参考文献

・加藤正子，竹下圭子，大伴潔編著：特別支援教育における構音障害のある子どもの理解と支援，学苑社，2012.
・西尾正輝：ディサースリアの基礎と臨床 理論編，インテルナ出版，2006.
・笠井新一郎編著：言語聴覚療法シリーズ12 改訂言語発達障害Ⅲ，建帛社，2007.

C 機能性構音障害

1．症例基本情報
- 対象児：4歳10か月　女児（幼稚園年中）
- 利き手：右
- 主訴：「発音がはっきりしない」（母より）❶

<医学的情報>
- 医学的診断名：構音障害
- 合併症：なし
- 現病歴：3歳児健診で発音について相談したが，年齢が低いので様子をみるように言われた。しかし幼稚園年中になっても変化がないため近医小児科に相談し，4歳9か月時に当科を紹介され受診。4歳10か月より言語聴覚療法開始。
- 既往歴：特記事項なし。
- 発達歴：妊娠中，周産期とも異常なし。在胎39週，生下時体重3,080g。頸定3か月，座位7か月，始歩1歳1か月，始語1歳，2語文1歳11か月。
- 家族の既往歴：特記事項なし。

<生活面の情報>
- 家族構成：父（会社員），母（パート），弟（幼稚園年少）
- 母子関係：良好。本児の発話は，母でも時々わからないことがある。
- ADL：自立
- 集団生活：幼稚園通園中。
- 興味・好きな遊び：ままごとやお人形遊び。

<施設内からの情報>
- 医師：発育・発達に特記事項なし。病的反射なし。粗大運動は問題ないが，手指，口腔の微細運動はやや不器用。

<関係機関からの情報>
- 幼稚園の担任：友達に何度か聞き返されて本児が怒っていることがある。

2．評価
- 言語病理学的診断名：機能性構音障害

1）全体像
入室直後は少し恥ずかしそうにし，母に隣に座るよう要求した。構音検査が始まると，進んで絵カードの呼称をし，しだいに，幼稚園での遊びや好きなテレビなどの話を言語聴覚士に積極的に説明するようになった。

対象児のプライバシー保護の観点から，症例情報における年月日表記などは伏せるようにする（第3章–8参照）。
❶誰が何を心配して来院したのか確認する。構音訓練は家庭学習が大切で保護者の協力が不可欠であるため，保護者の構音障害に対する考えを確認しておく。

2）評価（4歳10か月に実施）

① 構音：新版 構音検査を実施した。音節検査・単語検査・文章検査とも，置換［t/s］とイ列音の側音化構音を認めた。イ列音の構音時，右口角が上方に引かれる動きが観察され❷，鼻息鏡❸で確認すると右側からの呼気の流出が確認された。いずれも誤りに一貫性があり，被刺激性もなかった。会話でも同様の誤りがみられ，会話明瞭度は2であった（実習生が見学評価）。

② 構音器官の形態❹：口唇，舌，口蓋とも器質的な問題はなかった。歯列に咬合異常はなく，永久歯の萌出はなかった。

③ 構音器官の機能

　随意運動発達検査の顔面・口腔の随意運動を実施した。

　舌の運動ではまっすぐ前に出す，下口唇をなめる，出したり入れたりを交互に繰り返す，左右の口角に曲げる，上口唇をなめる，口唇をとがらす，両頰を膨らます，［pa-ta-ka］と言うことができた。舌を左右の口角に交互につける反復運動では，顔も同時に動いてしまったり，舌の運動範囲が狭くなってしまった。構音類似運動検査では，［s］の生成で，舌を挺出し，一瞬平らにすることはできたが，すぐに動いてしまい舌を平らに静止させることができなかった。

④ 聴力❺：遊戯聴力検査で左右とも平均聴力レベル10 dBで正常範囲。

⑤ 声・プロソディー：開鼻声など鼻咽腔閉鎖機能不全を疑う所見はなかった。

⑥ 言語発達❻

- 理解：語彙は絵画語い発達検査にて，語彙年齢4歳10か月，評価点10点。構文は国リハ式＜S-S法＞言語発達遅滞検査では4歳代で，多くが理解可能な語順の課題は通過，その後5歳後半で獲得される助詞の理解は不通過。

　日常的な質問の理解は，質問-応答関係検査の「日常的質問」のうち，「幼稚園名，先生・友人の名前，幼稚園でやったこと，お弁当のメニュー」など4歳代で通過する項目の応答ができた。

- 表出：事物名称・動作語，形容詞，接続詞など表出できる語彙は豊富。多語文の発話が可能で，幼稚園の出来事なども第三者に伝えることができた。

⑦ 音韻意識：2〜5モーラ語のモーラ分解，語頭・語尾のモーラ抽出，語頭音による語想起ができた。

⑧ 知的発達❼：人物画では毛髪を含めた顔と胴体，手足も描けた。また四角・三角の模写や，三角形のピースで◢などを作ることができた。

⑨ コミュニケーション：初めは恥ずかしそうにしていたが，すぐに言語聴覚士に慣れ視線もよく合い，指示した課題にスムーズに従えた。

⑩ 行動：約50分着席して課題に取り組めた。

---

❷ 聴覚印象評価だけではなく，視覚的な情報も加える。

❸ 鼻息鏡，ペンライト，舌圧子は必ず準備しておく。

❹ 口蓋裂などの診断がなくても，必ず器質的な問題についても確認しておく。

❺ 聴力障害は構音障害の原因や訓練の妨害要因となるので，滲出性中耳炎などの既往がなくても必ず聴力の評価を実施する。

❻ 構音が主訴であっても標準化された検査を実施しておくと，結果の解釈がしやすい。
ただし，構音以外の評価をする場合は，その必要性を保護者に説明してから実施する。
各検査の内容や通過年齢を確認しておきたい。

❼ 知能検査を実施してもよい。

3）評価のまとめ[8]

　構音は置換［t/s］と，イ列音の側音化構音を認めた。構音器官の形態には問題はなかったが，構音器官の運動では舌を平らに静止させる，左右口角への反復運動が拙劣で，舌の微細運動に不器用さがあると考えられた。言語発達は，理解・表出ともに語彙，構文，日常的な質問応答も年齢相応と考えられた。音韻意識も4歳後半の幼児の約70％が通過する課題[1]ができており年齢相応と考えられた。知的発達は，人物画はDAM グッドイナフ人物画知能検査の4歳代後半，図形模写や構成は新版K式発達検査2001の4〜5歳代の項目ができており，年齢相応と考えられた。コミュニケーション，行動にも明らかな問題はなかった。以上のことから機能性構音障害と考えられた。

[8] 構音だけでなく，全体のまとめを記載する。

3．全体像の整理

	肯定的側面	否定的側面
心身機能	#聴力は正常，知的発達，言語発達，粗大運動機能も良好	#構音に誤り（置換［t/s］・イ列音の側音化）を認め，明瞭度が低下 #構音器官の運動が拙劣
活　動	#コミュニケーション意欲があり，対人関係は良好 #課題への集中も良好	#家庭や幼稚園で聞き返されることがあり，音声コミュニケーションの制限がある
参　加	#幼稚園生活に適応している	#聞き返されると怒ることがある
	促進因子	阻害因子
環境因子	#家族は訓練に協力的 #幼稚園の受入も良好	
個人因子	#活発な性格で，話量も多い #興味・関心の幅が広い	

ICFの分類に関しては，国際生活機能分類，中央法規出版，2002年に準拠。

4．方針[9]

　構音の改善を目標に，系統的な構音訓練を行うこととした。訓練は，舌の不自然な力を抜くため脱力から行い，続いて母音［i］の産生を行う。その後子音の産生訓練には，構音位置づけ法を用いた。家族には，家庭学習について指導を行った。

[9] 訓練の方法，訓練音を記載する。

5．訓練計画
1）目標
- 短期目標：［i］の側音化構音の改善
　　第1期：舌の脱力
　　第2期：［i］の産生

第3期：[i] を含む無意味音節の練習（実習生担当）

第4期：[i] を含む単語の練習（実習生担当）

- 長期目標：[s] および他の側音化構音の改善

2）訓練内容

- 訓練内容および具体的実施内容

   第1期：舌の脱力と安定した構えをつくる

   第2期：[i] 音の産生

   第3期：[i] を含む無意味音節の練習

   第4期：[i] を含む単語の練習

   以上の順で訓練を実施した。（具体的な内容は表1に示す）いずれも8割以上通常の速さで安定して産生できた場合に次のステップに移った。

- 訓練頻度：毎週1回30〜40分。家庭学習は，訓練で実施した課題を親子で実施してもらった。

- 訓練期間：約1年

6．訓練経過

表1に示す。

表1　訓練経過

訓練期間	目標	訓練内容	反応
第1期 （2週）	舌の脱力と安定した構えをつくる❿	①下口唇に触れるまで挺舌。 ②平らに脱力した舌を安定。 ＊鏡を見せて視覚的なフィードバックを提示。	舌が波打つ，両口唇を引きすぎる，下口唇の内転，1秒も静止できない状態がみられた。 鏡を見せて指示すると，自己フィードバックが可能となり，2週目には鏡を見なくてもできるようになった。
第2期 （1週）	[i] の産生	①[i] の産生 ②[i] を連続に産生 ＊正中からの呼気流出を鼻息鏡で確認。	ゆっくりした速さだができるようになり，最終的には2〜3回連続でも可能となった。
第3期 （2週）	無意味音節	①[i]＋母音 ②母音＋[i] ③母音＋[i]＋母音 ＊母音は [e, a, o, ɯ] の順に実施。	1週目は①②を実施。②は相当ゆっくりにしないと誤り音となったが家庭学習で改善。2週目は③が通常の速さでできた。
第4期 （2週）	[i] を含む単語	①語頭単語(例：いえ，いか，いた) ②語尾単語(例：かい，あ	1週目は①のみ実施。[i] に印をつけ，ゆっくりであればできた。2週

❿構音の構えをつくるのは重要。対象児のように不器用さのある場合は時間がかかることもあり，飽きないような工夫も必要。

	まい，かわいい） ③語中単語（例：たいこ，かいもの，おいかけっこ） ＊10～20回復唱 ＊［i］の前後にイ列音が来ないように配慮。 ＊刺激音も徐々に正構音に変化させた。	目は②③を実施。通常の速さでも可能となり，自己修正もみられるようになってきた。また，刺激音を挺舌ではない通常の［i］にしても誤り音に戻ることはなかった。

7．再評価（5歳0か月時，訓練開始2か月）

　［i］は音節では構音可能になり，単語ではわずかに挺舌させて訓練単語であれば言えるようになった。今後は単語，短文，会話へと般化を進めていく。そのほかの側音化構音や［s］についても訓練する。

8．考察

1）評価根拠

　現病歴・発達歴，および聴力検査，知的発達，言語・音韻意識の発達については標準化された検査やその一部を実施したところ問題はみられなかったため，機能性構音障害と判断した。

2）治療方針決定の根拠

　側音化構音は誤った運動パターンを学習してしまったものであり自然治癒が見込まれないこと，［s］については明瞭度を下げており，本人も伝わらないことで怒るなどの情緒的反応を示していたこと，知的発達，言語発達，および音韻意識の発達が年齢相応で訓練音の語内位置などの理解が可能であること，コミュニケーション，行動なども年齢相応で，一定時間1対1の指示に従えることから訓練適応があると考えられた。

　訓練音の順は，すべての側音化構音の練習の基礎となる母音［i］から行うこととした。側音化構音の場合，舌の緊張を取る必要があり，そのために舌の脱力と安定した構えから行った。本児の問題として，構音器官の微細運動の不器用さが考えられ，音の産生訓練に先立って舌の脱力と安定した構えをつくったことは，本児の［s］を含めた誤り音すべての訓練の基礎になると考えられた。

　訓練時のフィードバックは，口頭説明だけではなく鏡を見せるなどして構音器官の動態について視覚的なフィードバックで改善が得られており，今後も子音を産生させる時には同様の方法が有効であると考えらえた。

＜引用文献＞

1）石田宏代，石坂郁代：言語聴覚士のための言語発達障害学 第2版，pp.110-111，医歯薬出版，2016．

●言語聴覚療法の評価・診断のポイント

- 構音の誤り方の特徴を簡潔にまとめる。誤りの一貫性，被刺激性は必ず記載する。
- 構音だけでなく，構音器官の形態・機能も確認する。構音器官の微細運動だけでなく，不器用さが確認された場合は随意運動発達検査などを用いて，手指の運動，粗大運動についても確認しておく。
- 構音が主訴であっても，構音障害の背景についても評価する。特に，獲得した構音操作を話しことばのなかで使っていくためには，言語発達，音韻意識の発達が4～5歳の発達レベルであるのかを確認する必要がある。
- 滲出性中耳炎や言語発達の遅れ，発達障害などがある場合は，どの指導から行えば短時間に構音訓練の効果が得られるのかを考える。

●言語聴覚士介入のポイント

- 構音訓練が開始されている場合は，それまでの経過（訓練音とその選択の根拠，訓練方法，訓練の段階，期間）を確認する。
- 構音訓練では，言語聴覚士が構音操作をどのように説明・フィードバックし，その結果どう改善したのかを記録する。
- 会話への般化が最終目標であるため，訓練課題以外の会話での構音を観察する。

参考文献
- 阿部雅子：構音障害の臨床―基礎知識と実践マニュアル 改訂第2版，pp.72-80，金原出版，2008.
- 加藤正子，竹下圭子：機能性構音障害．標準言語聴覚障害学 発声発語障害学 第2版（熊倉勇美，今井智子編），pp.128-148，医学書院，2015.

D 吃音

1．症例基本情報
- 対象児：4歳7か月　男児（保育園年少）
- 主訴：どもる。はじめの音を繰り返したり，長く伸ばすことがある
- 医学的診断名：吃音
- 合併症：なし❶
- 現病歴：1歳半健診は問題なし。2歳6か月ごろから，最初の音を繰り返すことや，長く伸ばすことがみられるようになった。3歳児健診で，母よりことばが出にくいことを保健師に相談。保健師からは，「年齢とともに良くなるので，様子をみましょう」と言われた。3歳過ぎには気にならない程度に減ったが，4歳になってひどくなった。変化がみられないため，当療育センターに申し込み。
- 既往歴：特になし。
- 発達歴：妊娠・出生は特に問題なし。38週，3,180gで出生。始語1歳。2語文1歳6か月。

＜生活面の情報＞
- 家族構成：父（会社員），母（会社員・フルタイム就労），本児，妹（1歳）。
- 11か月で保育園に入園。

＜関係機関からの情報＞❷
- 在籍園にケースワーカーが巡回訪問をした際，担任より本児の吃音について相談があった。ケースワーカーは，吃音の基本的な対応（言い直しをさせない。せかさず，ゆっくり聞く）を伝えた。さらに，当療育センターの言語聴覚士への相談を，担任が保護者に促した。保護者にすすめるよう連携を図った。

2．評価
- 言語病理学的診断名：吃音

1）全体像
緊張した表情で母の手を握っている。発話は少ない。慣れると相互的なかかわりを楽しむことができ，視線や表情は自然。吃音は多く聞かれる。面談の話を聞いている様子がある。

2）本児に対する評価
① 聴力検査：遊戯聴力検査を実施。
　平均聴力レベル右11 dB，左14 dB。正常範囲。
② 吃音検査法：中等度の吃音。
　総発話文節数104文節。
　吃音中核症状頻度29（繰り返し10回，引き伸ばし9回，ブロック6

対象児のプライバシー保護の観点から，症例情報における年月日表記などは伏せるようにする（第3章-8参照）。

❶今回は合併症のないケースだが，実際の臨床場面では，自閉症スペクトラム，注意欠陥多動性障害，知的障害，ダウン症などを併せ持つ児に会うことが多い。吃音への対応よりも，他の障害から生じる困難に対する支援が優先されることもある。地域療育センターでは，医師，臨床心理士，作業療法士，ソーシャルワーカーなど，他の職種と連携をとりながら，児の全体像の理解と家族への支援を進めている。施設により言語聴覚士の役割や他職種との連携の方法は異なるため，施設ごとの特徴をとらえ，言語聴覚士の役割を理解できるとよい。

❷当センターの場合，基本情報については，電話申し込みの際に福祉相談室のソーシャルワーカー（ケースワーカー）が聞き取りを行い，小児科または児童精神科の医師の予約をとる。医師の初回診療時に，ソーシャルワーカーはインテーク（聞き取り）を行い，診療に同席する。医師は吃音だけでなく，発達全体について診る。診療後，別日に言語聴覚士の初回評価を行う。
また，ソーシャルワーカーは幼稚園・保育園との連携の役割を担っている。園に巡回訪問し，集団参加の支援について園と連携を図っている。

回，語の一部の繰り返し4回）。
その他の非流暢性頻度0。
全体の非流暢性頻度29。
たまに力の入った吃音（緊張性あり）。
随伴症状は手で机を叩く。小声でそっと言う工夫。
面接前半は緊張した様子で，必要最低限の発話で応答❸。
後半，慣れて保育園に関する話題になると，発話が増え早口になり，吃音が増える。
場面による差は，質問応答39＞文・文章説明24＞単語呼称20。
③ 言語発達：年齢相応❹
- 国リハ式＜S-S法＞言語発達遅滞検査：
  ・受信：統語方略・語順の理解（4歳2か月レベル）通過。
         助詞の理解（5歳11か月レベル）不通過。
  ・発信：統語の要素（＋）。助詞の使用（±）。
- 絵画語い発達検査（PVT-R）：語い年齢5歳3か月。SS13（平均の上）。
- 質問-応答関係検査：日常的質問のみ実施。6歳代。
- DAMグッドイナフ人物画知能検査：拒否。
④ コミュニケーション：対人コミュニケーション，注意・集中は良好。新奇の場や人への緊張は強い。
⑤ 構音：問題なし。

3）遊び場面❺
① 本児の様子：母との遊び場面では，ゲームを1つ出して少し遊んでは片づけ，几帳面さがうかがえる。遊び込む様子は薄く，母と言語聴覚士が面談開始すると母に「帰りたい」と訴えることや，援助を求めることが多い。母のほうに寄って来て，面談の話を聞いている様子がある。言語聴覚士が吃音について尋ねると（「あああってなることある？」「笑われることある？」「楽なおしゃべりの練習したい？」），うなずく。
② 吃症状：発話は少なく，検査場面と吃症状や頻度に大きな変化はみられない。
③ 母のコミュニケーションの特徴：発話速度は早くない。本児を急かす様子や，ことばや行動を修正する様子はみられない。本児の意図や感情・言語力に合った声かけが聞かれる。

4）母との面談による聞き取り❻
- 吃症状：症状は繰り返しと引き伸ばしがある。身体が動くことはないが，口に力が入ることはある。今日は出ていないほう。吃音のため，他人では何を言っているかわからないときがある。家族や親戚に吃音歴なし。
- 発吃：2歳半。文で話すようになったころ。3歳くらいで気になら

❸ 吃音児のなかには，新奇場面への緊張が強い児もいる。日常生活と同様の発話が聞かれないことも多い。日常の吃症状と比べて，検査場面の吃症状が多いのか，少ないのかは確認が必要である。

❹ 言語発達に遅れのみられるケースも多い。保護者に言語発達の現状を伝え，また吃音への対応として，対象児の理解力に合わせたことばがけについて，例を交えて伝える。全体的な発達の遅れの可能性を考慮し，臨床心理士による評価（発達検査）をすすめる場合もある。吃音指導の際には，対象児の言語力に合った遊びを提案・実践する。

❺ 実習生として吃音児とかかわる場合は，実習生自身のことばかけが，吃音児の非流暢性を高めていないか，発話速度や内容に注意が必要である。また，遊びながらも，言語聴覚士と保護者の面談の様子に耳を傾けることが重要である。

❻ 面談では，吃音の経過についての詳しい聞き取りを言語聴覚士が行う。吃音検査などでみられた吃音と，保護者から語られる対象児の吃音とを総合して評価を行うことが重要と考える。

なくなったが，年少クラスになった頃ひどくなった。家族や親戚に吃音のある（あった）人はいない。
- 吃音の自覚：クラスで休んだ人の名前を発表する係をやりたがるが，「伸びちゃって，笑われるんだよ」と話していた。他児からは「何言っているかわかんない」と言われ，言い返せずその場を離れていた。
- 吃音が出やすい状況・出にくい状況：使い慣れない難しい単語のときにどもることが多い。家にいるときよりも，保育園にいるときや，お迎えのときに出やすい。出にくい状況はわからない。妹の誕生前後で吃音に変化はなかったが，赤ちゃん返りがひどかった。
- 性格：初対面では緊張するが，家では話すのが好きでおしゃべり。
- 保育園：登園時に母と別れるのはとても嫌がる。
- 言語発達：始語1歳，2語文1歳半で言語発達は特に遅いと思うことはなかった。
- 生活リズム：登園は8時，お迎えは17時。20時半就寝。
- 父の育児参加：朝は本児が起きる前に出勤。19時ごろ帰宅。在宅時は，育児に協力的。
- 両親の吃音へのとらえ方：成長に伴って自然に治るといいと思う。
- 来所可能な時間，来所頻度：朝ならば両親が交代で来所可能。来所でよくなるならば来たい。

5）評価のまとめ

中等度の吃音。吃音の自覚があり，発話に工夫をしている。発吃から2年以上たっており，自然治癒を待つよりも，吃音に対しての直接的な介入が必要と思われる。言語発達，対人コミュニケーション，注意・集中は問題なし。

3．治療方針

まずは，環境調整（間接指導）を行い，変化が少なければ直接指導を検討する。

4．訓練計画

1）目標
- 吃音の軽減。吃音について肯定的なとらえを育てる。

2）指導内容
- 本児の吃音の特徴（症状，波，生活リズムとの関係）の把握。保護者との共有。
- 環境調整（周囲の大人の話し方，聞き方などを調整して，なるべく本児が楽に話せる環境をつくる）。指導頻度は月1回（1回の指導は60分）。
- 1回の構成は，下記の3項目から成る。

①親子の遊び場面の観察。言語聴覚士は発話から吃頻度を算出。保護者の記録を読む。
　②保護者からの聞き取り。言語聴覚士は吃音の傾向について説明。
　③本児と言語聴覚士の課題／遊び場面（なぞなぞ，絵本の読み聞かせと質問応答，日常生活について会話，ゲームなど）。言語聴覚士はゆっくり，軟起声で話す。
・吃音が軽減した場合は，2～3か月に1回のフォローへ頻度減。
・環境調整で吃音が変化しない場合は，流暢性形成法[*1]またはリッカムプログラム[*2]を導入。

5．指導経過
1）初回評価時に説明すること❼（今回のケースでは，言語聴覚士より母と本児双方に説明）
　①言友会の吃音リーフレットを用いて，吃音の情報提供を行う。吃音の中心的な症状には，繰り返し，引き伸ばし，ブロックがあること。はっきりとした原因はわかっていないこと。吃音が起きたのは，保護者が何かをしたから，あるいはしなかったからではない。成長途中の脳が，言語を組み立てていくときに，うまくタイミングをとれない状態。吃音のある幼児の7割がよくなる。
　②吃音の対応について伝える。大人が子どもの言語を聞くときには，子どもの話し方への注意はしないこと，発話を先取りしたり，さえぎったりしないこと。大人が話すときには，ゆっくり，短く，わかりやすい文で話す。間を空ける。生活面では，急がせることを減らす，競って話すことを減らす。親子でゆっくり過ごせる1対1の時間を1日15分つくる。
　③リーフレットを祖父母や担任にも見てもらい，吃音児によい環境をつくる。
　④吃音についてインターネットや書籍で調べたことを確認する。もし誤った知識を得ている場合には，正しい知識を提供する。調べる場合は，正しい知識が得られるサイト（小林宏明先生による「吃音ポータルサイト」http://www.kitsuon-portal.jp/）を勧める。
　⑤吃音の波を把握するため，保護者に吃音の記録をつけてもらい，指導時に持参するよう依頼する。

❼保護者の吃音観は千差万別であり，聞き取りや説明には繊細さが必要である。保護者は，自責感を持っている場合や，他者の反応に傷ついている場合も多い。「親御さんのせいではない」とはっきり伝え，痛みに共感する姿勢でいたい。保護者の受け止めに配慮しながら，吃音についての正しい知識を伝えていくには，知識と経験が必要と感じる。さまざまな言語聴覚士の初回評価時の様子を知ることができる菊池良和『小児吃音臨床のエッセンス　初回面接のテクニック』学苑社，(2015年)は参考になる。

2）環境調整
① 吃音の経過：表1を参照[8]

表1　吃音の経過

		1）言語聴覚療法指導時の親子の自由会話（50文節での吃頻度を算出）	2）母による吃音の記録 [0：全くどもらない，1：少しどもる，2：どもる，3：ひどくどもる，4：とてもひどくどもるの5段階]
環境調整のみ	第1回	48％：重度。繰り返し，引き伸ばし，緊張性強い。 舌を出してブロック。	1〜2（母の段階付けは，軽めであることを確認）。どもるのを気にして，ふざけて喋る。「お話し上手じゃないから」と言っていた。顔をしかめることがある。興奮したときや，機嫌が悪いとき，電話で話すときにどもる。両親はなるべく怒らないようにしている。
	第2回	56％：重度。繰り返し，引き伸ばし。 ブロックと随伴症状はなし。発話時は常に吃音。 母より「最近滑らかだったが，今日はひどい。」	3〜4。目を見開く，舌を出す。告げ口をするとき，難しい単語を使うときにどもる。発表会のセリフはどもらなかった。スイミング教室を嫌がり号泣。
	第3回	62％：重度。繰り返し，引き伸ばし。 ブロックと随伴症状はなし。発話時は常に吃音。 ことばの調子「普通」と本児。	3〜4。「せーの」と言ってから発話する。舌を出すことはなくなった。
流暢性形成法導入後	第4回	28％：中等度。繰り返し，引き伸ばし。 軽いブロック1回。随伴症状なし。 吃音のない発話が初めて聞かれる。 ことばの調子「いい」。	2〜3。祖母や，他児の母にあまりどもらなくなってきたと言われた。あやとりが得意。
	第5回	44％：重度。繰り返し，引き伸ばし。 戦隊ものの話を早口で興奮して話す。 ことばの調子「普通」。	2〜3。宿題のカードのゲームをしているとまったくどもりを感じない。普段もスラスラ話すことが増え，母はどもりについて忘れてしまうことがある。すぐに言い返してくる。ことばづかいが汚くなった。
	第6回	36％：中等度。引き伸ばし。繰り返しはたまに。 緊張性の強い吃音なし。早口。 吃音が減り，発話量が増え，発話速度が増す。 ことばの調子「普通」。	2〜3。年中組に。疲れたとき，眠いとき，説明するときに出るが，気にならないことが多い。
	第7回	30％：中等度。繰り返し，引き伸ばし。緊張性ときどき。 発話量が増えているが，吃音のない発話もある。 父「反抗期で，文句はペラペラ言う。」 ことばの調子「（ふざけながら）悪くない，悪い。伸びる。（昔よりは？）楽。」	2〜4。誕生日や連休で友人や親戚との集まりが多く，とても興奮。大人が集まって話すと，焦って話そうとしてどもりやすい。最近とても反抗的。
	第8回	12％：中等度。繰り返し，引き伸ばし。これまでで一番流暢。 ことばの調子「いい」。	2〜3。スラスラ話すことが増えているが，一日の報告や興奮して話すときは吃音が出る。

[8] 新学年の始まる4月，運動会の練習のある時期，年末年始（帰省や親戚との集まり）に吃音が増える傾向がある。

② 家庭でのコミュニケーション[9]

父帰宅後や弟就寝後に，母とゆっくり過ごす15分を設定してもらう。共働きのため，毎日は実施が難しいが，週4回程度は実施されている。母の本児への働きかけは，発話速度や話題，ことばかけの難易度，共感性など，適切であった。父は，本児の興奮を高める声かけや，発話が長い場合が多かった。そこで言語聴覚士は，父と本児の発話から採取した文節数を視覚的に提示し，父は長く話してしまう傾向があることを伝えた。本児にとって楽な言語環境をつくるために，興奮させすぎないこと，短くシンプルな文で話すことを勧めた。

② 言語聴覚療法場面での本児の様子

言語聴覚療法場面では初回評価時の緊張はみられなくなった。得意のあやとりを披露したり，父と戦隊ものの話をしたがったり，リラックスして遊びを展開するようになった。安心感が増し，発話量は増えた。言語聴覚士は指導の際に，「今日のことばの調子はどう？ よい，悪い，普通」と選択肢を挙げ本児に尋ね，本児は「普通」や「悪い」と答えていた。自己評価は吃音の波とおおむね一致していた。

3）間接指導（環境調整）から直接指導（流暢性形成法）へ

第3回まで環境調整を行い，吃音の軽減がみられないため，言語聴覚士は吃音について直接的な介入を保護者に提案した。言語聴覚士はリッカムプログラムと流暢性形成法のデモンストレーションを行い，2つの方法について説明した。家庭で実践するならばどちらがよいか保護者に選んでもらい，流暢性形成法を選択した。

導入時には，発話速度の弁別，緊張性の弁別や，模倣でゆっくり軟起声での発話が可能。単語レベルから文レベル，文章レベルへ難易度を上げていった。指導時に練習した内容を，家庭でも練習してもらえるよう，教材を貸し出し，コピーを渡した。

流暢性形成法導入後は，言語聴覚療法場面での吃音が50〜60％台から10〜30％台に軽減した。吃音の軽減に伴い，発話量が増え，流暢な発話も増えている。指導開始時には，自発話は吃音のため非常に聞き取りにくい状況だったが，流暢さが増したことで，おしゃべりが楽しくてたまらない様子である。家庭での吃音は，導入前「3：ひどくどもる〜4：とてもひどくどもる」から導入後「2：どもる〜3：ひどくどもる」に推移している。母より「気にならなくなった」「軽くなったと言われる」との記載があり，家庭での吃音の軽減が推察できる。新学年が始まり，吃音が増えやすい時期だが，言語聴覚療法場面・家庭ともに，吃音は軽くなっており，流暢性形成法の効果が推測される。本児は言語発達が良好であることや，短期間で流暢性が増し

[9] さまざまな価値観・生活スタイルの家庭がある中で，吃音児にとって楽なコミュニケーション環境をつくっていくことは容易なことではないと感じている。それぞれの家庭で実現可能な点を助言できるように努めている。環境調整についての具体的アドバイスについて『吃音は治せる』『なゆたの記録』は参考になる。

ていることを考えると，今後の吃音が軽減していくことが予測できる。

6．まとめと考察

初回評価時・指導開始時には中等度～重度の吃音が認められた。言語発達，対人コミュニケーション，注意・集中は良好。言語聴覚士はまず環境調整を行い，吃音の変化をみた。吃音の自覚もはっきりもっている児であったため，吃音についてオープンに話せる環境をつくり，本児にも吃音に関する情報提供を行った。本児の場合，家庭のコミュニケーション環境は比較的穏やかで落ち着いていた。言語聴覚士は，吃音児に楽なコミュニケーションや，吃音の生じやすい状況について保護者に説明し，本児と1対1でかかわる時間をつくってもらった。環境調整のみでは，吃音に大きな変化はみられなかった❿。そこで，言語聴覚士は吃音に直接的に働きかける手段を提案し，流暢性形成法を実施することになった。本児は意欲的に取り組み，家庭での吃音に軽減が認められた。現在の吃音は軽度～中等度。ブロック，随伴症状，緊張性が強い吃音はなくなった。数回の繰り返しや，短い吃音が中心の楽な吃音に移行している。家庭でのことばの状態は「2：どもる～3：ひどくどもる」であるが，発話量・流暢な発話ともに増えているとのこと。引き続き，吃音の状況と言語力に合わせた課題を提案していきたい。

直接法の手段としては，筆者はリッカムプログラムと流暢性形成法を使用している。2つの方法を選択する際，来所頻度や家庭での実践の可能性，本児の性格やコミュニケーションの特徴などを考慮し，デモンストレーションを行ってから，保護者と一緒にどちらの方法をとるか検討している。

＊1 **流暢性形成法**：発話速度を落とした，軟起声（軟らかい，ふんわりとした声）で，発話の模倣や自発話を促す。単語レベル（事物名称絵カード呼称，モーラ数の少ない単語から多い単語），文レベル（動作絵カード，絵本の説明），文章レベル（なぞなぞ出題，系列絵の説明，紙芝居での説明），会話レベル（絵本の話題から児の経験を尋ねる，日常生活の話題など）に系統立てて，発話の難易度を設定している。

＊2 **リッカムプログラム⓫**：児の流暢な発話に対し，賞賛（「スラスラだね！」）などの言語的随伴刺激を与える。児が楽しみながら，流暢に発話できる課題を言語聴覚士が設定し，保護者が家庭で毎日実践する。言語的な難易度（流暢性形成法の課題を参照）を上げていきながら，児から流暢な発話を導いていく。

❿ 環境調整のみで吃音が軽減するケースもある。特に2～3歳の低年齢児で，吃音の予後が良いことを推測できるケースは，直接的な介入を行わず，フォローをしていく場合もある。

⓫ リッカムプログラムを臨床で実践するには，研修を受けることが必要である。

● 言語聴覚療法の評価・診断のポイント

- 吃音検査を実施する場合は，録画か録音をして，複合的な症状は繰り返し聞いてみるとよい。録音の場合は，身体や顔面に表れる随伴症状や緊張性の症状を見逃さないよう，記録する。
- 繰り返し聞いてみる場合には，吃症状を拾いすぎてしまう場合もあるので，注意が必要である。
- 吃音，言語発達，対人コミュニケーション，注意・集中，不安などを包括的に評価することが重要である。

● 言語聴覚士介入のポイント

- 第一には，保護者に吃音の正しい理解を促すことが重要と考える。吃音児にとって負荷の少ないコミュニケーション環境を整えるために，家庭での生活や言語環境について聞き取りを行い，親子のコミュニケーション場面の観察を行う。保護者の価値観や生活スタイルは多様であり，吃音についての理解や児に対する理解もさまざまである。これらに配慮しながら環境調整を行っていく。
- 直接的な指導を行う場合，目的や言語力に合わせた課題を選択することが重要である。

参考文献
・全国言友会連絡協議会：吃音リーフレット（幼児編）．http://zengenren.org/
・小林宏明：吃音ポータルサイト．http://www.kitsuon-portal.jp/
・菊池良和編著：小児吃音臨床のエッセンス―初回面接のテクニック，学苑社，2015.
・都築澄夫：吃音は治せる，マキノ出版，2012.
・阿部法子，坂田善政：なゆたの記録，学苑社，2015.

6 脳性麻痺領域

A 脳性麻痺

1．症例基本情報
- 対象児：初診時6歳3か月　男児
- 利き手：右
- 主訴：コミュニケーションをとりにくい，聞く様子がない

<医学的情報>
- 医学的診断名：脳性麻痺（失調型）❶
- 合併症：右外耳道閉塞，小顎症（開口障害）
- 現病歴：前置胎盤で在胎37週帝王切開，3,108gで出生。仮死（−），アプガースコア9/10，けいれん重積をきたしNICUにて経過。
- 服薬：なし
- 発達歴：定頸0歳6か月，寝返り1歳，座位2歳，有意味語発話なし
- 教育歴：2歳より保育園に加配❷つきで通園。同時期に他院で理学療法・作業療法開始。6歳3か月で当施設入所，6歳4か月で特別支援学校に入学。
- 画像所見：なし
- 神経学的所見：失調性低緊張。
- 重症度分類：大島分類3，横地分類B4❸

<生活面の情報>
- 家族構成：母，父。家族歴に特記事項はない。
- 母子関係：良好。
- 集団生活：入所施設で生活し❹，特別支援学校に通学。
- 主な養育者：病棟では担当療育員。家庭では母親。
- ADL：食事・更衣・清潔・排泄は軽介助，移動は上下肢ともに交互性のある匍匐❺で自立。
- 言語環境：家庭内に不適切な言語環境はない。入所病棟には同年代の子どもはおらず，発話できる利用者も少ない。コミュニケーション相手は主に職員である。
- 興味関心，遊び：紙類を破く，丸める動作を好む。キャラクターにもよく反応するが注意は次々にそれる。玩具や遊具に興味を持ち遊ぼうとする。

対象児のプライバシー保護の観点から，症例情報における年月日表記などは伏せるようにする（第3章-8参照）。

❶脳性麻痺の病型によって，認知や発達に特徴が出る場合があるので病型を記載する。

❷集団生活に配慮の必要な児童を対象に一定の保育士が配置されることを加配という。判断は県や市町村により違う。

❸大島分類，横地分類ともに重症心身障害の分類であり，知的面と運動面で評価する。

❹施設入所の場合，家庭環境と病棟生活と両方の生活情報が必要である。

❺腹・腰部が床面と接触，上肢・下肢は左右交互に動くこと。

- 手帳：身体障害者手帳1種1級，療育手帳A1

＜施設内からの情報＞
- 医師：全般的に発達が遅滞している状態。外耳道閉塞があるので両耳聴力に注意し，学校と連携をとること。
- 理学療法士：寝返り，起き上がり，いざり，つかまり立ちが活発。車いす操作は前後操作が主で危険認知は低い。
- 作業療法士：指の巧緻性は高く，把持・つかみ動作が良好。注意が持続せず，周囲の音に影響されやすい。
- 担当療育員：母子分離不安なし，生活リズムは安定している。

2．評価（6歳3か月時）

- 言語病理学的診断名：脳性麻痺に伴う精神運動発達遅滞をベースとした言語発達遅滞

1）全体像

対人よりも対物への興味が強い。その場でとどまることが難しく，机上での課題設定には工夫を要する。応答に関しては，指示が数回必要で時に身振りで要求を示すが，やりとりは連続しない。人見知りはみられず過度の接触傾向があり，特に他者の顔への興味が強い。

2）評価項目

① 聴力[6]：背後からの音刺激に対しては，太鼓・鈴・話声で振り向きを確認，囁語・指こすりに対して，振り向きはない。

② 呼吸・（発声）・発語器官の形態：小顎症の影響で大きな開口が困難，呼吸状態は特記なし。

③ 呼吸・発声・発語器官の機能：意図的な発声はなく自己刺激的[7]にうがいのような発声をする。生活場面ではストロー，ラッパ使用ができる。摂食面[8]では，口腔処理は丸飲み込みで，口腔機能の全般的な未熟さがある。表情変化も乏しい。

④ 姿勢・運動：車いす座位では低緊張のため前傾姿勢や肘支持姿勢を好む。上肢に不随意運動があるが事物の扱いに困難はない。失調性の首ふりがある。

⑤ 発達：遠城寺式乳幼児分析的発達検査を実施。実施できない項目[9]もあるため参考値である。移動運動は0歳10か月，手の運動は1歳，基本的習慣は3歳（一人で脱ぐ，はく，食べる，洗うが通過），対人関係は2歳，発語は0歳9か月，言語理解1歳9か月項目に相当する。

「新版K式発達検査2001」を実施。姿勢・運動は1歳2か月，認知・適応は1歳1か月，言語・社会は0歳11か月，全領域は1歳1か月に相当する。

⑥ 言語発達：国リハ式〈S-S法〉言語発達遅滞検査を実施。
症状分類Ⅰ群（境界）A群a，段階3-1身振り記号レベル。3

[6] 聴力検査が実施困難な場合は身近な環境音で推測する。

[7] 外部からの刺激ではなく自分で自分に刺激を与え，感覚刺激を得るような行動。

[8] 口腔運動検査などの実施は困難でも摂食嚥下機能から予測できる場合があるので記載する。

[9] 検査全般的にマニュアルどおりに実施困難な場合が多い。どのような工夫・配慮をしたのか記載が必要である。

回に分けて実施した。
- ・受信：段階3-1身振りをセットB・Cで通過，日常生活上❿では「バイバイ」「ちょうだい」を理解する。絵カードには気づきがない。
- ・発信：検査用具の箱を「開けて」の意味で渡す。簡単な数語の自発的身振りがある。意味のある音声はない。
- ・動作性：事物の永続性・小球入れは通過，はめ板3種は2枚を入れる。積み木は実施困難，描線は点々のみ通過。

⑦ 行動の特徴：落ち着きなく動きたがる。音声指示には従えず，環境音に反応し注意がそれやすい。紙に対する固執性がある。

⑧ コミュニケーション：応答性や反復性は良好ではない。しかし，環境調整や注意喚起により応答性が上がるためコミュニケーション態度は境界と判断する。コミュニケーションスキルは主に身振りで，要求が主である。コミュニケーションの段階は，一部身振りが表出しており意図的伝達段階だが，推論が必要な場合も多い。

3）評価のまとめ

本児は，理解・表出・動作性ともに生活年齢よりきわめて低い水準であり，重度の言語発達遅滞を認める。行動上では注意の転導が目立ち，やりとりの成立を困難にしていた。また，重複障害があること，6歳代で有意味語発話がみられないこと，口型・音声模倣が困難であることから，短期介入での音声表出獲得は難しいと予測する。以上より，注目する本児の課題として，やりとりの不成立，指さし・身振りの少なさと具体性の乏しさ，傾聴態度の弱さを挙げる。

3．指導方針

初期にはコミュニケーションの基礎を育てる目的で，自由遊び，粗大運動遊びを通じて介入を図り，やりとりの成立を図る。その後，ままごと遊びなどのやりとりのある遊びへ変更し，しだいに机上課題へつなげる。その際には身振り指示から音声指示へと変更していく。最終的に絵カードなどによる代替コミュニケーション手段の獲得を含め，伝達内容の具体性を向上させる。また，音声表出に関しては，理解を向上させることに重点を置き，口型・音声模倣を遊びのなかで促すこととした。

4．訓練計画

1）目標
- 短期目標
  ① 信頼関係の構築，訓練の定着，やりとりの成立（2か月）
  ② 身振り増加と使用場面の増加（3か月）
  ③ 音声記号の理解（6か月）

❿検査課題と生活での差がある場合がある。生活面ではどうかも記載する。

④ 身振りと併用した絵カードの使用（6か月）
- 長期目標
① 絵カードによる具体的な要求（1年）
② コミュニケーションブックなどによるやりとりの成立（2年）

2）訓練内容・具体的実施内容
- 短期目標①②：自由遊び（おもちゃを出す），粗大運動遊び（トランポリン，ブランコ）
上記に言語聴覚士が介入することで，スムーズなやりとりの成立を促す。その際には，身振り受信，音声受信，自発的な身振り発信を促す。
- 短期目標③④：やりとりのある遊び（ままごと），机上課題（おもちゃ遊び，入れ子）
言語聴覚士を遊び相手と認識した時点でやりとりのある遊び，机上課題へとつなげ，上記内容に音声対提示，要求の際に絵カードの対提示，絵カードで要求を伝える，音声での絵カードの選択を促す。
- 口型・音声模倣：固形菓子を利用し「あーん」で開口を促す。しだいに模倣へと移行し，意図的な発声をめざす。
- 訓練頻度：1～2週間に1回，40～60分

5．訓練経過

経過は，6歳3か月～7歳9か月の1年半，計38回である。
訓練内容の変化があった点で3期に分けて記載する（図1）。

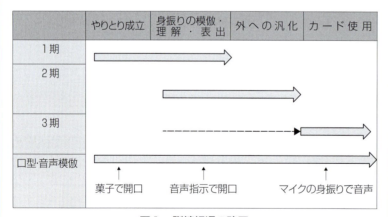

図1　訓練経過の略図

- 1期：6歳4か月～7歳3か月　やりとりの成立
コミュニケーションの基礎を育てるために，おもちゃを出しているときやトランポリンの際に介入，徐々にルールを設定していった。6歳4か月にはやりとりが成立，身振りの模倣がみられた。しだいに身振りの種類と自発が増加し，6歳8か月には嫌な課題に対

し「おしまい」を示したり，言語聴覚士の腕をトントンと叩く注目を促す身振りも芽生えた。7歳で音声指示に従うことができ，病棟生活で必要であると思われる身振り7つ[11]を自発的に使用できた。具体的には，「飲む」に対応してこぶしを口唇に当てる（図2）などである。最終的に身振りの種類は動作，事物，形容詞，否定などに拡大し，「好きなキャラクター＋見る」（図3）のように2語連鎖様に使用した。また，この時期には菓子の利用で開口模倣を獲得，その後，音声指示で開口ができた。

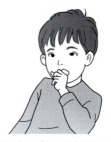
こぶし（コップを持つ手）を口唇に当てる
図2　「飲む・飲みたい」の身振り

[11]「ちょうだい」「おしまい」「もう1回」「ちがう」「食べる」「飲む」およびキャラクター

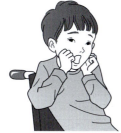

好きなキャラクターの身振り
左右のこぶしを頬に当てる手遊びに由来する身振り

「見る」の身振り
めがねから派生した目を指で囲む身振り

図3　身振りの2語連鎖様発信の例
（キャラクターの（TV）を見たい）

- 2期：7歳3か月～7歳6か月　外部への汎化

　身振りによる具体的な要求は定着したが，言語聴覚士以外には直接行動になり，言語聴覚療法室以外では紙に対する固執が著明だった。そのため，外部への汎化の目的で，事務室内で職員に対し身振りで要求する課題を設定した。紙への固執に対しては，紙を把持させておくことで注意の転導や急なリーチは減少した。7歳6か月には，事務室で職員に身振りでの2語連鎖様要求ができた。

- 3期：7歳6か月～7歳9か月　カードの使用

　言語聴覚士への注目・傾聴態度が芽生えた1期後半よりカード課題を導入したが，紙への固執やカード内容に気づかないため難しかった。そこで，活発な要求の際に，カードと要求物の交換を実施した。当初はカードを破ろうとしたが，7歳6か月にはカードと好きな物の交換ができた。しだいに要求時にカードを見るようになり，枚数を増やすと見比べるようになった。7歳8か月には先行する身振りとカードのマッチングができ，7歳9か月には絵カードの

1/4選択が可能となった。この時期には，呼名の際に言語聴覚士のこぶしを児の口に寄せるマイクの身振りで発声が促せた。

6．再評価（7歳9か月）

再検査実施時，身振りで「おしまい」を頻回に要求した。望む活動と検査課題を交互に行い実施したが，初期評価時より時間を要した。
- 国リハ式〈S-S法〉言語発達遅滞検査：症状分類Ⅰ群（非良好寄りは残存）T群，段階3-2音声記号レベル。
  ・受信：事物名称7/16，1/4選択ではすべて正答，身体部位4/6，動作語3/5。
  ・発信：事物の身振りが可能，動作語身振りは「寝る」以外が可能。
- 遠城寺式乳幼児分析的発達検査：言語面のみ記載する。発語は0歳9か月，言語理解2歳3か月項目を通過した。

7．今後の指導方針と実施内容

やりとりの成立，身振り，カードの理解・表出と獲得してきたが，理解・表出語彙は生活に根づくもの，児が必要としている語彙が中心だった。そのため，語彙の拡大（種類・語彙数の増加）を今後の目標とした。また，身振りやカードを使用する間接要求は言語聴覚療法室以外でも可能となったが，言語聴覚士が介入していない場面では使用しないため，学校・病棟でのカード使用も今後の目標とした。
① 児の好きなキャラクターを用いて，大小，色の理解と表出
② 言語聴覚療法周囲の環境（理学療法，作業療法）でのカード使用，その後学校，病棟など言語聴覚士がいない場面でのカード使用を促す。

8．まとめと考察

本児は，運動面では重度の障害はなく言語面では理解・表出ともに遅れのある脳性麻痺児である。そのため，表出手段として，音声・身振り・カード・ハイテク機器などが適応となるだろう。しかし，有意味語発話や音声・口型模倣がないことから，初期評価時点での音声表出の促しは現実的ではなく，児の少し芽生えている身振り要求を拡大しながらやりとりの楽しさを教示し，コミュニケーションを成立させ，理解を促していくことが妥当と評価した。児主導の活動に介入していくことで徐々に言語聴覚士主導の活動に移行でき，身振りの理解・表出，音声の理解が促された。結果，理解語彙が増え自発的な要求行動が汎化し，能動的なコミュニケーション行動につながった。また自発的な表出獲得で，嫌な課題時に「おしまい」を示し，好きな活動を要求できるなど大きな変化がみられた。今後は見通しの理解や待機姿勢を獲得し，「後で」「待ってね」の導入も必要になってくると考える。

● 言語聴覚療法の評価・診断のポイント

- 脳性麻痺児の支援は，運動面，知的面，言語面，行動面，生活面，養育環境など多岐にわたることが多く，それらすべての情報収集・評価が必要である。評価の際には，言語面，知的面の評価のみにならないよう留意する。
- 評価の際には標準化された検査バッテリーを使用するが，脳性麻痺児や重症心身障害領域の子どもにはマニュアルどおりに実施できないことが多い。方法を変更することは検査上許されないが，目的を逸脱しない範囲で，ポインティング課題を視線選択に変更する，課題の順番に配慮するなどの工夫は必要だと考える。その際には変更した点の記載，通常実施の場合と配慮した場合の差の比較や，分析後に参考値とつけ加える必要がある。

● 言語聴覚士介入のポイント

- 子どもの場合，信頼関係が構築されているかどうかでコミュニケーション態度や検査結果に違いが出る場合がある。十分対象児と遊び，信頼関係を構築してから介入する。
- 身振りやカード導入時のターゲット語彙の選択は，対象児の生活に密接に関係する語彙を選択する。具体的には，快刺激を要求できる「もう1回」，不快刺激を断ることのできる「おしまい」「ちがう」，そのほかに快刺激の命名や快刺激を共有できる語彙などもよい。
- 教材選択では，玩具や物に没頭してしまう場合があるので，介入する余地のある物を教材にする。
- 表出手段の乏しい脳性麻痺児にかかわる際には，言語聴覚士側の受け取り能力やかかわり方が重要になる。言語聴覚士側の基本姿勢の1つとしてインリアルアプローチが参考になる。インリアルアプローチは大人の見る目を重視しており，「ビデオを用いた大人のトレーニング法をもっているのが大きな特徴である」[1]。かかわり方の参考にするとよい。
- 児玉は，「専門諸分野とのかかわりは，重症児・者の人生の初期から成人期まで一貫して必要になってくる。重症児では通常の幼児期に相当する発達段階が10歳頃までゆっくりと続く」[2]としており，介入や変化が長期にわたることを示唆している。実習生がかかわるのはそのうちのわずか2か月程度であり，変化が感じられない場合も多い点を考慮し，広い視野でかかわることが大事である。

引用文献
1) 竹田契一，里美恵子編：インリアルアプローチ，p.8，日本文化科学社，1994.
2) 児玉和夫：重症心身障害のリハビリテーション．重症心身障害療育マニュアル 第2版（江草安彦監修），p.171，医歯薬出版，2005.

参考文献
・笠井新一郎編：言語聴覚療法シリーズ12 改訂 言語発達障害Ⅲ，建帛社，2007.
・那須道子：身ぶりを活用して音声受信（理解）が可能となった例．言語聴覚士のための言語発達遅滞訓練ガイダンス（佐竹恒夫，小寺富子，倉井成子編），医学書院，2004.
・高泉喜昭：言語聴覚療法．重症心身障害マニュアル 第2版（江草安彦監修），医歯薬出版，2005.

付章

重度心身障害児とのかかわり方

明瞭な音声言語を有さない対象児とのやりとりに悩む場面は多い。身体の動きの制限も多々ある対象児の場合はなおさらである。初回評価実施のときにポインティング動作も確定できずアイゲイジングで判断するなど，対象児の正当な能力評価には，検査する側にも困難が伴う。臨床の現場でこのような対象児と出会う機会は少なくはない。大事なのは，評価し終えた後に対象児のコミュニケーションの方法をどのように構築するかだ。以下の症例を通してともに考えたい。

1．症例基本情報

- 対象児：5歳，男児（医療型障害児入所施設入所児）
- 主訴：対象児のぐずりをどう考え（受け止め），どう対応したらよいか助言がほしい。

<医学的情報>

- 診断名：脳性麻痺，精神発達遅滞，てんかん，自閉症スペクトラム障害
- 合併症：摂食嚥下障害
- 現病歴：在胎38週，出生時体重2,864g，出生時身長49cm，頭囲30cmにて仮死なく出生。生後5か月過ぎても首が座らないためA病院を受診。脳性麻痺を疑われ，診断・療育目的のために6か月時に当センターを受診。1歳7か月時にてんかん発作発症。3歳8か月時に当センター医療型障害児入所施設入所。
- 既往歴：てんかんは1歳7か月以降，投薬にてコントロール良好。3歳9か月時の嚥下造影検査にて液体での顕性誤嚥を確認。
- 発達歴：頸定1歳10か月，両手つき座位3歳1か月。三項関係獲得。有意味語なし。
- 家族歴：両親は離婚し，対象児の親権は母にある。家族構成は母と姉。
- 画像所見：頭部MRI上，両側脳室の拡大が認められる。その他の明らかな病変なし。側彎なし。
- 神経学的所見：痙性四肢麻痺，上肢より下肢のほうが麻痺が強い。

<他部門からの情報>

- 医師：健康状態は良好。てんかんは，内服にてコントロールできている。
- 歯科医師：齲歯なし。咬合に問題なし。
- 看護師：やや痩せ気味だが，栄養状態はよい。服薬にて排便を促している。
- 理学療法士：GMFCSレベルⅣ❶。床上では両手つき座位可。移動は，いざりや車いすが主だが，SRCウォーカー❷の利用も楽しんでいる。
- 作業療法士：上肢操作能力は9か月。食事は特殊食器にて自食可。更衣時に介助への協力動作あり。

❶ GMFCS（粗大運動機能分類システム）は，脳性麻痺の重症度の分類尺度のこと。レベルⅣは，「支えられての座位能力はあり，移動には歩行補助を用いる」である。
❷子供用座付歩行器。

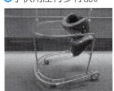

- 心理士：発達検査❸にて5〜11か月。他者へのかかわりあり。自分の気持ちに沿えば，他者からのかかわりを受け入れる。自分中心の見方や判断をするため，相手からのかかわりを勘違いしやすい。興味関心の幅は狭く，移り変わりやすい。視覚的な記憶はよく，一度覚えたことに固執する傾向にある❹。
- 指導員：入浴，排泄は全介助。幼児番組や絵本を見る，散歩，人にかかわってもらうことが好き。興味の移り変わりが激しい。平日は施設内の幼稚園で過ごす。それ以外のときは部屋で好きなことをして過ごす。スタッフは対象児の行動や表情により気持ちを推測している。母子関係は良好。月に1回の外泊あり。
- MSW❺：身体障害1級，療育A1の手帳を所持。

2．評　　価
1）評価項目
①聴力
　出生時，新生児聴覚スクリーニング検査にて両耳pass。4歳2か月時，CORにて平均40dB。
②呼吸・発声・発語器官の形態・機能
　方法：言語発達評価の結果より，対象児が指示を理解し応じることは難しいと判断し，標準ディサースリア検査の一部を参考に日常生活場面（大笑い時，食事時）評価を実施した。バイトブロックは用いなかった。
　結果：流涎あり。有声音の発声が認められることから，声帯の形態，機能に問題はないと判断。呼吸数，発声時の鼻漏出，下顎の下制の範囲は評価基準3❻。基準軟口蓋の挙上（左右差なし），下顎の下制の筋力は2❼。下顎の交互反復運動の速度は基準1❽。
③言語発達
　方法：国リハ式〈S-S法〉言語発達遅滞検査とLCスケールを実施し，日常生活場面を観察した。
　結果：国リハ式〈S-S法〉言語発達遅滞検査は不可能であった。LCスケールでは，言語表出・理解ともに1歳未満，コミュニケーションは2か月未満であった❾。日常生活場面での評価では，表出は有意味語なし。母音様の発声あり。身振り表現として，まれに「ちょうだい」や「バイバイ」がある。要求手段は，手差し，クレーンハンド。相手に要求を拒否されたときなどには，ぐずる，泣く，頭を打ちつけるなどの行動がある。理解は，状況（場所，物，人，身振りなど）が伴うと何をするのかわかるが，誤解することも多々ある。相手が「ちょうだい」と差し出した手に対象児が持っているものを渡すことは時々できる。
④コミュニケーション
　写真カード❿を活用したコミュニケーションでは，絵本やおもちゃな

❸遠城寺式乳幼児分析的発達検査法。

❹対象児に覚えてほしいことは対象児が誤解しないように教える，反対に覚えてほしくないことは対象児に見せない配慮が必要。

❺MSW：医療ソーシャルワーカー。

❻基準3は，基準に達する。
❼基準2は，部分的に基準に達する。
❽基準1は，部分的にも基準に達しない。

❾背景として，精神発達遅滞がある。

❿実物に近い写真カードでは理解できる。絵カードでは理解が難しい。

ど2枚提示された写真カードの片方に手を出したり，「ちょうだい」と差し出された手に渡したりすることもあるが，持ったままじっと見ていることが多い。対象児が手を出した写真カードとは違うものを出されるとぐずり，写真カードと同じものを出されると喜ぶ。

2）評価のまとめ

聴力は，検査結果および日常生活での様子から問題はない。言語発達は1歳前の発達である。表出手段は直接的な手差しやクレーンハンドであり，対象児のぐずりや泣きは，対象児の要求が手差しなどで訴えられない物事である場合や，要求が叶わないときの不満の表現だと考える。音声言語のみでの理解は困難だが，写真カードが理解の手助けとなり得る。さらに，写真カードは対象児の要求手段や大まかなスケジュールの理解としても活用できると考える。口腔機能の問題は，現在の対象児にとっては構音よりも摂食機能に影響を与えるため，食形態に配慮する必要がある。

以上より，言語病理学的診断名は，精神発達遅滞を背景とする言語発達遅滞であると判断した❶。

❶言語発達遅滞により発語を有しないため，脳性麻痺による運動性構音障害があるとは判断できない。

3．他職種からの相談

「日々のやりとり，とりわけ食事場面で苦慮するので，対象児とのやりとりの方法について助言してほしい」と相談を受けた。得られた情報は以下のとおりである。

「対象児は昼食前にスタッフの動きやテレビを見たりして過ごしていた。他児が食前に本を見るようになったところ，本児も欲しがり，食前に本を見て過ごすようにもなった。その後，昼食時に時々ぐずることが見られ出し，泣いて食べないときが増えた。本やテレビ，それ以外のものを得たときに泣きやむこともあったが，確実ではなかった」。

4．対象児の行動の解釈，仮説立て❷

1）解　釈

例えば，対象児が泣いたときに対象児の好きなものを渡す。これは，泣きやませたり，気を紛らわせたりするためである。すると，対象児は，泣きやんだり，食事を摂り始めたりする。スタッフは「成功した」と思うが，翌日，対象児はまた泣き出す。「そうだ，泣き出す前に，好きなものを渡しておこう」，スタッフは対象児が泣く前に対象児の好きなものを渡すことにする。しかし，それでも泣きやまないときがある。それどころか泣きやまないときが増えたりする。

そこで<u>もう一度考えてみる</u>。「なぜ泣きやまないの？」「○○が嫌なの？」「じゃあ，△△はどう？」。それでも泣きやまないことが続く。「いったいどうしたらいいの？」

❷目標を立てる前に，対象児がなぜそのような行動をとるのか解釈し，その上で，仮説を立てることが大切。

さて，相談を受けたのがあなただったならどうするか？ここで，紙と鉛筆を手にして，あなたの解釈を書き出しながら考えてみよう⓭。

＜なぜ，泣きやむときがあったのか？＞

あなたの解釈：〔　　　　　　　　　　　　　　　　　　〕

言語聴覚士の解釈：ものを与えられることで，一時的に気が紛れる（注意がそらされる）ため。

＜なぜ，泣きやまないのか？＞

- あなたの解釈：〔　　　　　　　　　　　　　　　　　　〕
- 言語聴覚士の解釈：一時的に気が紛れて満足しても，本来の要求が満たされていないため。

＜泣かないためには，どうしたらよいのか？＞⓮

一つの答えとして，本来の要求である本やテレビを，食事時間のいつでも対象児の求めに応じるというのもあるだろう。しかし，栄養面から食事を摂ることは欠かすことができず，食事時間という限られた時間のなかで食事を摂ってもらうには，対象児の求めるままに「いつでも」というわけにはいかない。さらにいえば，「いつでも」応じるということは，社会性を学び損ねることにもつながりかねない。ではどうしたら，対象児が泣かずに気持ちよく食事を摂ることができるか？それを考えるために，再度プロフィールを見直し，「対象児の特性」を読み取ろう。そして，泣くことにどうつながるか，下記の①〜④のプロフィールについて解釈してみよう。

① 「表出は有意味語なし，まれに身振り表現（ちょうだい，バイバイ）があり，要求手段は直接的な手差しやクレーンハンドである」

- あなたの解釈：〔　　　　　　　　　　　　　　　　　　〕
- 言語聴覚士の解釈：表出が少ないため，自分の気持ちを表すには不十分である。そのため，対象児の要求が手差しなどで訴えられない物事である場合や，要求が叶わないときにぐずりや泣きとして不満が表現されているのではないか。

② 「言語理解が1歳未満の発達」

- あなたの解釈：〔　　　　　　　　　　　　　　　　　　〕
- 言語聴覚士の解釈：スタッフは本を，食事まで時間があるから「今」見ていてもいいよ，あるいは，食事が終わったから「今」見てもいいよ，と本を渡していただろう。しかし，対象児にとっては，「今」ということ，どのような状況であれば本を見ることができるかわかっていないのではないだろうか？

③ 「相手の意図を読むのは難しく，自分中心のものの見方や判断をするため，相手からのかかわりを勘違いしやすい」

- あなたの解釈：〔　　　　　　　　　　　　　　　　　　〕
- 言語聴覚士の解釈：スタッフから本を渡されることは，対象児にとっ

⓭なぜ，泣きやむときがあったのか。なぜ，泣きやまないのか。食べてもらうにはどうしたらよいのか。常に「なぜ」を考えていく。

⓮対象児は泣きさえしなければ，食事を摂取できるため，「食べる」ことよりも「泣かない」ためにどうするのかを考える。

てはむしろ，本をいつでも自分の好きなときに見てもいいと考えているのではないか。そのため，スタッフが食事の開始時に本を中断しようとかかわるときには，対象児にとっては本を取り上げられるということになっているのではないだろうか？

④「興味関心の幅は狭く，一度覚えたことに固執する傾向にある」
- あなたの解釈：〔　　　　　　　　　　　　　　　　　　　　〕
- 言語聴覚士の解釈：対象児は本を見ることが好きである。そのため，食事時に本を見ることを覚え，固執した可能性がある。さらに，空腹を満たしたい気持ちよりも本を見たい気持ちのほうが増していれば，なおのことではないだろうか？

2）仮　　説
どうしたらよいのかを，対象児のプロフィールを読み取り，解釈した前述の①〜④に基づき，対象児の行動の仮説を立てよう。

解釈①「表出の少なさが，ぐずりや泣きとして不満が表現されているのではないか」
- あなたの仮説：〔　　　　　　　　　　　　　　　　　　　　〕
- 言語聴覚士の仮説：プロフィールに「2枚提示された写真カードの片方に手を出す。写真カードは対象児の要求手段としても活用できる」とある。したがって，写真カードを意思を伝えるための表出手段として活用することにより，泣きが軽減されるのではないか。

解釈②「どのような状況であれば本を見ることができるか，わかっていないのではないだろうか」
- あなたの仮説：〔　　　　　　　　　　　　　　　　　　　　〕
- 言語聴覚士の仮説：プロフィールに「写真カード（3枚）の提示でスケジュールがわかる」とある。したがって，「今」という時間的概念がわからなくても，写真カードのスケジュール提示をされることで，何をするときか理解を促せるのではないか。

解釈③「本をいつでも自分の好きなときに見てもいいはずなのに，本を取り上げられる」
- あなたの仮説：〔　　　　　　　　　　　　　　　　　　　　〕
- 言語聴覚士の仮説：本を見ているときに中断することは難しいため，食事前に本を見ることができないようにする。そうすることで食事を摂ることに集中してもらえるのではないか。

解釈④「食事時に本を見ることは，空腹を満たすことよりも優先されている」
- あなたの仮説：〔　　　　　　　　　　　　　　　　　　　　〕
- 言語聴覚士の仮説：食事前に本を渡されたり，見つけたりすると，本を見たくなってしまうと考えられる。対象児が見えるところには本を置かないようにすることで，食事を摂ることに集中してもらえるので

はないか。

＜仮説のまとめ＞
　以上のことから，写真カードを活用し，理解と表出を促すこと，食事場所には本を置かないことで対象児の気持ちを本に向けないようにすることが有効ではないかという仮説が立てられる。

5．訓練計画の立案❶❺

1）目　　標
　仮説に基づき，目標を立てよう。
　今回の言語聴覚士の評価・訓練の目的は，「対象児が泣かずに食べる」ことである❶❻。そのために言語聴覚士がすることは，仮説に基づいて「写真カードを活用し，理解と表出を促すこと」である。したがって目標は，「写真カードのスケジュール提示をされることで，今は何をするときか児が理解できるようになること」と，「食事場面で対象児が自分の意思や要求を伝えられるようになること」の2つである。

2）立　　案
　目標1「写真カードのスケジュール提示をされることで，今は何をするときか対象児が理解できるようになる」に対しては，「ごはんを食べ終わった」ことを表す写真カードを追加し，「ごはんを食べる」，「ごはんを食べ終わった」，「本を見る」写真カードをそのつど1～3枚対象児に提示し，対象児に理解してもらうようにする。
　目標2「食事場面で対象児が自分の意思や要求を伝えられるようになる」に対しては，「ごはんを食べる」と「本を見る」ことを表す写真カードを対象児に提示し，選んでもらうようにする。

- 写真カードの準備

　対象児の発達段階と発達特性を考えて，写真カードを準備する。
　「ごはんを食べる」写真カードには，空の食膳，料理ののった食膳，対象児が食事を摂っているときの姿などが考えられるが，対象児にとってのわかりやすさを考え，対象児が食事を摂っているときの姿を写真カードに使用する。同様に「ごはんを食べ終わった」写真カードも食後の食膳と対象児の姿にする。

6．訓練内容・経過
　立案に従って訓練しながら，対象児の行動を評価をしよう。実行の際には，自分の行ったことが，対象児にどのような影響を与えているのか，対象児の行動をつぶさに確認し，そのつど解釈して対象児に返すことが必要である。その際，対象児が「"なぜ"その行動をとるのか」，実際のやりとり場面を通して対象児の行動の意味を考えてもらいたい。

❶❺解釈し，立てた仮説に基づき，訓練計画を立案する。

❶❻食事は楽しく食べるもの。したがって泣きながら食べることは好ましくない。栄養面から考えても，食べないことは望ましくない。

198　付　章　重度心身障害児とのかかわり方

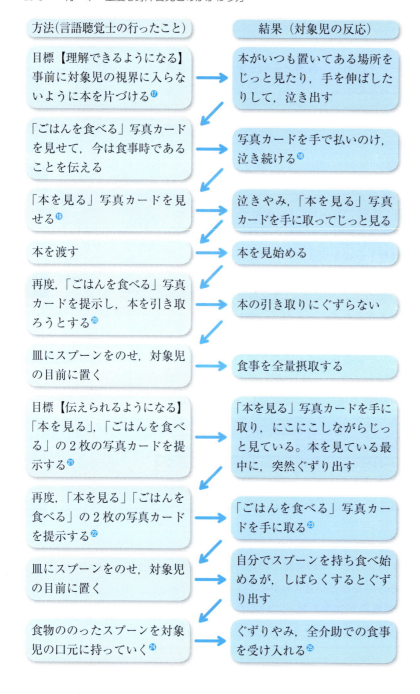

7．まとめ

　対象児は，食事時になぜ泣くのか？　それは，相手とすれ違う自分の思いを泣くことでしか表現できなかったから。対象児は，食事時に泣かなくなったのか？　それは，対象児がわかる方法「写真カード」で，相手の訴えをわかることができたことと，自分の思いを伝え，それが相手に伝わることが経験できたから。

8. 考　　察

　時間はかかっても，対象児は質的に変化することができた[26]。しかし，今後，生活場面で対象児のコミュニケーション行動を活かすには，言語聴覚士だけが対象児に，「写真カードを活用して対象児が気持ちを伝えること」を実施することだけでは不十分である。北原[1]は「訓練が日常生活へ般化しない訓練室内だけの訓練となることなく，常に訓練の成果が日常生活の中でどのように生かされているかを確かめていく必要がある。」と言語聴覚士に向けて述べている。

　生活場面でどう活かすか？　対象児と出会う誰もが対象児の特性を読み取り，解釈し，仮説を立てて行動することが大切だ。スタッフが統一したかかわりを実施し，対象児の正の行動を強化することにより，対象児の生活の中身は拡大し，展開していくであろう。

[26] 言語聴覚士が変えたというより，子どもが変わるための支援をすることが言語聴覚士の役割。

9. おわりに

　対象児の生活を見守るなかで，スタッフが「困る」と訴えて言語聴覚士に相談してくる場面は少なくない。しかし同時にその現場では，対象児が一番困っているかもしれない。訴える手立てを持たず，叱られる日常が多いと，子どもは悲しい。子どもに接する者は，療育の本質を忘れてはならない。それは，「療育は思想であり，情念であり，科学であり，システムだ」ということである[2]。

　したがって，言語聴覚士は対象児を正しく評価すること，「なぜ」の視点で考え，次にどう対応するべきか，考えられるようになることは臨床の上で必要なことである。さらに，生活場面への般化のために，言語聴覚士は他職種に対象児の発達とかかわり方を理解し，実施してもらえるような工夫を考えることも必要である。

引用文献

1）北原佶：小児科医の期待する言語療法士の役割．言語聴覚療法　11（2），pp.111-119，1995.
2）高松鶴吉：療育とはなにか，ぶどう社，1990.

参考文献

・伊藤利之ほか編：新版日常生活活動（ADL）―評価と支援の実際．
・北九州市立総合療育センター：日常生活支援マニュアル．

〔編著者〕

深浦　順一　　国際医療福祉大学大学院医療福祉学研究科
内山千鶴子　　目白大学保健医療学部　　　　　　　　　　第1章, 第2章, 第3章2・8

〔執筆者〕（執筆順）

氏名	所属	担当
玉井　ふみ	県立広島大学保健福祉学部	第3章1
春原　則子	目白大学保健医療学部	第3章3, 第4章3-B
田中裕美子	大阪芸術大学初等芸術教育学科	第3章4
木場由紀子	目白大学保健医療学部	第3章5
原　由紀	北里大学医療衛生学部	第3章6
齊藤　吉人	群馬パース大学リハビリテーション学部	第3章7
木下　亜紀	あいりす訪問看護ステーション	第4章1-A
小坂　美鶴	聖隷クリストファー大学リハビリテーション学部	第4章1-B, 2-B
作田　亮一	獨協医科大学越谷病院子どものこころ診療センター	第4章1-C
尾上　ふみ	獨協医科大学埼玉医療センター	第4章1-C
藤岡　紀子	つばさ発達クリニック	第4章2-A
青木さつき	東京医療学院大学保健医療学部	第4章3-A
狐塚　順子	武蔵野大学人間科学部	第4章3-B
後藤多可志	目白大学保健医療学部	第4章3-C
北　義子	国立障害者リハビリテーションセンター学院	第4章4-A
山本　美樹	元さいたま市総合療育センターひまわり学園	第4章4-B
岡部　早苗	北里大学病院	第4章5-A
虫明千恵子	東京都立北療育医療センター	第4章5-B
弓削　明子	京都先端科学大学健康医療学部	第4章5-C
小見　和恵	横浜市中部地域療育センター	第4章5-D
谷本愛裕美	土佐希望の家医療福祉センター	第4章6-A
齊藤　裕恵	北九州市立総合療育センター	付章
吉田美智子	北九州市立総合療育センター	付章

言語聴覚士のための臨床実習テキスト―小児編

2017年（平成29年）5月10日　初 版 発 行
2023年（令和 5 年）2月10日　第6刷発行

編 著 者　深 浦 順 一
　　　　　内 山 千 鶴 子
発 行 者　筑 紫 和 男
発 行 所　株式会社 建 帛 社
　　　　　　　　　KENPAKUSHA

〒112-0011　東京都文京区千石4丁目2番15号
　　　　　　TEL　（03）3944-2611
　　　　　　FAX　（03）3946-4377
　　　　　　https://www.kenpakusha.co.jp/

ISBN 978-4-7679-4540-8　C3047　　　　　　亜細亜印刷／常川製本
Ⓒ深浦・内山ほか，2017.
（定価はカバーに表示してあります。）　　　　　　Printed in Japan

本書の複製権・翻訳権・上映権・公衆送信権等は株式会社建帛社が保有します。
JCOPY〈出版者著作権管理機構　委託出版物〉
本書の無断複製は著作権法上での例外を除き禁じられています。複製される場合は，そのつど事前に，出版者著作権管理機構（TEL 03-5244-5088，FAX 03-5244-5089，e-mail：info@jcopy.or.jp）の許諾を得て下さい。